SISSY STRONG

FITNESS BODY GUIDE

Avec la collaboration de Floriane Limonnier

Photographies Lucas Tourneur

SOLAR ÉDITIONS

FITNESS BOD GUIDE

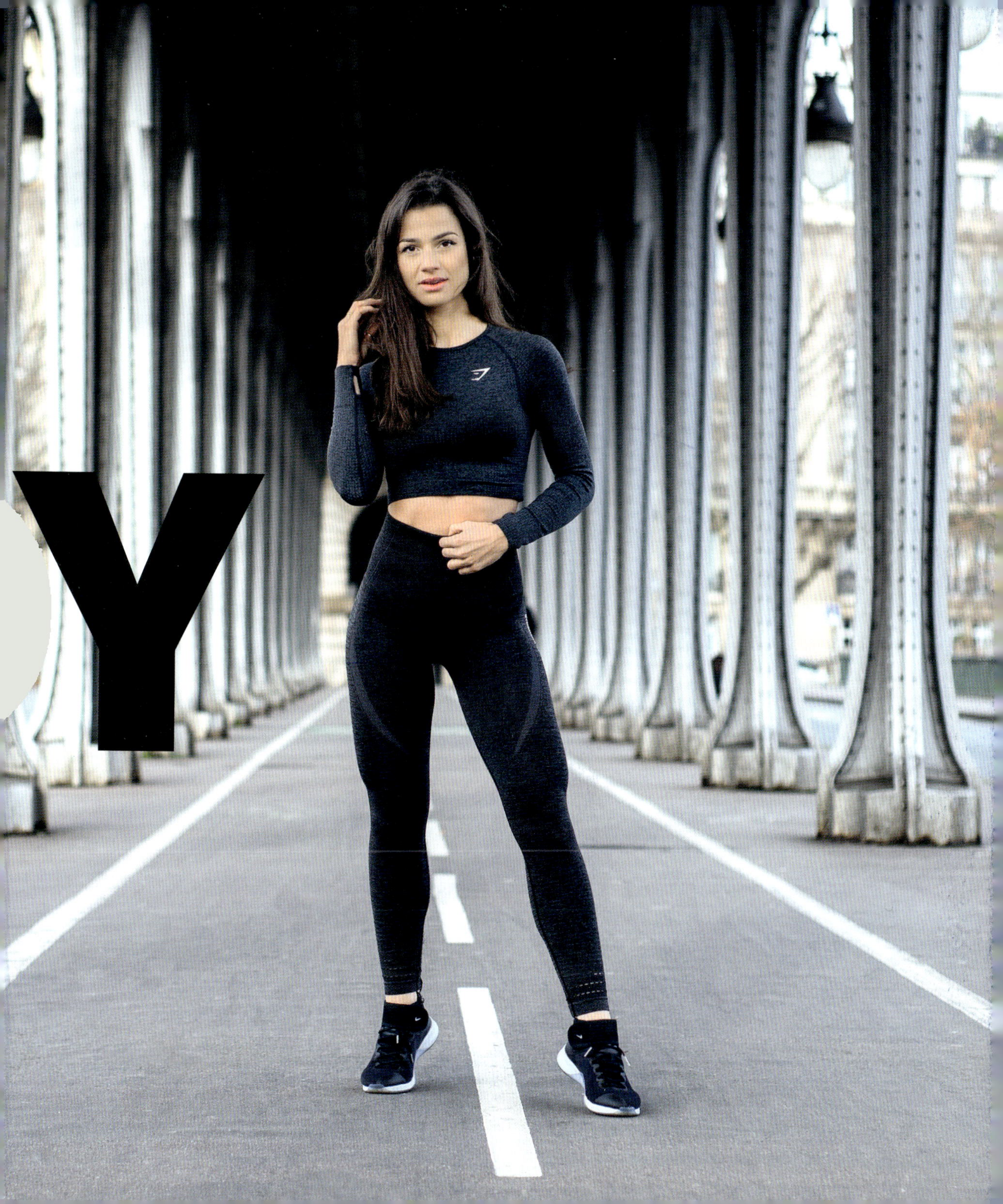
Y

SOMMAIRE

MON CREDO

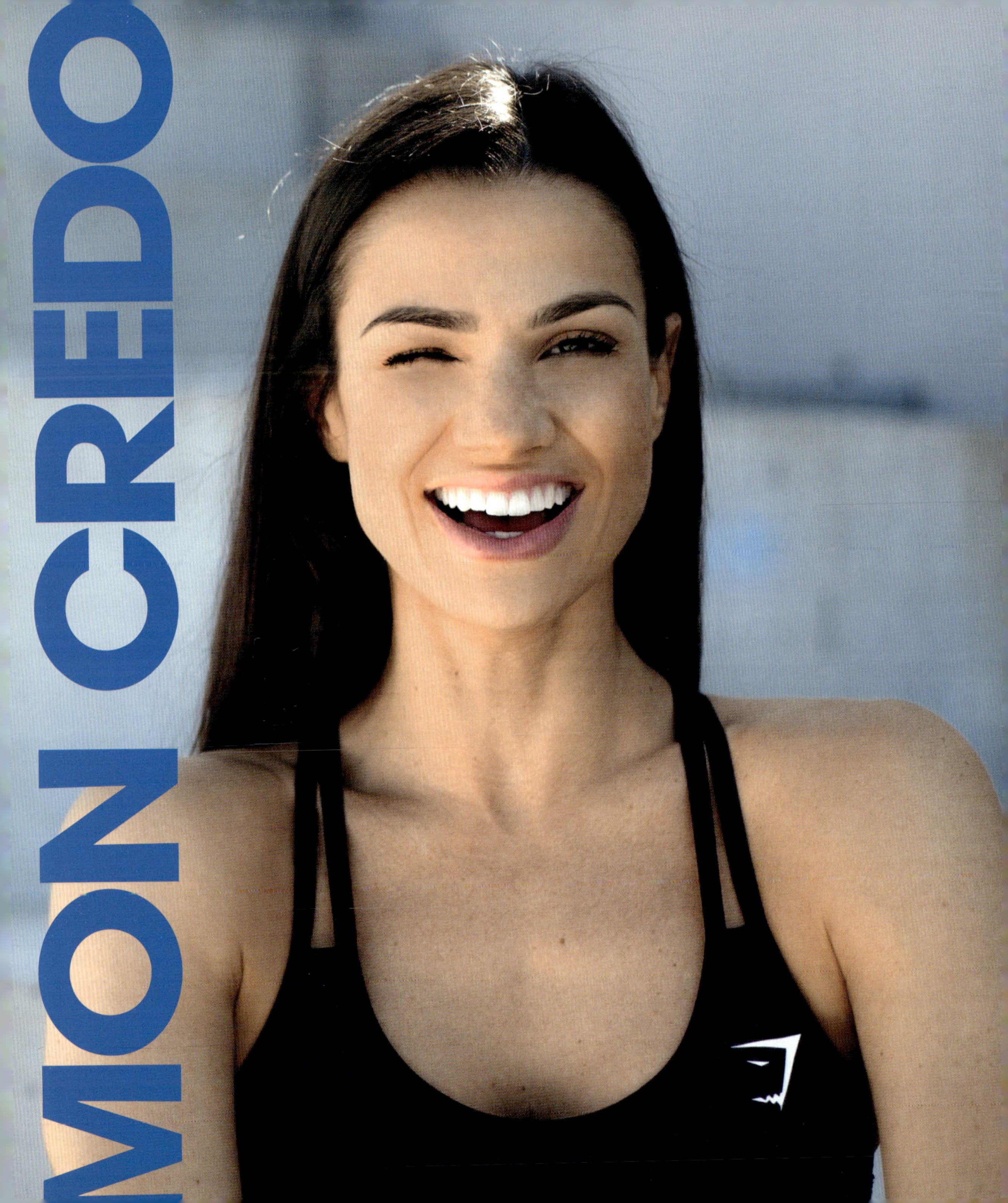

Durant trop longtemps, on a tenté de nous imposer les diktats d'un corps parfait. Mince mais pas maigre, pulpeux mais pas rond, tonique mais pas musclé. On a tenté de nous faire croire que la musculation était réservée aux hommes, que les femmes n'avaient pas le droit d'être musclées, et surtout, pas le droit d'être puissantes. On me dit que j'ai plus de cuisses qu'un homme, que les épaules musclées, « ce n'est pas beau pour une femme ». Et si la beauté se trouvait plutôt dans la façon dont nous appréhendons notre corps et prenons soin de notre esprit ? La féminité n'est pas proportionnelle à la taille de soutien-gorge, mais à la motivation, à la force et à la confiance en soi. Vous levez-vous le matin en admirant vos qualités, ou en cherchant vos défauts ? Depuis plusieurs années, je deviens la meilleure version de moi-même, et je suis chaque jour plus forte que la veille. Mentalement, mais aussi physiquement. Je ne m'attarde plus sur mes défauts dans le miroir. Mes qualités, je les cultive à la salle.

Quand j'ai poussé les portes d'une gym pour la première fois, il y a 10 ans, j'avais envie de me défouler… mais surtout de me prouver « des choses ». J'ai toujours eu l'esprit bagarreur, je voulais découvrir de quoi j'étais capable face aux garçons. Je n'avais plus envie d'être l'adolescente fragile que l'on m'imaginait être. Je voulais devenir aussi forte physiquement que mentalement et me sculpter un corps à contre-courant des « body goals ». Forger mon identité de femme, en dehors des injonctions. Depuis, je n'ai jamais cessé de « pousser de la fonte ».

La musculation est souvent considérée comme un sport de macho ou de culturiste obsédé par l'apparence. Pourtant, c'est le sport qui m'a apporté le plus de bien-être. Autant sur l'aspect physique que psychologique. Si j'aime autant ce sport, ce n'est pas uniquement parce qu'il est redoutable physiquement, c'est aussi car il a su me rendre plus forte… mentalement. Il m'amène chaque jour à me challenger, à repousser mes limites et à prendre conscience de mes véritables capacités. Il me remet en question, me pousse à aller plus loin, mais me fait toujours ressortir victorieuse. Il me rend invincible !

Ma muscu, c'est une muscu bien-être et healthy. Pas d'excès, pas de pression. Équilibre, plaisir et progression + nutrition healthy, c'est mon esprit. La meilleure recette pour s'épanouir sans jamais se lasser et obtenir des résultats.

On me demande souvent si j'ai atteint mon objectif aujourd'hui. La réponse est non. La musculation ne m'impose pas un body goal. Je ne cherche pas à être comme ci ni à ressembler à ça. La musculation m'indique plutôt un lifestyle que j'espère poursuivre toute ma vie. À chacun son voyage, à chacun sa vitesse. Le véritable but est de ne jamais cesser d'avancer. À chacun de s'approprier ce sport et de le pratiquer comme bon lui semble. C'est ma vision, que j'aime et que je défends.

Si, moi aussi, j'ai fait partie de ces femmes peu sûres d'elles et complexées, la musculation m'a métamorphosée. Mes défauts, je les valorise à la salle et j'en fais de véritables atouts. Je ne me regarde plus en me lamentant, je me lève tous les jours en ayant la détermination de tout donner à la salle. Je ne me sens pas plus masculine depuis que je fréquente les salles de muscu, je me sens plus forte. Je ne m'attarde plus sur ce que l'on peut dire, je suis fière de ce que je suis devenue. Je ne suis pas plus proche de la « perfection », j'ai juste appris à valoriser mes qualités. Ce résultat, tout le monde peut l'obtenir.

Ce livre, ce n'est pas simplement un programme d'entraînement. C'est mon état d'esprit, ma rage de vaincre et ma détermination. Avec lui, je veux vous permettre de vous épanouir dans votre corps, le meilleur qui soit pour vous.

Sissy

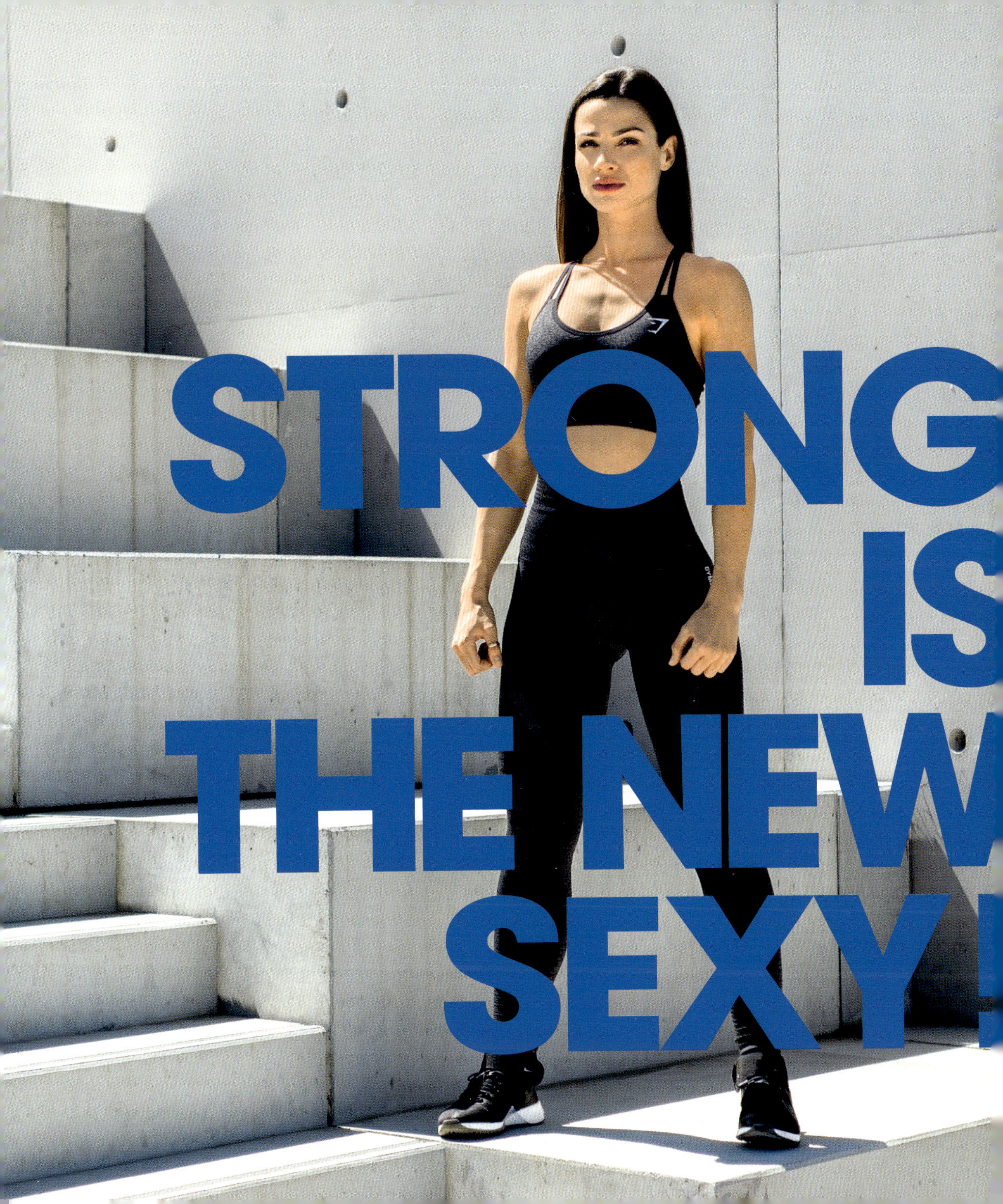
STRONG
IS
THE NEW
SEXY!

MES 20 RÈGLES DE MUSCULATION

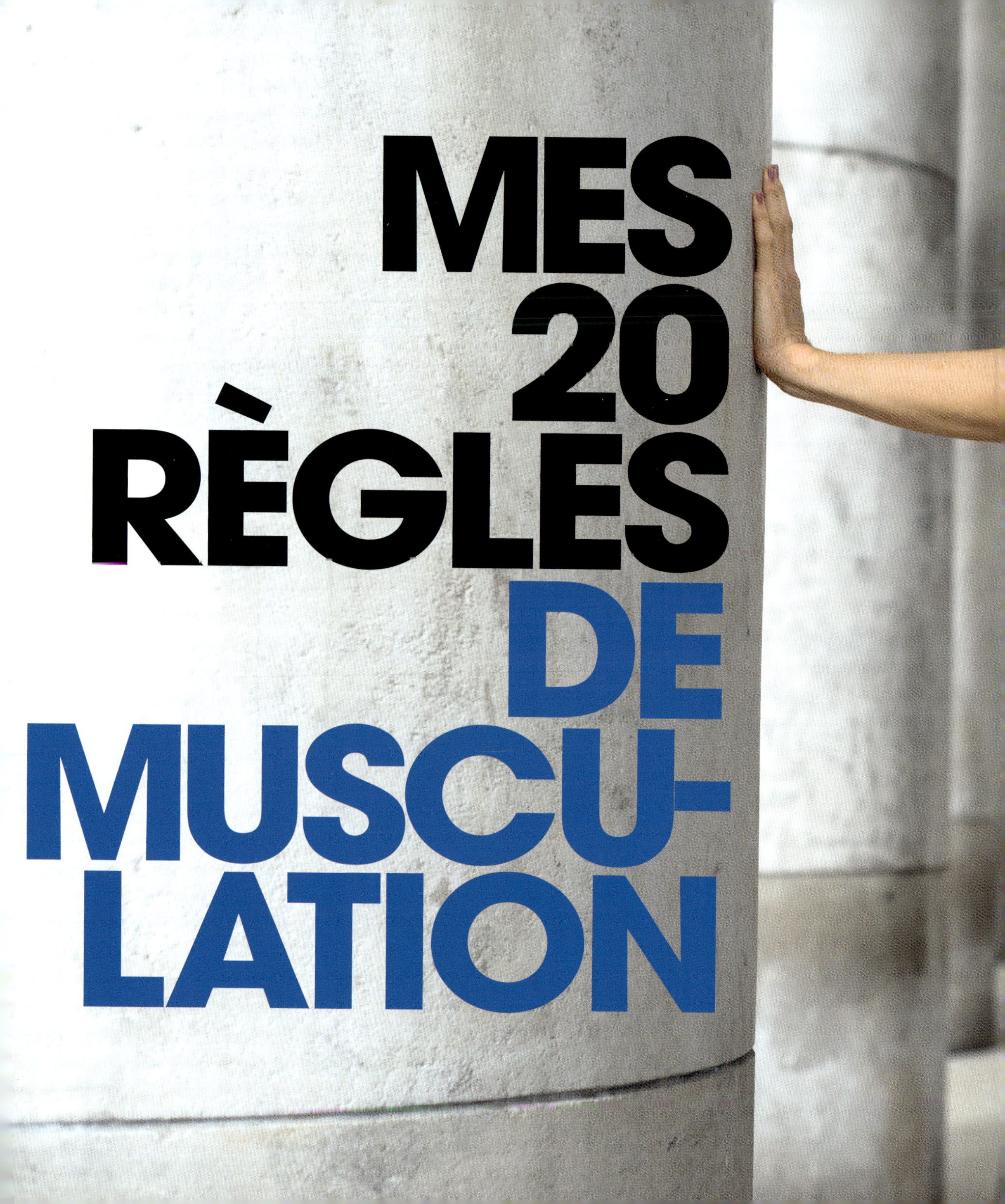

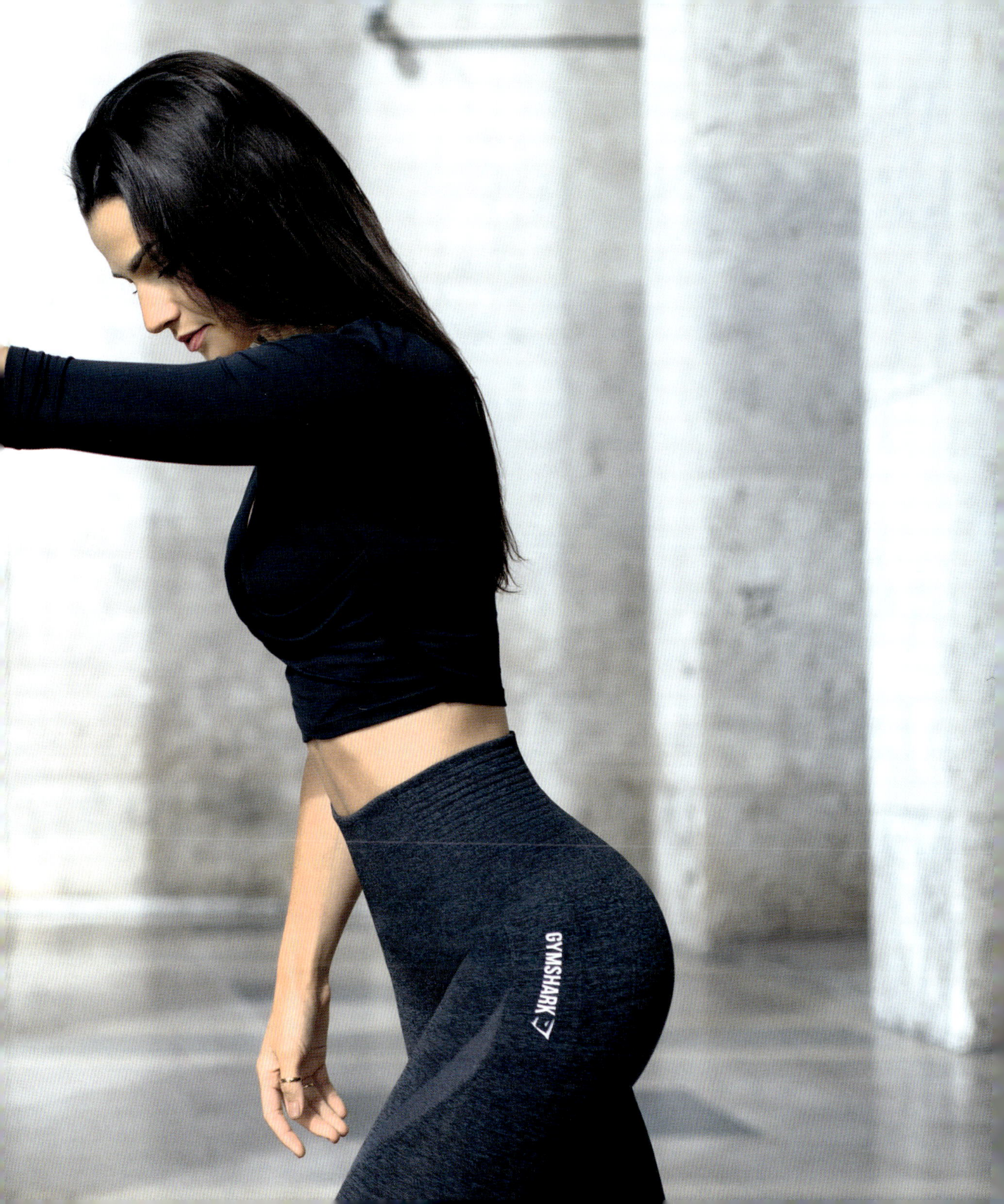
GYMSHARK

Selon moi, la musculation ne se pratique pas qu'à la salle. Ce n'est pas qu'un sport, c'est un lifestyle. On se lève muscu, on mange muscu, on s'entraîne muscu et on dort muscu. Non seulement vous devez être sérieux, régulier et motivé durant le training, mais vous devez aussi vous reposer suffisamment et manger équilibré, afin d'être le plus performant possible. La musculation exige beaucoup de soi et prend énormément de temps, mais elle le rend bien. Quand on aime, on ne compte pas, et ça fait plusieurs années que je suis accro. Je vais presque tous les jours à la salle, mon alimentation tient compte de mes besoins de sportive. Pourtant, je ne suis pas de ceux qui s'interdisent le moindre restaurant, comptent leurs calories ou se passent de week-end s'il n'y a pas une salle à proximité. Je suis à fond quand il le faut, mais je sais aussi me modérer quand cela est nécessaire.

La musculation incite à toujours lever plus lourd, à dépasser ses limites, à aller toujours plus loin. Mais l'important est de respecter son corps. Ce sport doit rester un plaisir, jamais être une contrainte. Pour moi, l'équilibre est la clé de la réussite. C'est la seule manière de garder la motivation. C'est grâce à cet esprit en 20 règles qu'après 5 ans de pratique, j'aime toujours autant la musculation.

10 RÈGLES MUSCU

Quand on pousse les portes d'une gym, on entre dans la cour des grands. On se mesure à soi-même. 10 règles, c'est ce qu'il faut retenir pour déterminer ses objectifs, créer son programme, construire ses séances, et s'y tenir. 10 règles pour s'entraîner de manière optimale, être efficace et toujours progresser. Il ne s'agit pas de faire toujours les mêmes exercices aux mêmes charges. Les résultats s'acquièrent avec un training adapté à sa morphologie et à ses objectifs, en réalisant correctement les mouvements et en restant focus, semaine après semaine. La muscu, ce n'est pas seulement porter lourd. C'est toute une technique.

10 RÈGLES NUTRITION

10 règles pour comprendre l'alimentation adaptée aux sportifs. Celle qui vous fera progresser, assurera vos besoins et vous permettra d'évoluer physiquement. Car si le training est primordial, l'alimentation l'est tout autant. Il ne suffit pas de s'entraîner dur et d'avaler des shakers de protéines pour prendre du muscle. Manger équilibré au quotidien et adapter les macros en fonction de vos objectifs est déterminant. Et cela ne rime pas pour autant avec alimentation frustrante. Une alimentation saine fait du bien à votre corps autant qu'à votre esprit. Elle muscle le corps comme l'esprit.

RÈGLE N° 1
CHOISIR SON OBJECTIF

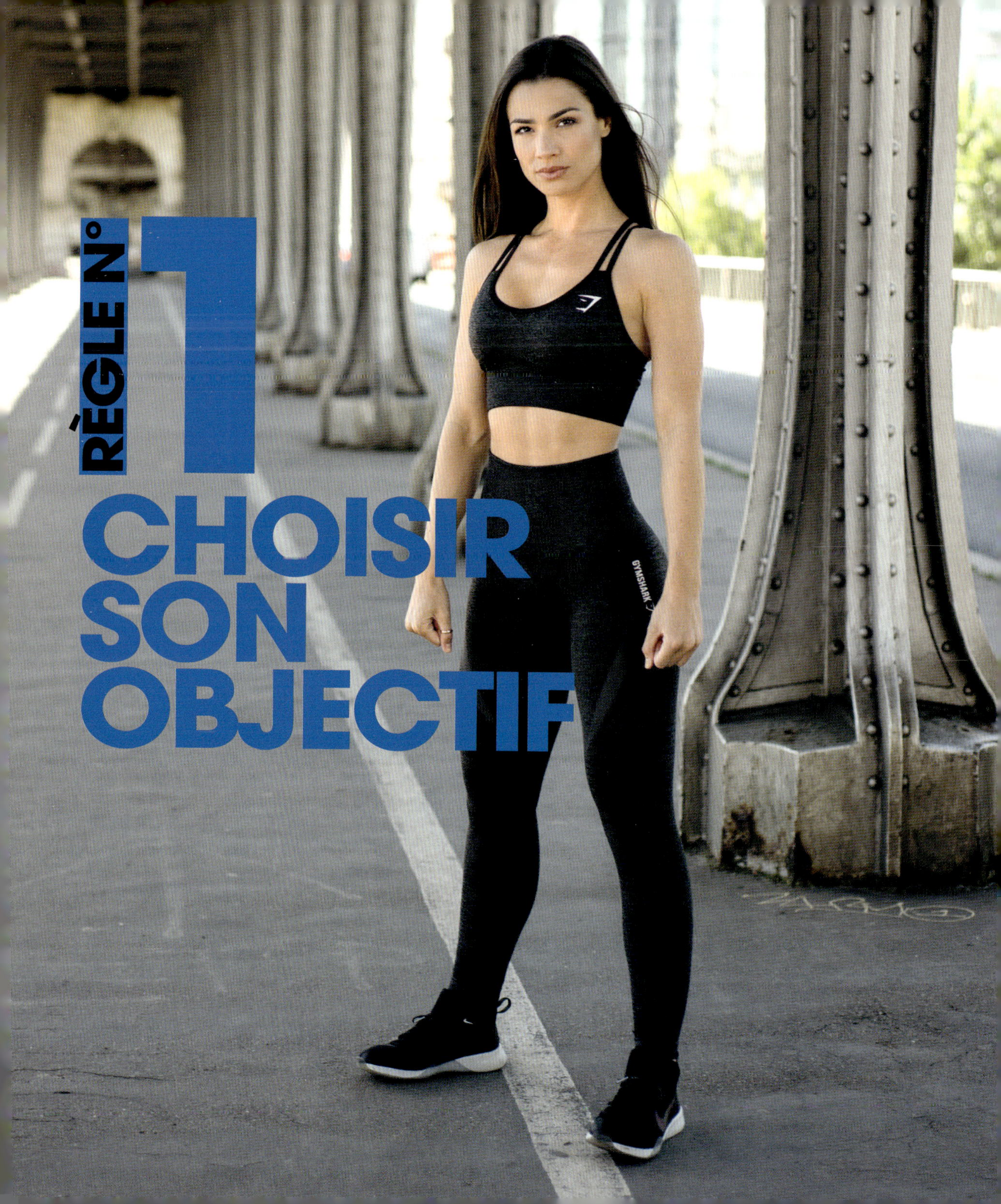

Chacun naît avec un corps différent. Certains chanceux ont une masse musculaire plus importante, quand d'autres prennent du poids plus facilement ou au contraire en perdent à vue d'œil... La génétique détermine votre « morphotype » et influence votre évolution. Mais celle-ci est loin d'être une fatalité. Au lieu de la voir comme une contrainte, utilisez-la à votre avantage. Avec de la volonté, de bonnes habitudes alimentaires et un programme de sport adapté, vous pourrez modeler votre corps et devenir la meilleure version de vous-même. Déterminer son profil est la première chose à faire avant de commencer la musculation, pour trouver le programme juste et l'objectif qui vous convient.

CONNAÎTRE SON CORPS

Selon son morphotype, on a tous des aptitudes physiques différentes, des facilités et des points faibles. Certains sont plus développés du bas ou du haut, certains prennent plus de gras, d'autres ont des facilités à sécher… Connaître son morphotype, c'est mieux connaître son corps, ses points forts et ses points faibles, ses réactions, pour adapter ses entraînements. Tout le monde ne s'entraîne pas de la même façon, et ce n'est pas uniquement une question d'objectifs. C'est aussi une question de réaction du corps. La meilleure façon de freiner votre progression est de suivre un programme qui n'est pas adapté à votre morphologie. À l'inverse, un programme adapté à votre morphotype vous garantira d'atteindre plus vite et méthodiquement votre objectif. Par exemple, une personne endomorphe (qui a tendance à prendre du poids facilement) se donnera plutôt pour objectif de s'affiner et de sécher, avec un programme d'endurance musculaire. Vous avez conscience de vos points faibles ? Avec la musculation, vous allez les améliorer. Vous connaissez vos points forts ? Vous pourrez les perfectionner. C'est la base pour créer votre programme et atteindre plus vite et plus sûrement vos objectifs. Connaître sa morphologie, c'est mieux progresser.

DÉVELOPPER SON CORPS ET PRENDRE DU POIDS

Mince à ossature fine et nature nerveuse, vous êtes ectomorphe. Vous n'avez pas un gros appétit, sans compter votre métabolisme qui brûle énormément d'énergie nerveuse et physique. Conclusion, vous ne prenez pas un gramme. Votre système digestif n'assimile pas tous les nutriments dont vous vous nourrissez. Si vous ratez un repas, c'est 500 grammes en moins sur la balance le lendemain. Votre objectif : un corps plus développé. Pas facile de prendre du muscle quand on a du mal à prendre du poids, mais c'est possible avec une nutrition adaptée et des entraînements calibrés pour vous développer. Bonne nouvelle : vous êtes prédisposé à avoir une bonne définition musculaire. Pour vous, sécher sera facile, et les muscles que vous gagnerez seront tout de suite visibles.

AFFINER SA SILHOUETTE ET LA GALBER

Ossature fine, épaules étroites, nature calme, mais vous prenez facilement du poids : vous êtes endomorphe. Votre digestion est lente, vous assimilez bien les nutriments mais votre métabolisme brûle lentement les calories. Votre avantage est votre capacité à développer votre force. Votre objectif : vous affiner et vous galber. Pour vous, il sera certainement plus difficile d'être extrêmement sec, mais grâce à la musculation et à une alimentation équilibrée et calibrée, vous obtiendrez des muscles ainsi qu'un physique galbé et parfaitement harmonieux.

CONSEILS

> Misez sur la prise de masse musculaire si vous êtes ectomorphe : débutez par un cycle de force, puis enchaînez sur de la prise de masse. Limitez le cardio et évitez le surentraînement.

> Commencez par l'endurance musculaire si vous êtes endomorphe : charges légères en cardio-training pour commencer par vous affiner, puis entraînement en masse pour vous muscler.

> Si vous êtes mésomorphe, travaillez en force, puis en masse. Ensuite, le cardio-training vous permettra de brûler des calories et d'affiner la définition musculaire.

> Les femmes sont fréquemment mésomorphe et endomorphe en même temps. Réduisez d'abord la masse grasse. Le reste suivra. Cardio (circuit training/HIIT) + musculation en endurance musculaire pour sécher ou musculation en masse pour galber et sculpter.

GALBER SON CORPS ET LE SCULPTER

Les athlétiques de nature sont des mésomorphes. Vous avez une bonne ossature et une musculature naturellement développée, vous avez une silhouette sportive, vous êtes prédestiné à la prise de masse musculaire. Votre morphotype réagit autant à la prise de masse musculaire qu'à une sèche. Votre objectif : sculpter votre corps, galber les muscles et conserver un bodyfat raisonnable. Une seule règle : vous entraîner régulièrement pour garder cette shape athlétique. Sans sport et sans une bonne répartition énergétique des repas, vous risquez de prendre plus facilement du poids. Votre avantage, c'est la capacité de votre organisme à transformer les protéines des aliments en protéines musculaires. Vous êtes capable d'encaisser des entraînements lourds bien que des trainings modérés suffisent à vous maintenir en forme.

GARDER UNE MOTIVATION CONSTANTE

Rappelez vous sans cesse l'objectif que vous vous êtes fixé. Suivez votre évolution : voir vos progrès ne pourra que vous encourager à poursuivre vos efforts. Entraînez-vous en team avec une autre personne motivante, qui vous boostera.

ÉCOUTER SON CORPS

Quels que soient votre morphotype et le programme qui lui correspond, restez toujours à l'écoute de votre corps. Chacun est différent et réagit différemment. Observez vos réactions. À force, l'expérience des années d'entraînement vous apportera une connaissance plus fine de votre corps, de votre organisme et de votre métabolisme. Vous saurez exactement comment votre corps réagit à un exercice, une alimentation. Vous pourrez ajuster le programme type pour vous entraîner en restant attentif à votre corps. Ma règle : ne pas tomber dans les extrêmes et conserver toujours une bonne hygiène de vie.

RÈGLE N° 2
CRÉER SON PROGRAMME

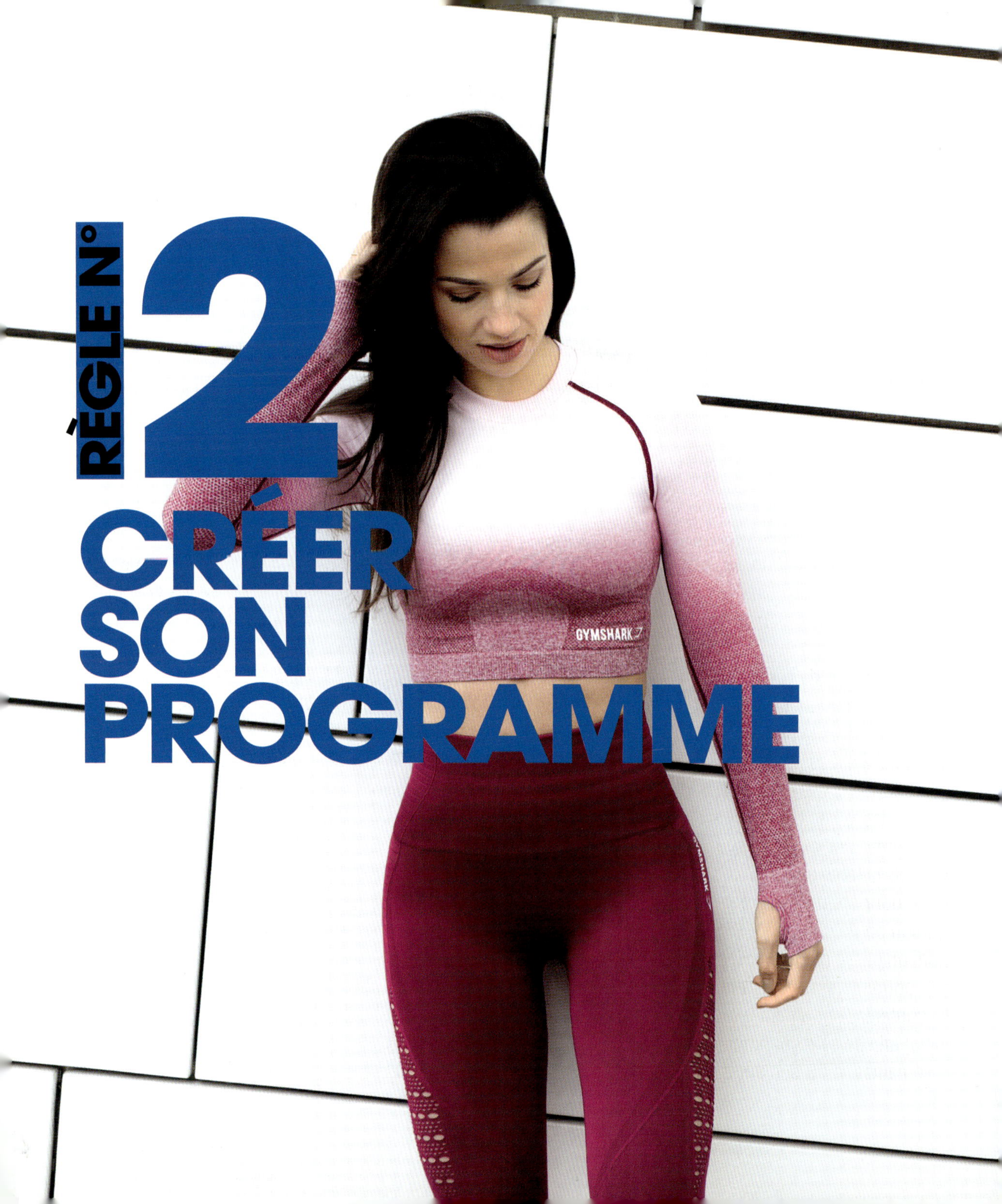

Aller s'entraîner, c'est bien. Mais on connaît tous ces pratiquants de musculation qui viennent s'entraîner depuis 10 ans et qui n'ont pas bougé. Il ne sert à rien d'avoir un objectif sans plan d'action. Un programme fait au hasard ne vous amènera jamais à un objectif précis. Porter lourd ne se fait pas en claquant des doigts. C'est tout un travail et une vraie méthode. À programme hasardeux, résultats hasardeux. Les cycles, la répartition des groupes musculaires, la charge, le nombre de répétitions et les temps de récupération... ça change tout.

RÉPARTIR SES CYCLES

Faire de la musculation, ce n'est pas uniquement pousser du lourd. Utiliser une seule forme d'entraînement mène à la stagnation. Un bon programme varie les cycles de travail avec l'enchaînement de temps forts et de temps faibles. Les temps forts sont les cycles majoritaires de votre programme, ceux qui durent le plus longtemps, comme le cycle de prise de masse pour une personne cherchant à prendre du muscle. Ces cycles d'entraînement visent des objectifs différents mais tous complémentaires. Par exemple, pour vous muscler vous ferez de la force et de la masse, car il faut gagner en force pour optimiser la prise de masse musculaire. Lorsqu'on débute ou qu'on se remet à la musculation, on passe par un cycle d'endurance musculaire (un entraînement pour rendre le muscle endurant et soutenir l'entraînement le plus longtemps possible) afin de se reconditionner. Ce cycle peut durer 4 semaines, ou 6 semaines si besoin. On poursuit par un cycle de force de 2 à 4 semaines pour renforcer les tendons, les articulations et vous rendre plus fort, ce qui permettra un gain de masse optimal par la suite, dans les futurs cycles de masse. Les cycles de force sont à utiliser de façon ponctuelle (tous les 3 mois pour ceux qui s'entraînent en masse) de manière à augmenter régulièrement les charges. Car pour fabriquer du volume musculaire, il faut porter lourd. Les cycles de masse, dont le but est d'augmenter la masse et le volume musculaires, durent entre 4 et 6 semaines. Vous pouvez vous servir d'un cycle d'endurance musculaire (minimum 4 semaines) pour « casser » le rythme de votre entraînement en masse et prendre une pause de récupération active durant l'année. Vous continuez à vous entraîner, mais avec des charges plus légères.

Ceux qui n'ont pas un but de prise de masse mais d'affinement s'entraînent uniquement en endurance musculaire. Ils ne varient pas les cycles, seulement les méthodes d'entraînement.

AJOUTER UNE ACTIVITÉ CARDIO

Quel que soit votre objectif et quel que soit le cycle dans lequel vous vous trouvez, le cardio HIIT fait partie du programme. Si vous avez pour objectif de perdre du poids ou d'entretenir votre forme, en cycle d'endurance musculaire, le HIIT (*High Intensity Interval Training*) vous permet d'être plus efficace et de travailler autrement qu'une séance de musculation classique. Sur 5 séances par semaine, vous pouvez répartir 3 séances en musculation et 2 séances en HIIT ou circuit, par exemple. Si vous avez pour objectif de prendre du muscle et de sculpter votre corps, ces séances vous permettront de sécher, en complément de l'alimentation. Ok, il faut limiter le cardio en prise de masse, mais pas le supprimer complètement. Sur 5 séances par semaine, incluez en milieu ou en fin de semaine une séance de HIIT ou de circuit, ou 2 séances « cardio » sur 6 séances de musculation en masse, par exemple.

Durant un cycle de force, inclure 1 ou 2 séances de HIIT/circuit a un rôle de récupération active. Ça constitue une séance plus légère en charge, qui oxygène les muscles et favorise l'élimination des toxines. 30 à 45 minutes par séance suffisent pour vous faire bien transpirer.

PROGRAMMER SES SÉANCES

Au début, ne vous surentraînez pas. Vous entraîner tous les jours ne vous fera pas progresser plus vite. Imposez-vous des jours de récupération tous les

CONSEILS

> Débutant ou pas, faites-vous aider par un coach diplômé qui vous fournira un programme sur mesure, corrigera vos placements, vous aidera à aller plus loin pour atteindre vos objectifs à coup sûr.

> Adaptez vos entraînements à votre planning : inscrivez-les dans votre agenda comme des rendez-vous avec vous-même. Choisissez une salle à côté de votre bureau ou de chez vous. Rien ne doit vous empêcher de faire votre séance.

> Restez déterminé. On n'obtient pas une shape de rêve en 1 mois, 6 mois ou même 1 an. Restez motivé : considérez votre séance comme votre moment à vous.

2-3 jours. Évitez de travailler les mêmes groupes musculaires deux jours d'affilée. L'entraînement crée des microlésions musculaires, qui se réparent pendant la récupération. C'est ce phénomène qui crée du muscle. La récupération est donc indispensable. Si vous débutez, prévoyez 2 à 3 séances par semaine pour commencer. Si vous avez l'habitude, vous pouvez aisément aller jusqu'à 5 séances. Une bonne séance dure entre 1 heure et 1 heure 30. Ce qui compte, c'est le contenu, la qualité et l'intensité. Soyez efficace, ne papotez pas avec un voisin trop bavard pendant les temps de récup', concentrez-vous sur l'exécution du mouvement et suivez votre programme. Planifier ses séances permet aussi de varier les techniques et les protocoles d'entraînement, ce qui évite à la routine de s'installer. C'est la garantie de progresser durablement.

RÉPARTIR LES SÉANCES UPPER ET LOWER BODY

La règle : tout travailler. Les garçons ne doivent pas se contenter de travailler le haut du corps, et les filles le bas du corps. Alternez les séances haut et bas du corps pour laisser reposer les muscles et ne pas les travailler 2 jours de suite. Un muscle qui n'a pas récupéré est un muscle fatigué et qui ne travaille pas de manière optimale. Travaillez tout, mais prévoyez 1 séance supplémentaire sur le groupe musculaire que vous souhaitez travailler en particulier, comme les fessiers. Par exemple, séance 1 épaules, séance 2 legs, séance 3 dos, séance 4 pecs/bras, séance 5 legs.

SE CRÉER UN CARNET D'ENTRAÎNEMENT

Vous pourrez tout y noter et suivre votre évolution. Vous pouvez y écrire votre programme, votre nutrition, vos mensurations, votre poids, vos charges, y coller vos photos avant/après. Vous pourrez y voir l'évolution de votre poids, de votre silhouette, de vos charges et l'effet de votre nutrition et de votre programme sur votre silhouette. Il est important de rationaliser sa progression pour réajuster si besoin. Cela évite aussi de s'entraîner au hasard, comme beaucoup en salle de sport. Si vous avez plusieurs objectifs, fixez une date de démarrage et une date d'échéance. Entre les deux, fixez-vous des stoppeurs pour noter votre évolution et les changements que vous observez (poids, mensurations, charges de barres et haltères).

RÈGLE N° 3

COMPOSER SA SEANCE

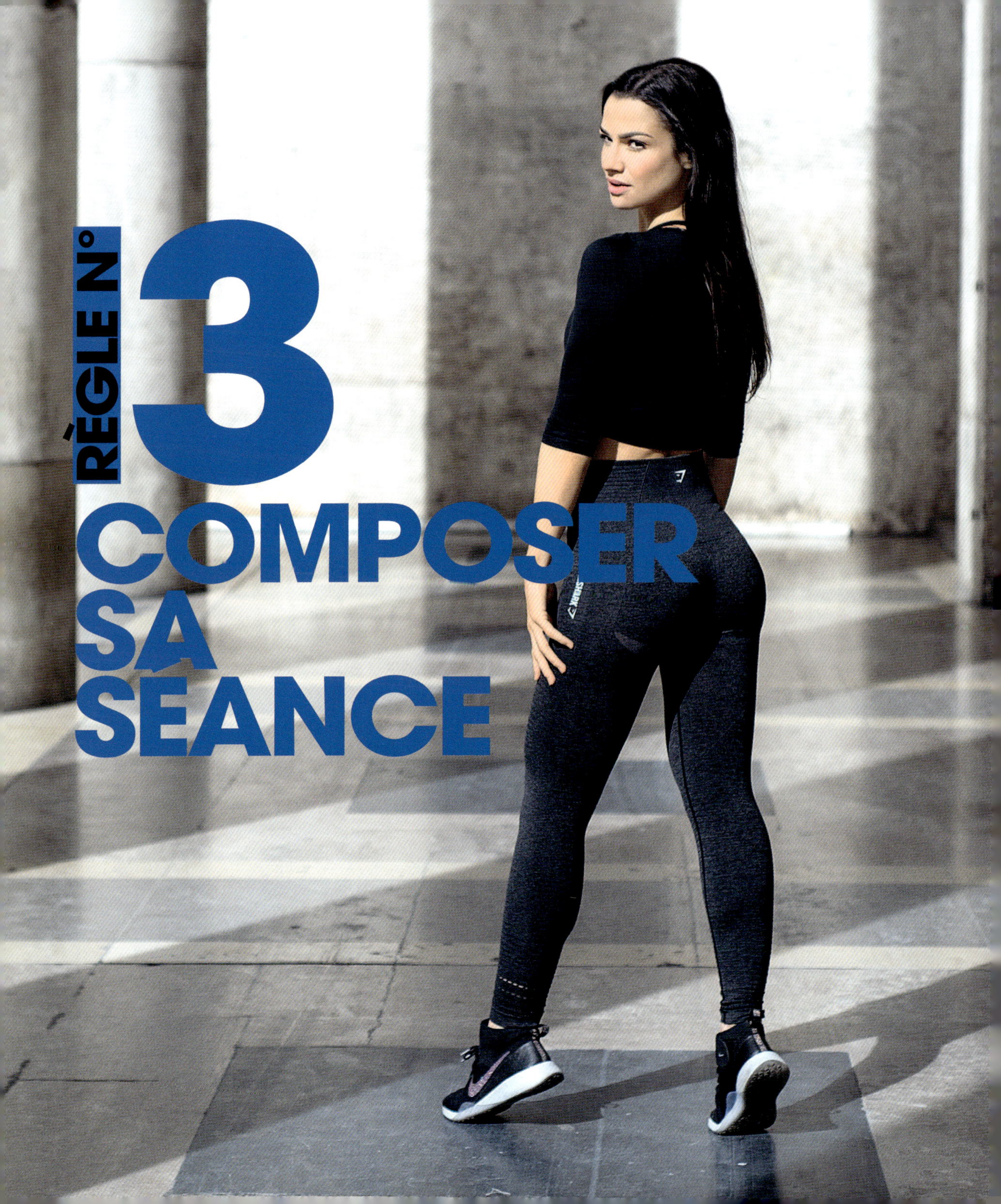

Arriver à votre séance les mains dans les poches sans avoir rien préparé n'est pas la meilleure idée. En improvisant, on prend le risque d'être moins efficace. Le temps de vous demander quels exercices vous allez faire, et la moitié de la séance sera passée. Avoir une séance préparée en amont et structurée, conçue en fonction de votre programme, permet d'atteindre vos objectifs rapidement et à coup sûr. Pour composer une séance, il faut composer ses blocs, répartir ses exercices polyarticulaires et isolés et prévoir le bon temps de récupération...

COMPOSER SA SÉANCE

Pour une séance de 1 heure à 1 heure 30, 3 à 4 blocs de 2 à 3 exercices seront suffisants. Par exemple, une séance legs sera composée de 3 blocs : 1 bloc quadriceps-fessiers, 1 bloc ischio-jambiers-fessiers et un dernier bloc adducteurs-abducteurs. La répartition des exercices à l'intérieur des blocs dépend de la technique d'entraînement (préfatigue ou postfatigue, superset...). L'ensemble des blocs travaille tous les groupes musculaires selon le thème de la séance, par exemple tous les groupes musculaires des jambes.

TRAVAILLER EN POLYARTICULAIRE

Les polyarticulaires sont les exercices qui construisent le muscle. Ils sont à la base de l'entraînement de musculation. Pour les débutants, ils permettent d'apprendre à bien maîtriser la technique, les postures. Pour les habitués, ils sont tout aussi intéressants à inclure dans une séance. Ils mobilisent plusieurs groupes musculaires en même temps et tous les muscles posturaux et stabilisateurs. Grâce à ça, ils permettent de soulever très lourd. Squats, soulevés de terre, fentes, tractions, dips, développés couchés... Privilégiez ce type d'exercice, en début de bloc ou de séance, quand vous êtes encore frais, car ils engendrent beaucoup de dépenses énergétiques et nécessitent un bon influx nerveux. Par exemple, sur chacun des 3 blocs de votre séance legs, commencez par 1 à 2 exercices polyarticulaires pour finir par 1 exercice isolé. Ou bien créez 2 blocs d'exercices 100 % polyarticulaires suivis de 1 bloc d'exercices 100 % isolés. Placer les exercices polyarticulaires en dernier (voir ci-dessous la technique de préfatigue) est moins fréquent, même si ça se pratique également quand on veut équilibrer la force sur tous les muscles. Plus vous travaillez de muscles avec ces exercices, plus la réponse anabolique du corps est forte, et plus vous gagnez en muscle. Le plus : ces exercices demandent beaucoup d'énergie et brûlent plus de graisse.

CIBLER

Les exercices polyarticulaires créent plutôt de la masse musculaire et les exercices isolés sculptent. Ces derniers ciblent un groupe musculaire restreint ou même un seul muscle. Un exercice isolé qui cible le grand fessier permettra précisément d'augmenter son galbe, par exemple. Ces exercices dépensent moins d'énergie mais construisent le muscle et le définissent. Ils sont très utiles pour les muscles que vous voulez galber spécifiquement, comme les fessiers ou les triceps pour les femmes, les biceps et les pecs pour les hommes. Placer des exercices isolés demande de bien connaître les muscles mobilisés par chaque exercice, afin de créer des combinaisons complémentaires. Pour une séance axée fessiers par exemple, on place deux exercices polyarticulaires, et un exercice plus isolé sur les fessiers. Un exercice en isolation peut également aider à remettre à niveau une faiblesse.

TRAVAILLER EN PRÉFATIGUE ET POSTFATIGUE

Il existe deux méthodes pour organiser vos exercices polyarticulaires et isolés : la préfatigue ou la postfatigue. En préfatigue, commencez l'entraînement par un travail d'isolation sur un petit groupe musculaire ou un seul muscle avant de travailler l'exercice polyarticulaire. Il arrive d'être freiné par un muscle trop faible. Préfatiguez en isolation le muscle le plus fort pour mettre tous les muscles au même « niveau de force » avant d'entamer la séance. Sur le squat, si vos ischios-jambiers (arrière des cuisses) sont plus faibles que vos quadriceps (avant des cuisses), ils ne vous permettront pas de soulever la charge sur les dernières séries. Vous ne pourrez pas aller au bout sur les quadriceps. Commencez par préfatiguer vos quadriceps avec 3-4 séries de leg extension. Puis faites vos séries au squat. C'est une façon de rééquilibrer la force sur la globalité des muscles.

Le travail postfatigue est exactement l'inverse. Vous commencez par travailler le gros groupe musculaire avec quelques séries sur un exercice polyarticulaire, puis vous finissez sur du travail en isolation. Par exemple, pour gagner en volume sur la poitrine, commencez par du développé couché (polyarticulaire) et enchaînez avec le butterfly (isolé), qui va pousser plus loin le travail des pectoraux. C'est une technique qui permet d'aller plus loin sur l'exercice en isolation. Cela favorise une meilleure localisation, un meilleur ressenti. Avec l'exercice polyarticulaire, vous réveillez tous les muscles. L'isolé permet ensuite de mieux axer le travail sur le muscle que vous souhaitez sculpter ou galber. On utilisera la postfatigue uniquement en prise de masse. Elle sert à booster la prise de masse musculaire.

ÉQUILIBRER SA SÉANCE

Une séance s'équilibre. C'est-à-dire qu'elle doit travailler tous les muscles de la zone. Par exemple, sur une séance legs, on doit placer des exercices quadriceps, ischios-jambiers, adducteurs/abducteurs et fessiers. Et pour un entraînement optimal, on peut alterner les muscles contraires (agonistes/antagonistes), c'est-à-dire les muscles qui s'opposent sur l'articulation, comme le biceps et le triceps, le quadriceps et l'ischio-jambier. Le muscle agoniste est celui qui se contracte pendant que l'antagoniste s'étire. On les travaille l'un après l'autre, idéalement dans la même séance. Si vous ne travaillez pas des muscles agonistes-antagonistes, votre séance sera plus compliquée. Par exemple, sur une séance triceps-poitrine, vos triceps (petit muscle) sont doublement sollicités, puisque les exercices poitrine les mobilisent déjà secondairement. Ils vont faiblir rapidement et vous serez ralenti en cours de séance. Équilibrer ses séances en répartissant les muscles agonistes-antagonistes est judicieux pour réduire la fatigue musculaire (sauf si vous travaillez justement en postfatigue, comme pour la séance dos/bras p. 176), car lorsque le muscle agoniste travaille, le muscle antagoniste se repose. Plus vous avez de l'expérience en musculation, plus vous enrichissez votre répertoire d'exercices. Mais cela demande une connaissance des exercices et de votre anatomie, pour bien équilibrer votre séance.

CHOISIR LE NOMBRE DE SÉRIES

Généralement, 3 à 5 séries est une bonne moyenne par exercice ou enchaînement d'exercices (biset, triset…). Vous aurez le temps de faire 3 à 4 blocs de 3 à 5 séries d'exercice ou d'enchaînement d'exercice sur une séance de 1 heure 30.

CONSEILS

> Les muscles fixateurs des omoplates peuvent se travailler avec des exercices isolés. Travaillez-les en séance dos pour améliorer votre posture.

> Si vous souhaitez booster le travail d'un muscle ou d'un groupe musculaire en particulier, montez le nombre de séries à 5.

> Respectez les temps de récupération entre les séries selon le cycle que vous travaillez : plus les charges sont lourdes, plus la récupération doit être longue (force : entre 3 et 5 minutes ; masse : 1 minute 30 à 2 minutes ; volume : 45 secondes à 1 minute 30 ; endurance : 30 à 45 secondes).

RÈGLE N° 4

ÊTRE EFFICACE EN SÉANCE

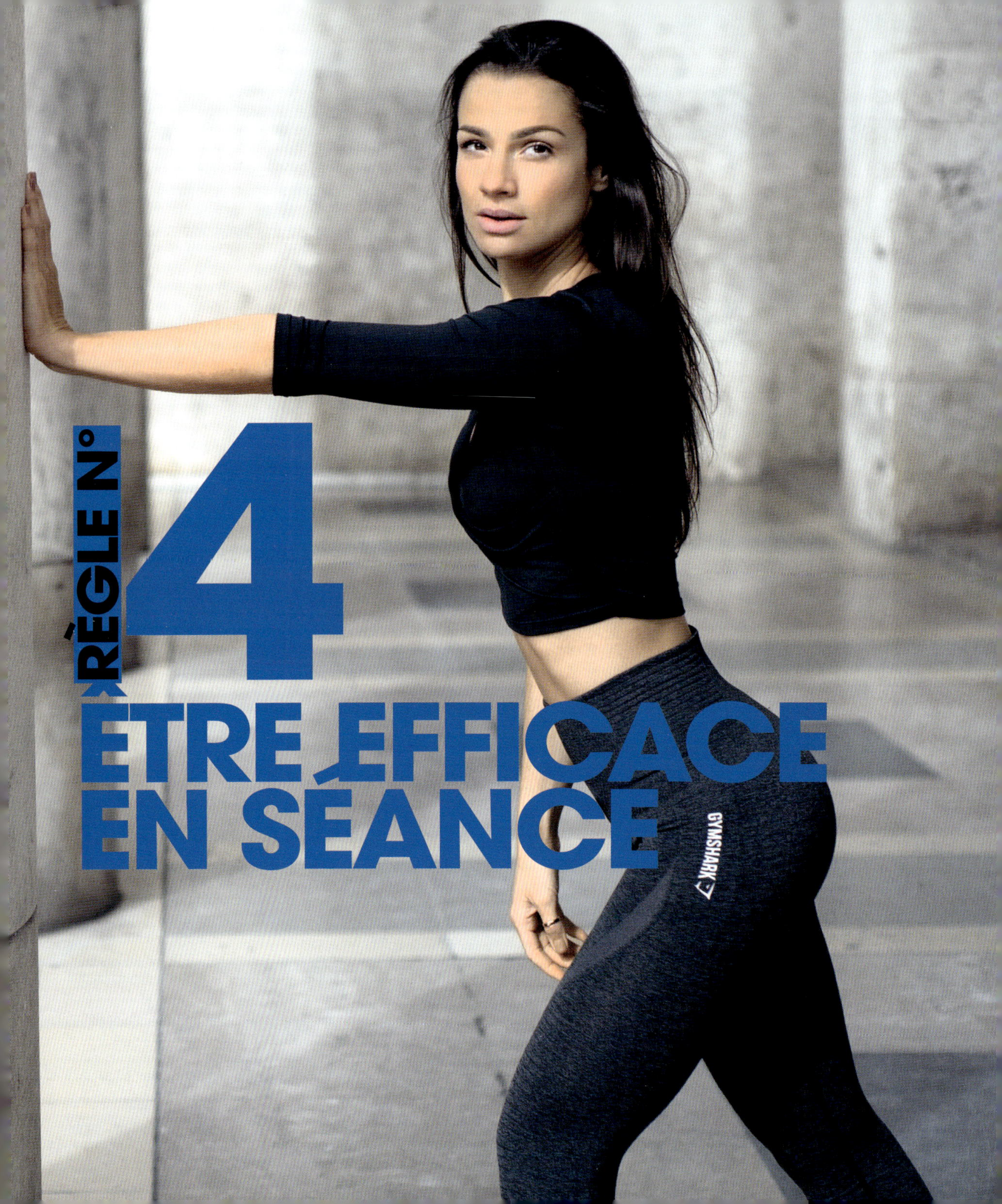

Il ne suffit pas de soulever lourd pour être efficace. Chaque jour, conditionnez-vous à réaliser LA meilleure séance. Tout est important pour bien bosser : l'échauffement, le respect du programme, la concentration. Préparez le matériel dont vous aurez besoin pour être rapide et efficace lors de vos transitions. Préparation physique, mentale et matérielle, vous êtes prêt à tout donner.

NE PAS ZAPPER L'ÉCHAUFFEMENT

Ne croyez pas qu'il ne sert à rien. Il permet de se mettre en condition mentalement et de se concentrer sur la séance à venir. Surtout, l'échauffement augmente la température du corps, il le réveille. Il prépare les articulations, tendons et muscles à supporter l'entraînement. Ça diminue le risque de blessure. Le système nerveux est stimulé, ce qui améliore la contraction et la coordination des muscles. Vous stimulez la bonne chaîne musculaire et vous êtes capable de soulever plus lourd et d'éviter les blessures pendant le training.

L'échauffement a ses règles, on ne peut pas faire n'importe quoi. Selon la séance prévue, vous vous échaufferez de manière spécifique et progressive sur la ou les parties du corps que vous allez travailler. Commencez par des exercices qui travaillent la mobilité (stretching dynamique, par exemple la posture du chien tête en bas du yoga pour le haut du corps) sur la zone que vous allez entraîner. Cela vous permet de préparer les articulations, de détendre les fibres musculaires pour travailler avec la meilleure amplitude. Vous avez ainsi la capacité à aller plus loin dans le mouvement. Par exemple, sur le squat, vous pouvez descendre plus bas, tout en maintenant le dos le plus droit possible. Puis, lorsque vous entamez le cœur de votre séance, faites 2 à 3 séries en endurance musculaire sur le premier exercice polyarticulaire, au poids de corps ou avec de faibles charges, pour faire monter la température du corps et commencer à transpirer.

RESPECTER SON ENTRAÎNEMENT

Vous souhaitez atteindre vos objectifs ? Alors, évitez de changer votre planification. Le nombre de séries, de répétitions et les temps de récupération ne sont pas là pour faire beau. Si vous souhaitez perdre du poids et sécher, vous n'aurez pas le même nombre de répétitions que quelqu'un qui veut prendre de la masse musculaire. Les répétitions sont moins nombreuses en force parce que les charges sont très lourdes. À l'inverse, en endurance musculaire, les répétitions sont plus nombreuses parce que les charges sont plus légères. De même pour la récupération. Les temps de récupération sont plus longs avec des charges lourdes, dans un cycle de force, afin de récupérer un influx nerveux efficace. Si vous cherchez à faire du volume musculaire, la récupération est plus courte, pour épuiser le muscle et favoriser une meilleure réponse anabolique. En endurance, la récupération est encore plus courte car on cherche à faire monter la fréquence cardiaque et à transpirer.

RESTER CONNECTÉ À SON CORPS

Stay focus ! Si votre esprit est ailleurs, vos 100 reps ne serviront à rien. En musculation, connaître son corps et maîtriser son schéma corporel est indispensable. Plus vous êtes concentré sur vos postures, mieux vous êtes placé, mieux vous ressentez le travail musculaire, et plus il est efficace. Un muscle bien ressenti est un muscle qui travaille. Visualisez le muscle et contractez-le volontairement. Sinon, vous vous fatiguez pour rien.

TRAVAILLER EN MOBILITÉ

À l'inverse d'un étirement passif où tous les muscles sont relâchés, le travail en mobilité est un étirement actif. On contracte un muscle agoniste pour étirer l'antagoniste. Être mobile permet d'exécuter ses mouvements avec une bonne technique et de ne pas être limité sur l'amplitude. Plus l'amplitude est complète, plus vous recrutez de fibres musculaires. Vous obtenez de meilleurs résultats, tout en diminuant le risque de blessures. Le travail en mobilité est aussi un bon moyen de préparer les muscles à la séance. Incluez-le dans votre échauffement pendant 5 à 10 minutes.

CONSEILS

> Échauffez-vous en circuit ou au poids de corps. Soyez créatif, utilisez du petit matériel de salle.

> Quand vous êtes très fatigué, axez doublement votre esprit sur votre ressenti. Diminuez les charges et concentrez-vous sur votre technique.

> Utilisez l'automassage en début de séance en prévention des blessures ou en fin de séance pour éliminer les nœuds musculaires qui peuvent empêcher le muscle de se contracter efficacement, voire de se développer.

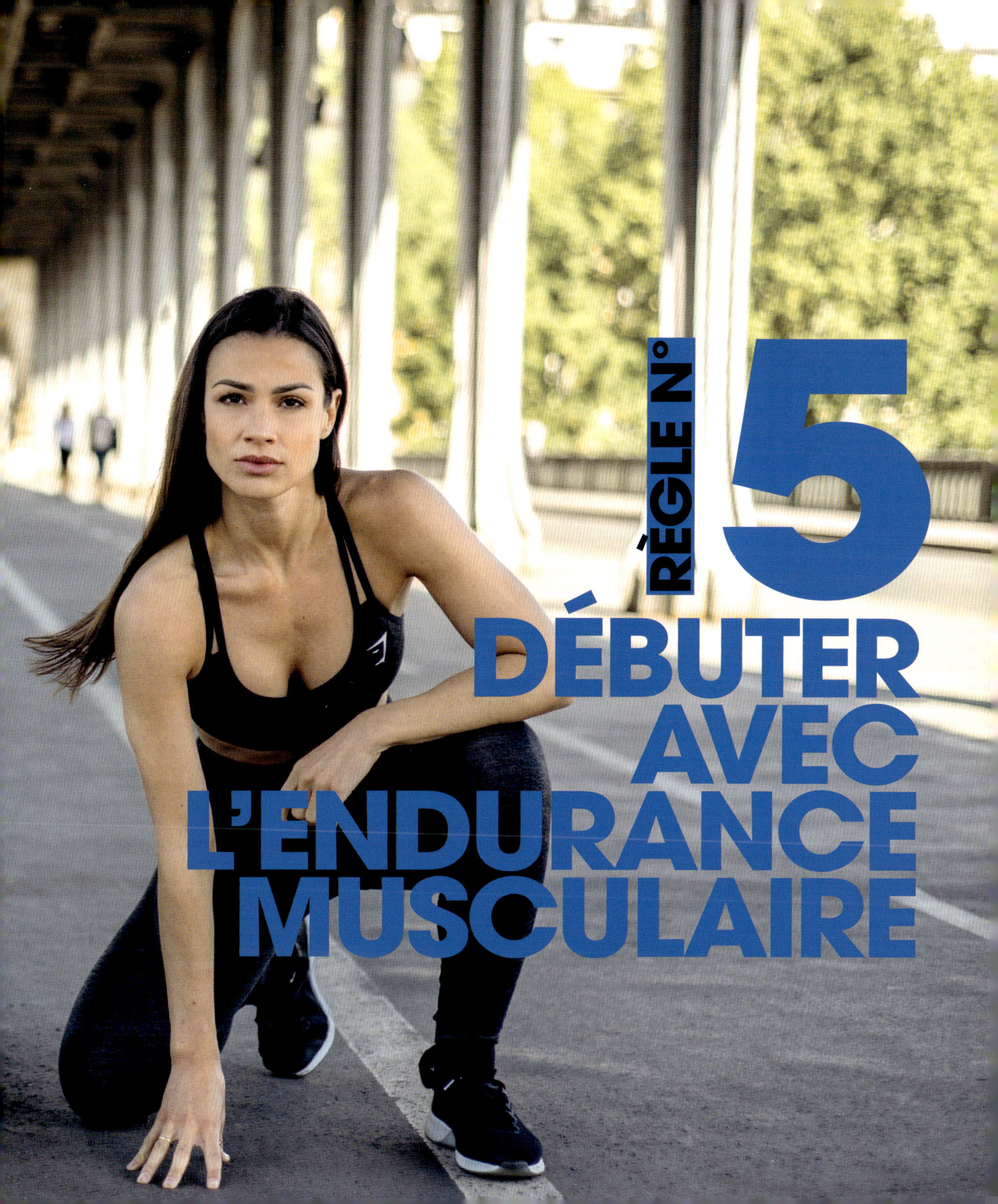

RÈGLE N° 5
DÉBUTER AVEC L'ENDURANCE MUSCULAIRE

Pour fondre plus rapidement et vous tonifier, optez pour l'endurance musculaire. Parfaite pour les débutants, l'endurance musculaire remet en condition. L'approche légère de ce type de travail permet au débutant d'apprendre à bien exécuter le mouvement, ce qui lui assure une prise de muscle optimale par la suite. Meilleurs sont votre placement et votre posture, plus performant est votre travail. L'endurance musculaire est un entraînement de renforcement musculaire à faible charge qui travaille la résistance des muscles et leur endurance. Le but : maintenir l'effort longtemps. Comme toutes les activités d'endurance, l'endurance musculaire tonifie. On la travaille en musculation avec de faibles charges, sur des machines guidées ou libres, ou en HIIT et circuit training au poids de corps ou avec du petit matériel. Pour les habitués, l'endurance musculaire est utilisée pour la perte de poids, pour sécher ou s'entretenir.

FAIRE DES SÉRIES LONGUES À FAIBLE CHARGE

Le principe : faire un grand nombre de répétitions par série avec peu de charges ou au poids de corps. De 15 à 20 répétitions. Au fur et à mesure de votre progression, augmentez vos charges, sans forcer. Elles doivent rester légères, vous devez pouvoir tenir 15 à 20 répétitions, avec les quatre dernières ressenties comme difficiles mais tenables. Le but de l'endurance musculaire, c'est d'enchaîner les répétitions et d'élever la fréquence cardiaque. Travailler sur de longues séries met vos muscles au défi de résister jusqu'au bout. Vous augmentez votre endurance musculaire, la capacité de vos muscles à résister longtemps à l'effort. Les temps de récupération sont courts, pas plus de 30 à 45 secondes. Le but : garder toujours votre fréquence cardiaque élevée et augmenter la dépense énergétique, qui brûle les graisses et favorise la perte de poids.

AUGMENTER LA DÉPENSE ÉNERGÉTIQUE

Un mot d'ordre : l'intensité. L'endurance musculaire affine et tonifie grâce à du renforcement musculaire à un rythme cardio. L'idée est de maintenir sa masse musculaire tout en brûlant un maximum. Misez sur les exercices polyarticulaires (squat, développé couché, soulevé de terre, tirage), qui sollicitent plusieurs muscles. Cela augmente vos dépenses énergétiques pendant et après la séance. Comme le muscle brûle beaucoup d'énergie au repos, vous augmentez votre métabolisme. Plus vous êtes tonique, musclé, plus votre corps brûlera de l'énergie, même au repos.

INTENSIFIER

En plus de la musculation avec charges additionnelles, augmentez l'intensité de vos entraînements avec du HIIT (*High Intensity Interval Training*), qui consiste à enchaîner plusieurs exercices de renforcement musculaire (soit au poids de corps, soit avec de faibles charges ou des machines cardio de type rameur, tapis de course, vélo…) à un rythme très soutenu avec des récupérations courtes. Plus on avance dans l'entraînement, plus la fatigue s'accumule et la fréquence cardiaque monte. L'alternative : le circuit training, des exercices chronométrés qui forment un circuit à exécuter un certain nombre de fois, avec une récupération très courte, par exemple, un circuit de 12 exercices, avec 45 secondes par exercice et 10 secondes de récupération entre les exercices. Ces types d'entraînements à haute intensité produisent très rapidement un déficit en oxygène qui pourra être compensé uniquement après l'entraînement. Une fois l'organisme de nouveau à une fréquence cardiaque normale, la respiration cellulaire, elle, continue à pleine vitesse. L'organisme a besoin de beaucoup d'énergie pour permettre aux nombreux systèmes de revenir à la normale. Le corps continue donc à brûler des calories, même au repos : c'est l'effet after burn.

CONSEILS

> Alternez les groupes musculaires, même sur du HIIT ou du circuit training. Par exemple, alternez upper/lower body, agoniste/antagoniste.

> Pour plus d'intensité dans vos trainings, remplacez la récupération passive entre les séries par un exercice au poids de corps, pour une récupération active qui maintiendra la dépense calorique.

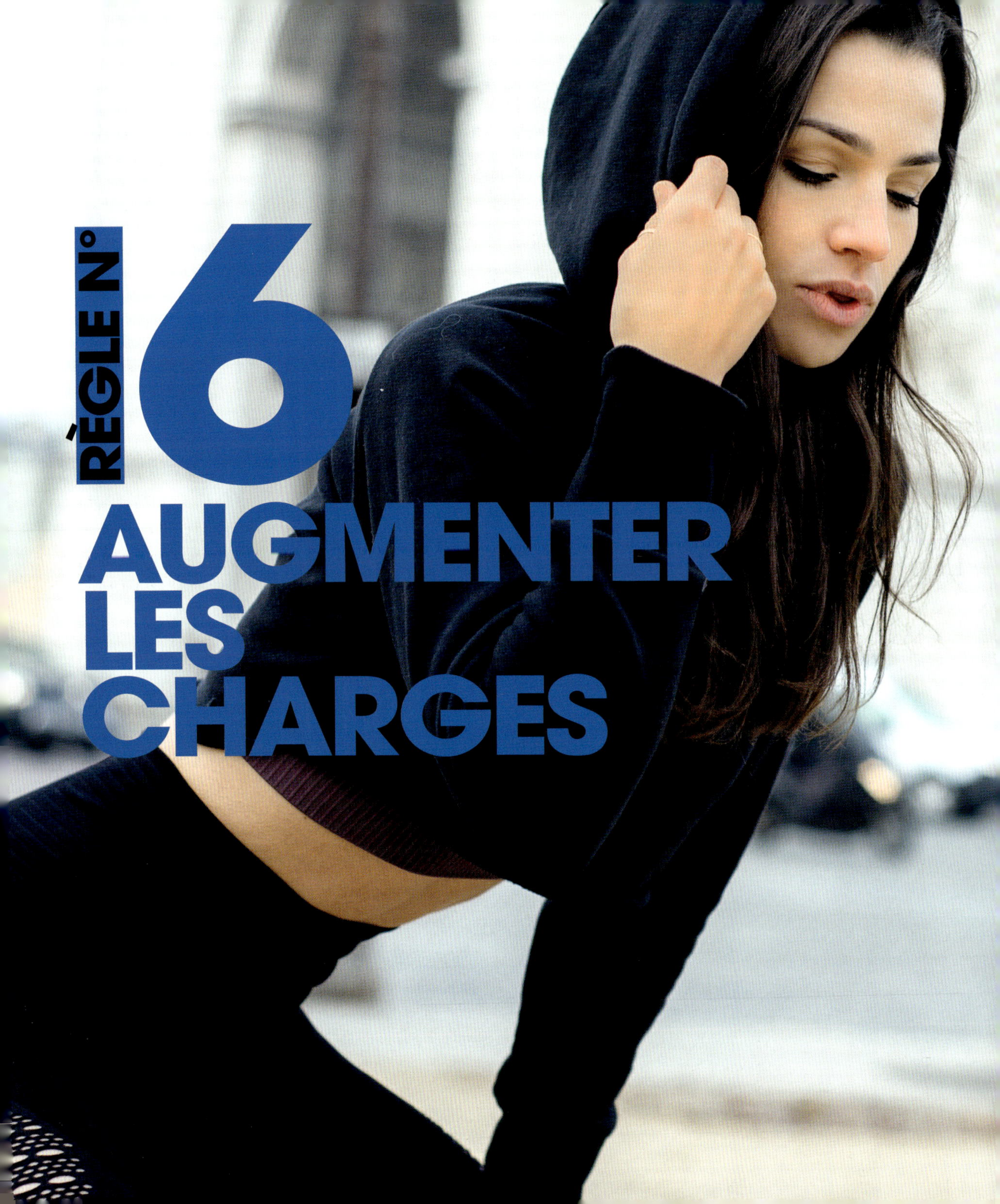

RÈGLE N° 6

AUGMENTER LES CHARGES

Quand on a l'objectif de prendre de la masse musculaire, augmenter ses charges et incorporer des cycles de force dans son programme est indispensable. C'est la voie royale pour prendre en masse et en volume. Si en théorie tout le monde le sait, personne ne l'applique. Pourtant, travailler en force est incontournable pour évoluer.

FAIRE RÉGULIÈREMENT DES CYCLES DE FORCE

L'entraînement en force se concentre sur les exercices polyarticulaires au détriment des exercices d'isolation où mettre lourd peut entraîner des blessures. Travailler sur de gros groupes musculaires a aussi l'avantage d'être plus efficace, le gain de force en sera plus important. Lorsque vous incorporez un cycle de force pour la première fois, commencez par un cycle de 3 semaines. Une fois lancé dans votre programme, entrecoupez votre programme de développement musculaire (masse/volume) par un cycle de force de 2 à 3 semaines toutes les 8 à 12 semaines. Cela permet de relancer la progression en augmentant les charges. L'entraînement en force est en revanche inutile pour des objectifs de perte de poids ou de maintien de forme.

AUGMENTER SA FORCE

Lorsque l'on débute en musculation, les progrès en force sont rapides. Non pas grâce à une augmentation de la masse musculaire, mais par une amélioration du fonctionnement neuromusculaire et de la technique. Les muscles ne se contractent pas tous seuls, ils sont reliés au cerveau par les nerfs. Travailler en force va apprendre à votre corps à solliciter plus de nerfs, pour une contraction plus complète du muscle. C'est pour cette raison que les séances de force demandent énormément d'énergie, à cause de l'impact nerveux qu'elles provoquent. La progression peut être plus lente pour les habitués. La solution : prendre plus de temps pour récupérer ou faire une pause dans l'année. Les gains seront reboostés.

COMPOSER SA SÉANCE EN FORCE

Vous ne pouvez pas travailler votre force sur toutes les parties du corps en une séance. La force se travaille sur un seul groupe musculaire par séance. Vous avez deux possibilités : soit votre travail en force sera exécuté sur un seul exercice polyarticulaire, et le reste de la séance sera constitué d'exercices avec des charges plus légères. Soit vous faites une séance 100 % en force, très courte, constituée d'un seul et unique exercice, par exemple une séance de 5 × 5 squats.

TRAVAILLER EN FORCE

Ne choisissez que des exercices polyarticulaires. La force se travaille avec plusieurs techniques. La plus efficace : le 5 × 5, 5 séries de 5 répétitions à 85 % de la RM (voir encadré) sur chaque exercice polyarticulaire, avec 3 à 5 minutes de récupération entre les séries. Si vous souhaitez vous challenger avec de plus grosses charges, essayez 5 à 10 séries de 3 répétitions à 90 % (max 92,5 %) de la RM, avec 3 à 5 minutes de récupération entre les séries, car votre organisme a besoin d'un temps de récupération nerveuse plus long. Chargez raisonnablement, les séances de force peuvent être dangereuses. Il vaut mieux les faire avec un fitpartner qui pourra vous parer au besoin. 3 séances par semaine suffisent, de 30 minutes pour une séance 100 % force à 1 heure pour un exercice en force dans une séance plus légère.

BOOSTER LE GAIN DE FORCE

Une fois par semaine, ajoutez un travail en excentrique sur le groupe musculaire que vous souhaitez cibler pour booster votre gain en force. Il s'agit de contrôler la phase d'étirement du groupe musculaire. Sur le développé couché, contrôlez la descente de la barre vers votre poitrine. C'est lors de la descente que les pectoraux s'étirent (phase excentrique du muscle). Effectuez 4 à 5 séries de 4 à 5 reps. Cette méthode est extrême et trauma-

CONSEILS

> Avant une séance en force, prenez au moins 10 minutes pour vous échauffer avec des exercices de mobilité sur les articulations et tendons. Montez progressivement les charges et n'hésitez pas à faire plusieurs séries avec des charges intermédiaires, qui compteront pour l'échauffement.

> Incorporez à votre séance des exercices de gainage du transverse et des lombaires pour protéger votre colonne vertébrale, que ce type d'entraînement malmène. Et plus vous serez gainé, plus vous pourrez soulever lourd.

> Le travail de force est très exigeant pour les nerfs et les muscles. Respectez bien le volume de vos entraînements (nombre de séances, d'exercices, de répétitions) pendant vos cycles de force pour éviter de vous blesser.

tisante pour les muscles : vous travaillez au-delà de votre RM (105 % à 110 %). Ça vous laissera de bonnes courbatures. Travaillez à deux pour vous sécuriser, les charges sont trop lourdes pour que vous les souleviez seul. Laissez 7 jours minimum entre chaque travail en excentrique, pour permettre au système nerveux de récupérer.

LE 1 RM

En entraînement de force, l'utilisation de cette mesure est incontournable. Le 1 RM est la charge maximale que vous pouvez soulever en une seule répétition. Cette 1 RM est différente sur chaque exercice puisque vous n'avez pas les mêmes capacités pour chaque membre. Pour la trouver, procédez en gamme montante : après un échauffement à faibles charges en exécutant plusieurs répétitions sans trop vous fatiguer, augmentez au fur et à mesure les charges. Plus elles augmentent, plus le nombre de répétitions que vous pouvez faire diminue. Quand vous ne pourrez pas faire deux répétitions, vous aurez trouvé la charge maximale, votre 1 RM. Notez-la dans votre carnet d'entraînement, vos max augmentent avec votre progression. Cette mesure est un repère pour calibrer vos charges.

RÈGLE N° 7
FAIRE DE LA PRISE DE MASSE SÈCHE

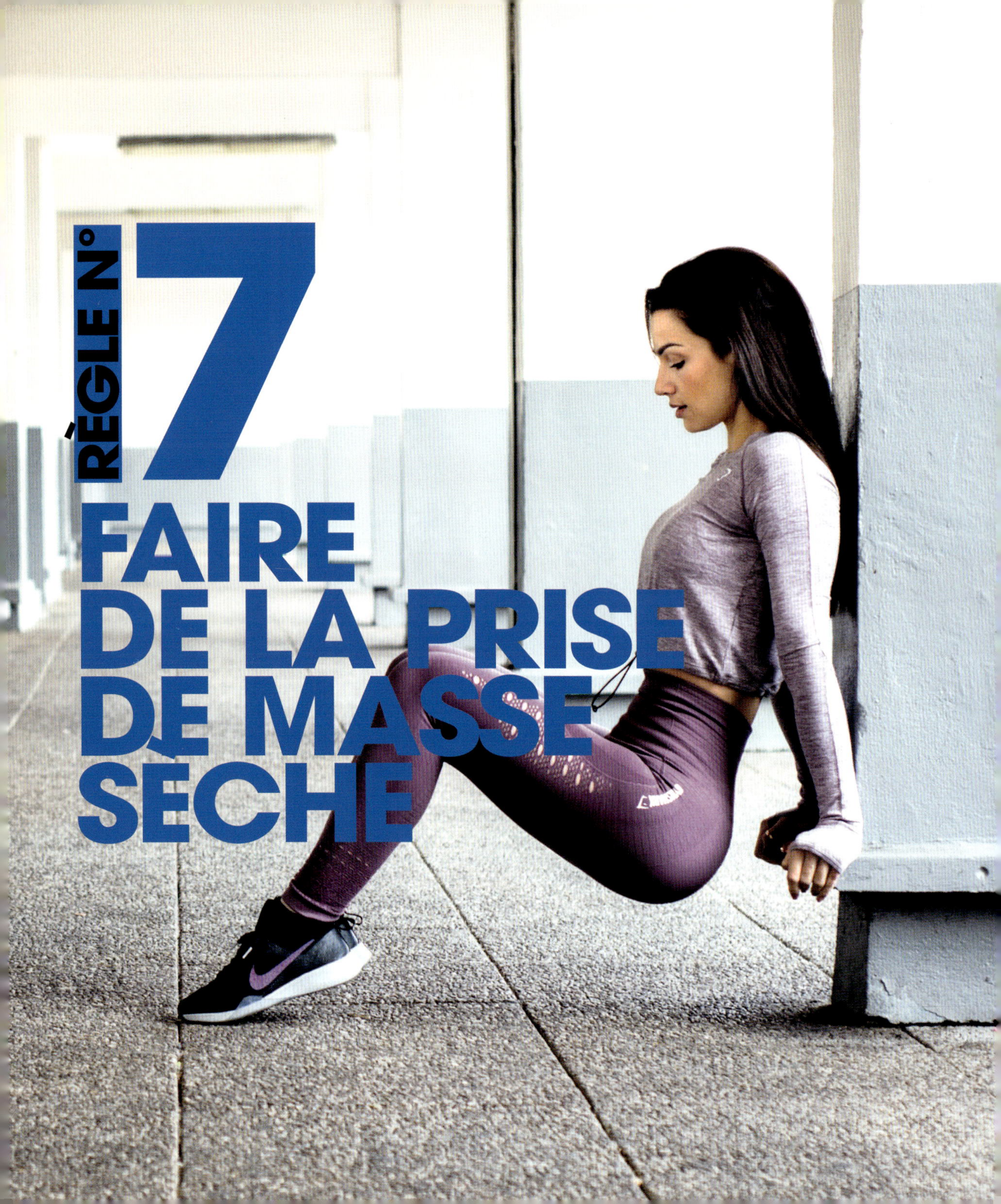

Faire de la musculation, c'est finir avec de gros muscles ? Enlevez-vous ces idées de la tête. C'est faire des cycles d'orgie alimentaire puis de sèche ? C'est de la musculation à papa. Ma méthode : la prise de masse sèche. Prendre du muscle en réduisant la masse grasse grâce à la nutrition. Le corps est plus tonique et galbé. La silhouette est dessinée, pas gonflée. Ultra féminine. Et, les filles, vous ne ressemblerez jamais à un bodybuilder, à moins de vous doper.

GAGNER EN MASSE MUSCULAIRE

Gagner du muscle demande de travailler en masse. On cherche à créer une hypertrophie myofibrillaire. L'objectif est d'augmenter le volume des myofibrilles, ces petites fibres à l'intérieur de la fibre musculaire. Vous augmentez la matière du muscle, sa densité, c'est ce qui donne cet effet galbé. Tout est une question de nombre répétitions et de charge. Pour les exercices polyarticulaires, comptez entre 80 et 100 répétitions maximum, et pour ceux en isolation entre 40 et 60 reps max. Le nombre de répétitions n'est pas le même sur un muscle ou un petit groupe musculaire car il n'a pas la même force pour tenir les charges. La charge sur chacun de vos exercices se situe entre 70 % et 85 % de votre 1 RM, votre charge maximale. Effectuez entre 3 à 4 séries de 6 à 8 répétitions pour chaque exercice, avec 1 minute 30 à 2 minutes de récup. Avec cette méthode, la prise de muscle est durable. Un cycle d'hypertrophie myofibrillaire peut durer de 4 à 6 semaines avant d'enchaîner sur un autre cycle (force par exemple), à raison de 4 à 6 séances par semaine à répartir sur le haut et le bas du corps.

GAGNER EN VOLUME MUSCULAIRE

Pour les hommes qui veulent beaucoup de volume, prendre de la masse n'est pas suffisant. Combinez avec un travail en hypertrophie sarcoplasmique. C'est-à-dire en volume. Comptez entre 120 et 140 répétitions max pour les exercices polyarticulaires et entre 60 et 80 reps max pour les exercices plus ciblés, avec 45 secondes à 1 minute 30 de récupération. Chargez entre 60 % et 75 % de votre 1 RM et effectuez 3 à 4 séries de 10 à 12 répétitions par exercice ou enchaînement d'exercices et en prenant une récupération incomplète (45 secondes à 1 minute 30 max). Ces paramètres produisent de l'acidité dans le muscle, qui rend la membrane cellulaire perméable. Cela facilite le renouvellement d'eau, mais aussi le stock de glycogène intramusculaire (réserve de glucides servant d'énergie pour le muscle) dont vous avez besoin lors de l'effort. Cela suppose d'accompagner ce cycle d'une alimentation riche en glucides. Pour chaque gramme de glycogène stocké, celui-ci retient 2,7 g d'eau.

LE DROPSET

C'est un travail dégressif, une technique qui permet de maximiser la croissance musculaire. Cela consiste à enchaîner des séries de moins en moins lourdes et ce, jusqu'à échec musculaire, c'est-à-dire jusqu'à ce que le muscle ne réponde plus. L'intérêt ? Les autres techniques visent à garder toujours le même poids sur toutes les séries. Seulement, à un moment, avec la fatigue musculaire, le muscle ne pourra plus soulever aussi lourd et le travail s'arrêtera. Avec le dropset, on continue : on décharge progressivement les charges sur chaque série jusqu'à échec musculaire, c'est-à-dire jusqu'à ce que le muscle ne réponde plus. Il aura donc donné le maximum. En plus d'augmenter la croissance musculaire, cette technique pousse au maximum votre endurance mentale et physique.

Le volume du liquide du sarcoplasme (il se situe entre les myofibrilles) augmente, le muscle gonfle. Contrairement à l'hypertrophie myofibrillaire, le volume est éphémère. C'est « la gonflette ». Il est important de changer de cycle toutes les 4 à 6 semaines pour éviter au corps de s'adapter et de stagner. Si vous êtes dans une optique de prise de masse musculaire, incorporez ce cycle d'hypertrophie sarcoplasmique dans des cycles d'hypertrophie myofibrillaire et alternez avec des cycles de force. Si vous vous entraînez toute l'année, régulièrement et en changeant de cycles, en ayant une alimentation saine à côté, votre prise de muscle sera durable.

CONTRÔLER LA NUTRITION

Prendre de la masse ou du volume oblige à manger plus. C'est fatal, il faut plus d'énergie pour soulever plus lourd et optimiser la prise de muscle. Il n'y aura pas de prise de muscle sans une nutrition adaptée et personnalisée. Faites-vous aider par un diététicien pour être sûr d'obtenir les résultats que vous souhaitez. Pour faire du muscle en limitant la prise de gras, contrôlez l'apport nutritionnel. Augmentez l'apport calorique selon votre métabolisme, pas plus. Juste assez pour fournir à votre corps ce dont il a besoin. Tout sera brûlé, sans provoquer ni baisse d'énergie ni fonte musculaire. C'est la méthode de la prise de masse sèche, celle que j'utilise. L'effet est sculpté, dessiné, esthétique.

LIMITER LE CARDIO

Vous voulez prendre du muscle ? Limitez le cardio. À forte dose et mal travaillé, il freine la prise de volume ou de masse musculaire. Les séances cardio brûlent beaucoup de calories. Si l'alimentation ne lui en fournit pas assez, l'organisme puise dans les réserves de glycogène du muscle pour produire de l'énergie au lieu d'utiliser les graisses stockées. Bonjour la fonte musculaire. Pour perdre de la masse grasse sans impacter la musculature, travaillez le cardio en HIIT ou circuit training. Ces deux méthodes poursuivent le travail de renforcement musculaire full body, tout en séchant. Cela permet de sculpter le corps avec plus de précision. Dédiez une séance par semaine à un circuit training au poids de corps ou à faibles charges, par exemple. En parallèle, veillez à adapter votre nutrition à l'effort, pour fournir suffisamment d'énergie à votre corps et lui éviter de puiser dans les muscles.

FAIRE UNE PAUSE

Si les entraînements vous fatiguent, accordez-vous une semaine de récupération. Vous pouvez passer une semaine farniente ou pratiquer de la récupération active. Dans tous les cas, cette pause permettra de régénérer l'organisme. Vos muscles auront de nouveau l'opportunité de gagner en force et en volume ensuite. Et rassurez-vous, cela n'annulera pas les bénéfices de l'entraînement. S'il n'est pas envisageable pour vous d'arrêter la musculation, réduisez le volume et l'intensité du training. Diminuez vos charges et vos répétitions pour que le corps se fatigue moins. Sinon, dépensez-vous dans des sports plus cool.

CONSEILS

> Les fitgens ectomorphes peuvent débuter avec cet entraînement pour développer leur corps. En parallèle, augmentez vos apports caloriques.

> Soyez efficace, ne dépassez pas 1 heure 30 par séance au risque de provoquer l'inverse : activer la fonte musculaire si la séance est trop longue.

> Ne vous entraînez pas tous les jours. C'est pendant les jours de repos que vos muscles se développent. Incorporez tous les 2 à 3 jours un vrai jour de repos musculaire.

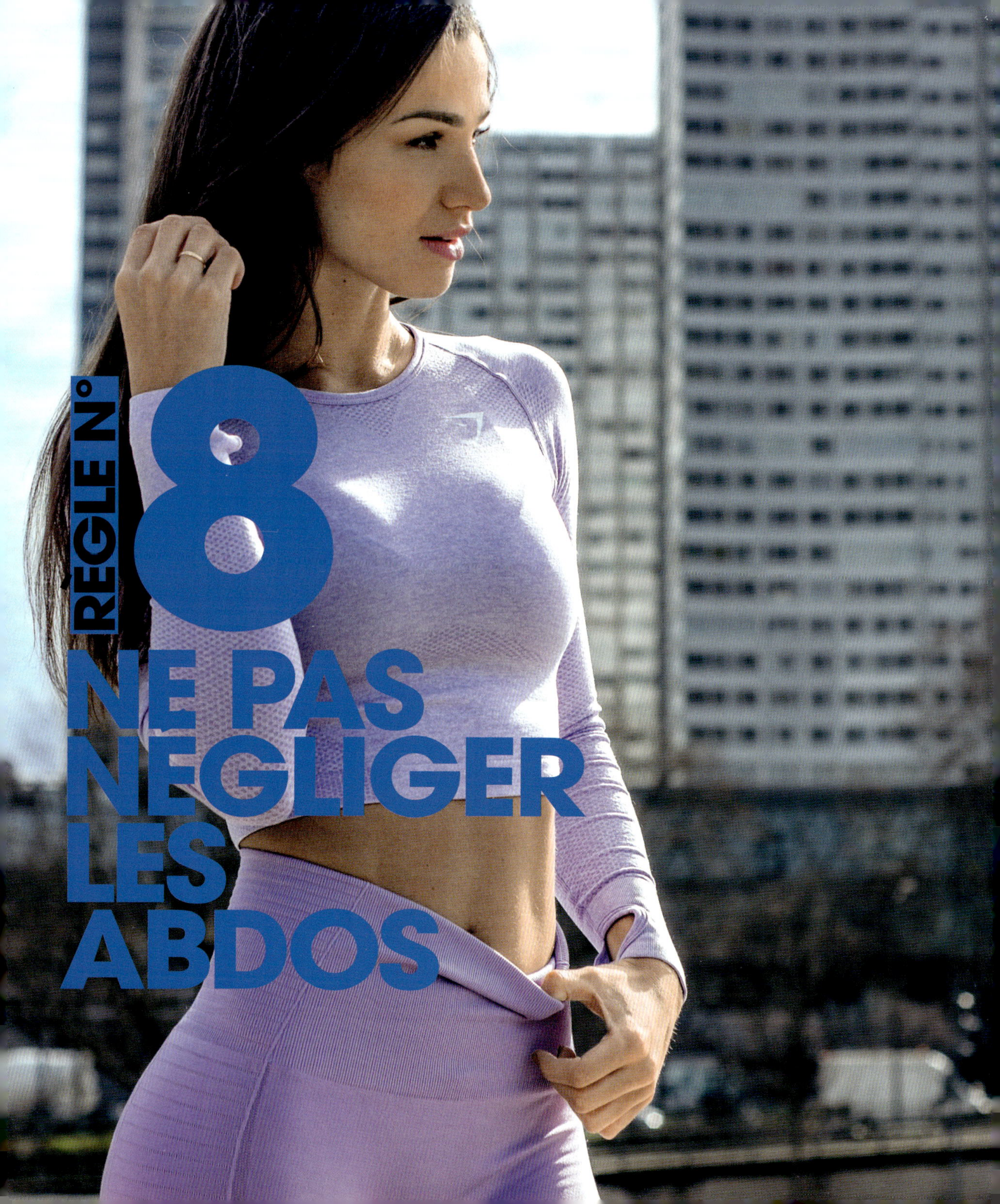

RÈGLE N° 8
NE PAS NÉGLIGER LES ABDOS

Le six pack, tout le monde le veut. Il fait la différence sur la shape. Une taille étroite et un ventre plat mettent en valeur le travail du haut et du bas du corps. Or peu de gens travaillent spécifiquement la taille. Vous pensez mettre un coup d'accélérateur en enchaînant des centaines de crunchs ? Allez-y si vous voulez un dos cassé, un ventre qui ressort et une descente d'organes. Sachez-le, le muscle qui affine le plus la taille est le moins visible. C'est le plus profond de la sangle abdominale. Vous pensez que travailler spécifiquement les abdos est une perte de temps après toutes vos séances de training épuisantes ? Vous laissez le soin au squat de travailler votre sangle abdominale comme muscle secondaire ? Erreur. Travailler spécifiquement le gainage donne plus de puissance et plus de force pour soulever de lourdes charges tout en protégeant son dos. Le seul mode d'emploi des abdos : la respiration et le gainage. C'est le seul exercice d'abdos que je fais, ce n'est pas un hasard.

ÉVITER LES LONGUES SÉRIES DE CRUNCHS

Enlevez-vous de la tête que la sangle abdominale est composée d'« abdos du haut » et « abdos du bas ». Vous avez quatre couches de muscles, du plus profond au plus superficiel, qui forment la sangle abdominale : le transverse, les obliques internes, les obliques externes et le grand droit. Il est important de tous les travailler, mais certains plus que d'autres. Le crunch (relevé de buste) en mobilise un seul, le grand droit, le plus superficiel. Le pire, c'est qu'il n'en sollicite qu'une partie. À forte dose et mal effectué, le mouvement de poussée exerce une pression sur vos viscères vers l'avant (ce qui fait ressortir le ventre) et de votre plancher pelvien vers le bas. Travaillez vos abdos plus intelligemment, avec du gainage.

TRAVAILLER EN PROFONDEUR

Les abdominaux servent à maintenir les viscères (intestins, estomac, foie, rate, pancréas et vessie), et pour les femmes l'utérus et les ovaires. Si les abdos sont relâchés, naturellement, les organes vont vers l'avant et vers le bas avec l'effet de la pesanteur. Plus la sangle abdominale est tonique, plus elle assure un bon maintien de tous ces organes, et plus le ventre est plat et la taille fine. Ce sont les muscles profonds qui assurent le meilleur maintien. Ciblez en priorité le transverse et les obliques internes avec du gainage frontal et costal statique ou dynamique, ou du travail de relevé ou d'inclinaison de buste sur du matériel instable uniquement (comme le Bosu® ou le Swissball®) pour travailler en profondeur.

MISER SPÉCIFIQUEMENT SUR LE GAINAGE

La règle : évitez les mouvements qui rapprochent trop la tête du bassin. Travaillez en opposant la tête au bassin, pour garder la colonne vertébrale étirée. Pour ça, pratiquez du gainage statique ou dynamique, par exemple le mountain climber (planche dynamique). Le gainage statique travaille les muscles profonds en résistance. Les mouvements dynamiques, eux, travaillent en concentrique (en contractant le muscle), tout en maintenant l'éloignement tête-bassin, car l'amplitude reste faible. Même si le gainage dynamique cible principalement un muscle superficiel, c'est la respiration qui active le travail en profondeur. En gainage, par exemple, au lieu de rester sans bouger, levez les mains, les pieds ou travaillez sur du matériel qui ajoute une instabilité (comme le Swissball®). Pour optimiser votre temps, servez-vous des exercices d'abdos en début de séance comme échauffement, entre certaines séries comme « récupération active », ou à la fin. Faites par exemple un circuit training de 2 ou 3 exercices à répéter 2 ou 3 fois, avec un temps de travail 2 à 3 fois plus long que le temps de récupération (par exemple, 45 secondes avec 15 secondes de repos).

BÂTIR SES ABDOS TOUT AU LONG DES TRAININGS

Pour autant, une sangle abdominale solide se bâtit tout au long des entraînements. La sangle abdominale est fortement sollicitée par tous les mouvements polyarticulaires avec charge (squats, soulevés de terre, tractions…). Effectuez-les librement, sans machine guidée : vous devrez absolument engager vos abdos pour stabiliser la position. Et engager le transverse en aspirant le nombril vers la colonne. Toutefois, ne vous contentez pas de travailler vos abdos comme muscles secondaires sur les exercices. Bossez-les spécifiquement en début ou en fin de séance.

MAÎTRISER LA RESPIRATION

La respiration est la clé pour un travail efficace. Pendant les exercices, ne gonflez pas le ventre à l'inspiration. En inspirant, ouvrez le thorax et les côtes au lieu de pousser le diaphragme vers le bas et de gonfler le ventre. À l'expiration, grandissez-vous en aspirant le nombril vers la colonne pour affiner la taille en engageant le transverse, le muscle le plus profond. Les organes et le dos resteront protégés.

TRAVAILLER LE SIX PACK

Pour rendre le six pack visible, toujours pas de crunchs en vue. Le grand droit, le plus superficiel des abdos se travaille aussi en isométrie avec l'exercice du holow. L'étirement tête-bassin est respecté. Vous pouvez également travailler le relief de votre six pack avec les crunchs à la poulie, à condition de réaliser cet exercice avec contrôle et avec la bonne respiration, quelles que soient les charges, et en engageant votre transverse, c'est-à-dire en rentrant le ventre. De toute façon, dessiner son six pack, c'est 10 % d'entraînement et 90 % dans l'assiette.

RÉVÉLER LE SIX PACK DANS L'ASSIETTE

L'entraînement ne réglera pas le problème du petit ventre. Ne confondez pas abdos musclés et abdos visibles. C'est LA zone du corps la plus difficile à sculpter. Parce que l'essentiel se passe à la cuisine. Impossible de voir votre six pack sous une couche de gras sous-cutané. Pour déloger celui-ci et faire ressortir vos tablettes de chocolat, mangez healthy. D'autre part, une alimentation qui vous provoque des ballonnements et qui donne un aspect « ventre gonflé » est inadaptée pour vous. Certains aliments fermentent lors de la digestion. S'ils sont consommés en excès ou que vous avez du mal à les digérer, ils peuvent provoquer des ballonnements, par exemple les viandes grasses comme la charcuterie, la viande rouge, les poissons gras, les crudités, les laitages et fromages fermentés, les fruits

CONSEILS

> Si vous tenez à faire des crunchs, faites-les sur un Bosu® ou un Swissball® : vous travaillerez en étirement, en profondeur, sans impact sur vos viscères.

> Lorsque vous travaillez en position assise au travail, gardez le buste et le tronc à 90° de vos jambes pour rester gainé. De même, debout, cherchez toujours l'allongement de la colonne vertébrale.

> Faites des exercices de respiration chez vous régulièrement pour que cela devienne une habitude et pour travailler le ressenti des muscles profonds à gainer sur les exercices.

(comme le melon, les cerises, les figues), les boissons gazeuses. Veillez à avoir un apport suffisant en fibres. Les fibres, plus particulièrement insolubles, celles que l'on retrouve dans les céréales, le son de blé, les fruits, les légumes, les légumineuses, favorisent le transit intestinal. Une alimentation végétale riche en fibres, pauvre en « mauvaises graisses » et dépourvue de protéines animales contribue donc activement au fameux ventre plat.

RENFORCER VOTRE PLANCHER PELVIEN

C'est l'ensemble de vos muscles sur la zone du petit bassin. Il constitue votre périnée, qui soutient les organes génitaux chez la femme ainsi que l'anus et la vessie chez l'homme et la femme. Les entraînements lourds le malmènent, il est donc important de le renforcer. Non seulement il maintient les organes du bas de l'abdomen, mais il permet aussi de stabiliser le bassin lors du mouvement et de mieux engager le muscle transverse. Pour le solliciter et le renforcer, c'est simple, imaginez que vous devez vous retenir d'une envie pressante (soit en exercice isolé lorsque vous faites vos courses par exemple, soit en ajoutant cette action lors de vos exercices sur la sangle abdominale).

COMBINER LES BONS ALIMENTS

Un mauvais transit ruine un ventre plat. Tous les aliments ne se digèrent pas de la même façon. De mauvaises associations peuvent créer des ballonnements et des douleurs. Chaque catégorie d'aliment est digérée à un endroit différent du tube digestif avec des enzymes différentes et demande donc un temps de digestion plus ou moins long. Il existe des protéines fortes (viande, poisson, crustacés, fromage cuit), des protéines faibles (soja, légumineuses, champignons, algues, tempeh, seitan, tofu, noix), des fromages frais (yaourt, chèvre et brebis, ricotta), des farineux forts (riz, pâtes, avoine, épeautre, orge, blé, seigle), des farineux faibles (biscotte, pomme de terre, patate douce, potimarron), les légumes et les fruits. Certaines de ces catégories se combinent bien, et d'autres associations sont à bannir. Les protéines fortes ou faibles, ou bien les farineux forts ou faibles s'associent avec des légumes et un fruit. Évitez d'associer protéines avec farineux, qu'ils soient forts ou faibles. Il en est de même avec les farineux et les produits sucrés (gâteaux ou fruits très sucrés). Dans tous les cas, veillez toujours à votre équilibre acido-basique. Le soir, dînez léger pour vous lever avec un ventre plat, preuve que votre digestion a été efficace.

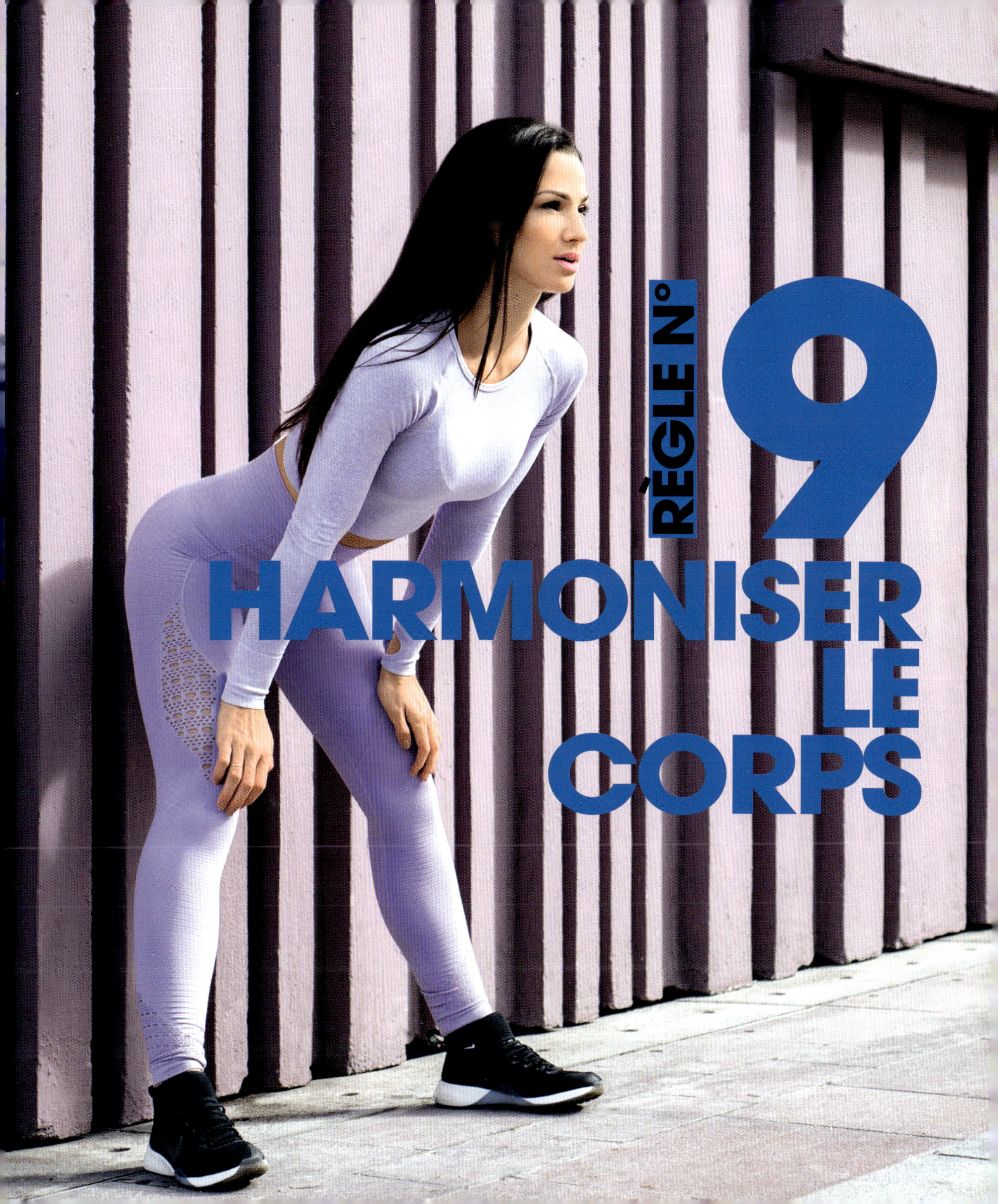

RÈGLE N° 9

HARMONISER LE CORPS

Les garçons, vous préférez vraiment avoir un haut du corps très développé et de toutes petites jambes ? Et vous, les filles, de belles jambes galbées et des fessiers rebondis mais un haut du corps flasque ? Vous pensez aller droit au but en travaillant certaines zones du corps en particulier et en délaissant les autres. En fait, vous freinez votre progression et vous déséquilibrez l'esthétique de votre shape. Le corps ne se travaille pas à moitié. Il cherche toujours à s'équilibrer. Ne faites pas d'impasse.

HARMONISER L'ESTHÉTIQUE

Chaque personne a des faiblesses. On peut avoir des facilités à développer les quadriceps (le devant des cuisses) par rapport aux ischios-jambiers (l'arrière des cuisses) et aux fessiers, ce qui peut paraître inesthétique. La musculation est le seul sport où on peut choisir la shape que l'on souhaite avoir. Ciblez ces zones avec des exercices pour équilibrer votre silhouette et en améliorer l'esthétique. Tout simplement en alternant les séances lower body (séances legs) et upper body (au choix : dos/bras/poitrine) en travaillant avec des exercices polyarticulaires et isolés pour cibler plus précisément un muscle.

NE NÉGLIGER AUCUNE PARTIE DU CORPS

Au-delà de l'aspect esthétique, l'équilibre musculaire est une notion centrale en musculation. Il est important de travailler tous les principaux muscles du corps, au risque de vous blesser et de freiner votre progression. Privilégiez les pectoraux au détriment du dos, et votre dos ne sera pas assez fort pour encaisser les fortes charges au développé couché. Votre posture en pâtira. En plus, vous risquerez des contractures ou de vous déplacer des vertèbres. Dans la même séance, essayez de respecter l'équilibre des muscles agonistes et antagonistes, les muscles qui s'opposent sur un mouvement (pecs/dos, biceps/triceps, quadriceps/ischios). En tout cas, dans la même semaine, avec par exemple un jour poitrine, et un autre jour dos. Sans oublier de travailler le centre du corps. Les abdominaux sont importants pour éviter une lordose lombaire (dos creusé), pour maintenir les organes digestifs et votre colonne vertébrale. Ils sont indispensables pour éviter les blessures et avoir une belle posture.

LE FUNCTIONAL TRAINING

C'est une méthode qui consiste à reproduire des mouvements du quotidien en travaillant les chaînes musculaires dans leur globalité. Contrairement à la musculation classique, le haut et le bas du corps sont travaillés en même temps. Ce type d'entraînement donne une silhouette harmonieuse. C'est un travail intense et intéressant, qui s'exerce en core training. Sur chaque mouvement, vous utilisez votre centre pour être le plus performant et efficace possible. C'est un vrai travail postural qui vous permet de mieux vous positionner sur vos mouvements au quotidien. Vous pouvez utiliser du matériel, tel que le Bosu®, le TRX®, le Kettlebell®, un medicine ball... Des objets qui rendent le mouvement plus instable et plus intense. Dans votre programme de la semaine, vous pouvez remplacer un circuit training ou un HIIT par du functional training.

TRAVAILLER DEUX FOIS PLUS SES FAIBLESSES

Si vous avez eu des blessures qui fragilisent certaines parties du corps, ou avez des groupes musculaires en retard sur d'autres qui freinent votre progression dans les charges, vous pouvez les cibler et les renforcer avec les exercices d'isolation. Pour remettre à niveau ses faiblesses, la méthode de la préfatigue en musculation est efficace. Commencez par un exercice d'isolation sur le muscle qui est plus fort pour le préfatiguer et le mettre au même niveau de force, puis enchaînez avec un exercice polyarticulaire sur le même groupe musculaire. Vous pouvez aussi rattraper un déficit bilatéral en travaillant avec des haltères : si votre côté gauche est en retard sur le côté droit, travaillez-le avec des charges de 2 à 4 kg supplémentaires. En rééquilibrant, c'est tout votre mouvement de base que vous améliorez.

TRAVAILLER TOUTES LES QUALITÉS PHYSIQUES

L'équilibre en musculation, c'est aussi travailler toutes les qualités physiques. La force, la vitesse, l'endurance, la souplesse et la coordination. Toutes ces qualités fonctionnent ensemble. La souplesse permet d'aller plus loin dans tous vos mouvements et optimise votre travail. La force permet de soulever des charges plus lourdes et d'évoluer constamment, ce qui augmente vos performances et vous rapproche de vos objectifs. La vitesse et l'endurance vous permettent de tenir un entraînement intensif et de rester explosif (vif) le plus longtemps possible. Enfin, la coordination permet d'effectuer un mouvement avec une plus grande précision, pour de meilleurs résultats. Selon votre objectif, vous axez plus précisément votre planification sur deux ou trois de ces qualités physiques. Cela ne veut pas dire qu'il faut oublier les autres. Vous y passez simplement moins de temps. Selon votre objectif, vous allez travailler principalement la force, la vitesse, l'endurance. La force pour des objectifs de prise de masse ou de volume. La vitesse et l'endurance pour de la perte de poids. La coordination et la souplesse sont complémentaires de ces trois qualités. Un mouvement bien coordonné, précis, économise de l'énergie et garantit qu'il est bien exécuté et efficace. Cela optimise vos résultats.

Dans votre programme, prévoyez régulièrement des cycles de force de 2 semaines toutes les 6 semaines environ, insérez des entraînements de HIIT 2 fois par semaine pour travailler l'endurance et la vitesse/explosivité et faites des exercices de mobilité et de stretching en début ou fin de séance 2 fois par semaine pour travailler la mobilité. La coordination viendra avec la pratique des bonnes postures. Plus on répète et plus le mouvement devient précis, à condition qu'il soit bien compris au départ et bien réalisé à chaque répétition.

CONSEILS

> Organisez une planification hebdomadaire de manière à travailler tout votre corps. Que ce soit des séances upper body, lower body ou full body, variez.

> Travaillez en priorité musculaire si vous avez des faiblesses. Travaillez le groupe musculaire ou le muscle le moins fort en début de séance. C'est là que vous pouvez donner le plus d'intensité.

> Si vous êtes très raide ou peu souple, des bandes élastiques peuvent vous aider à aller plus loin sur vos étirements.

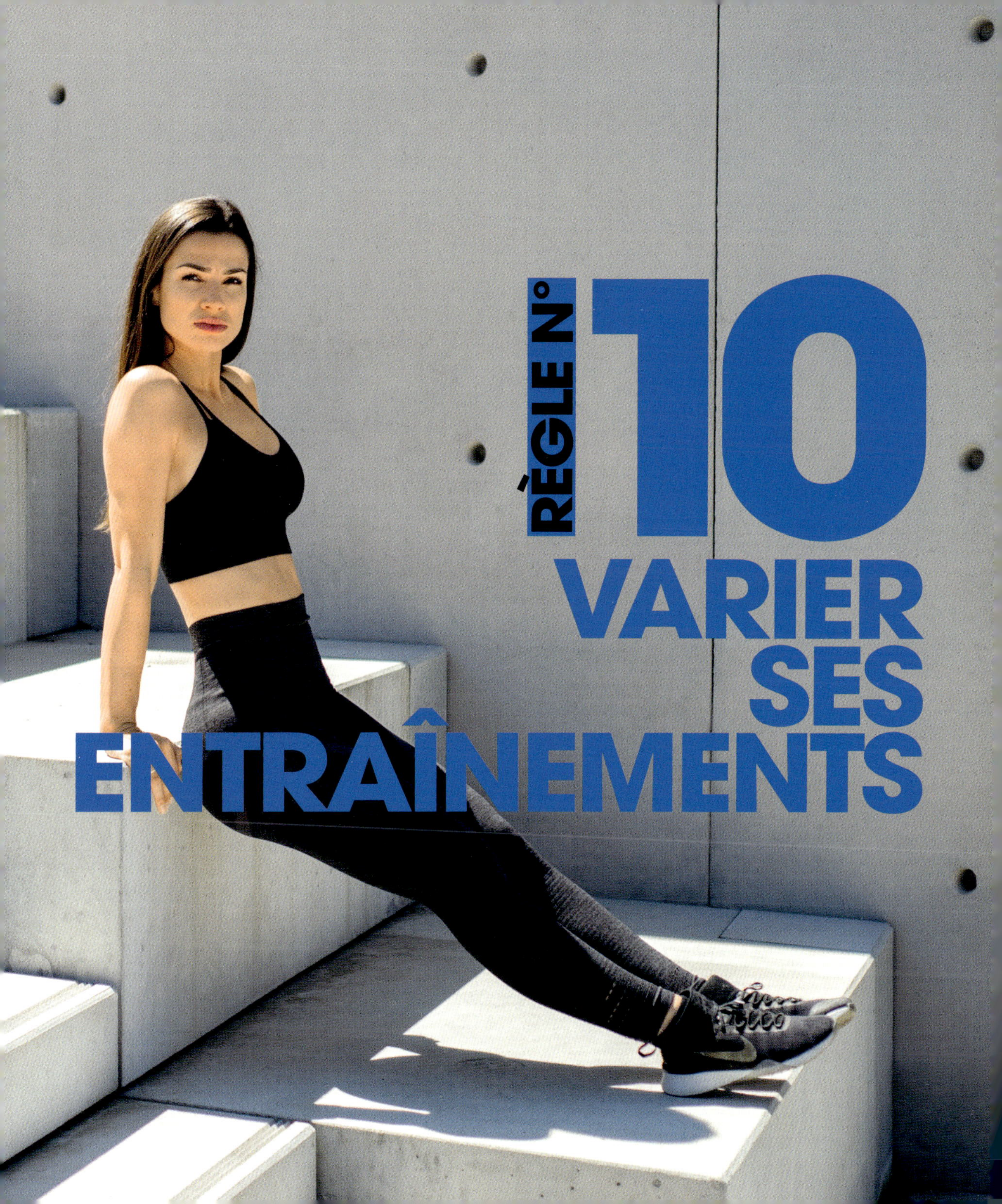

RÈGLE N° 10
VARIER SES ENTRAÎNEMENTS

Faites toujours les mêmes entraînements, et vous stagnerez. Au bout d'un moment, les entraînements réguliers ne suffisent plus pour évoluer. Le corps s'adapte. Pour obtenir une évolution, vous devez « stresser » vos muscles. La première chose à faire pour augmenter et maintenir votre masse musculaire sur le long terme, c'est d'augmenter vos charges. Plus vous soulevez lourd, plus vous gagnez en muscle. Et pour ça, il faut travailler en force. Lorsque vous commencez à stagner sur vos charges, réintégrez un entraînement en force sur les gros groupes musculaires une semaine sur trois ou quatre. Ensuite, il s'agit de varier les techniques. Un programme, c'est comme une recette : varier les goûts de temps en temps ne la rend que meilleure. Alternez les techniques d'entraînement, les vitesses d'exécution des mouvements et l'équipement. Cela obligera le muscle à continuer de progresser, et vous, vous ne vous ennuierez jamais.

FAIRE DES GAMMES

Pour vous entraîner en force, la technique pyramidale (ou gamme montante) vous oblige à vous dépasser. Commencez vos premières séries avec de faibles charges et beaucoup de répétitions (10 à 15), puis augmentez progressivement vos charges tout en diminuant vos répétitions de 3 à 4, jusqu'à 3 max. Les temps de récupération entre les séries est d'environ 1 minute 30. C'est un entraînement difficile à tenir sur le rythme. Nerveusement, cela vous demandera beaucoup d'efforts à cause de la courte récupération. Les deux premières séries permettent de vous échauffer. Une fois que vous avez atteint votre 3 RM, redescendez en gamme descendante, sur le schéma inverse. Pratiquez à deux pour plus de sécurité. Cette technique s'exécute uniquement sur les exercices polyarticulaires (par exemple : les jambes, le dos, la poitrine). Si vous devez vous entraîner avec un pourcentage précis, par exemple 90 % de la RM, échauffez-vous en gamme montante jusqu'à 90 % de votre RM. Puis enchaînez avec la méthode par plateau : travaillez la force en séries avec des charges constantes. Par exemple, 3 à 4 séries de 3 répétitions à 90 % de la RM.

TRAVAILLER EN BISET, TRISET, GIANTSET OU SUPERSET

Pour travailler votre prise de muscle, il y a plusieurs possibilités. Le travail en biset consiste à enchaîner deux exercices différents sur le même groupe musculaire sans temps de récupération ou très peu. Le triset consiste à en enchaîner trois. Ce type de technique vous permet d'amplifier l'hypertrophie du muscle tout en accélérant votre entraînement quand vous avez peu de temps (45 minutes-1 heure, par exemple). Encore plus sportif : le giantset. Enchaînez 4 à 6 exercices sur le même groupe musculaire et toujours avec de faibles récupérations. L'avantage de cette technique est de pouvoir solliciter les différentes parties du groupe musculaire avec différents exercices afin de travailler tous les faisceaux musculaires. Vous travaillez aussi votre endurance de force et gagnez en masse et en définition musculaire. L'inconvénient, c'est que vos camarades de salle ne vous prêteront pas forcément tous les appareils dont vous aurez besoin. Varier les types d'exercices visant un même groupe musculaire permet de le choquer et de le solliciter de manière plus complète, sous plusieurs angles. Le superset ressemble au biset, mais, au lieu d'enchaîner les exercices sur le même groupe musculaire, on enchaîne sur deux muscles ou groupes différents, agoniste/antagoniste de préférence.

Ces différentes techniques peuvent être incluses dans chacune de vos séances et dans chacun de vos blocs, selon votre énergie. Car plus vous enchaînez d'exercices, plus c'est physique. Idéal

CONSEILS

> Utilisez des enchaînements d'exercices (biset, triset...) lorsque vous manquez de temps. La séance est plus courte mais l'intensité plus grande. Le training est aussi efficace qu'une séance longue.

> Le travail en instabilité est réservé aux habitués des exercices libres. Familiarisez-vous déjà avec l'exercice de base avant de le corser avec l'instabilité.

pour booster la prise de masse, gagner du temps et varier les entraînements.

CHANGER LA VITESSE D'EXÉCUTION

La vitesse d'exécution est la durée de mise sous tension d'un muscle. Pour relancer votre progression, accélérez le rythme. Augmentez la vitesse sur la phase de contraction du muscle de manière explosive, et rapide sur la phase d'étirement, de manière à travailler le muscle en élasticité. Avec cette technique, vous allez pouvoir soulever légèrement plus lourd ou faire quelques répétitions de plus. L'énergie emmagasinée lors de la phase d'étirement du muscle et la contraction musculaire plus intense qui s'ensuit donnent de meilleures performances et gains musculaires. Réservez cette technique à quelques entraînements spécifiques. Sinon le corps va s'habituer. De plus, vous devez alterner les vitesses pour optimiser la récupération nerveuse et musculaire, car cette technique demande beaucoup plus d'énergie et d'influx nerveux.

À pratiquer durant un entraînement en masse pour gagner en masse musculaire en choquant les muscles. En force, utilisez la méthode bulgare : une série lourde lente suivie d'une série plus légère mais explosive pour développer la force et la puissance. Ces méthodes sont à utiliser sur des mouvements polyarticulaires fonctionnels dans vos différents blocs. Ce type d'entraînement est assez intense et nécessite davantage de récupération. Vous pouvez inclure cette méthode une fois par semaine en changeant chaque semaine de groupe musculaire (upper body/lower body) en masse/volume ou force.

LA MÉTHODE DU BURNS

De temps en temps, ajoutez 2-3 répétitions (même charge ou légèrement plus lourde) à amplitudes partielles à la fin d'une série de travail en force. Vous continuez à soulever alors que vous ne pourriez pas faire une répétition complète. Le muscle dépasse le seuil de fatigue normal, ce qui vous permet de booster votre gain en force et en muscle. Cette méthode permet aussi de rééquilibrer si l'on a des faiblesses.

VARIER LES ÉQUIPEMENTS

Varier les équipements évite aussi l'ennui et permet de travailler différemment. Côté matériel, il y a le choix en musculation. Des machines guidées, le système des poulies, les poids libres. Ce qu'il faut pour rendre vos entraînements attractifs et motivants. Les machines guidées sont surtout intéressantes pour cibler un groupe ou un faisceau musculaire précis, bien que les réglages ne soient pas toujours adaptés à toutes les anatomies. Les machines guidées sont aussi intéressantes pour le

travail lourd, car le mouvement est guidé et stable, sécurisant ainsi les charges.
L'avantage des poids libres (exercices avec barres, haltères, Kettlebell®...) est que vous travaillez de manière technique et fonctionnelle. C'est la technique qui travaille le plus en globalité et augmente le plus la prise de muscle. Le corps n'est pas guidé et doit contrôler le mouvement. Il est obligé d'équilibrer les charges pour maintenir la position durant le mouvement, cela mobilise plus de muscles et le système nerveux central. C'est pourquoi le matériel libre oblige les muscles à recruter plus de fibres musculaires, ce qui fait gagner en muscle.
Les poulies sont l'un des moyens les plus efficaces et les plus flexibles pour vous muscler. Elles permettent de réaliser beaucoup d'exercices d'isolation, comme par exemple l'écarté à la poulie, l'un des plus efficaces pour les pectoraux. Le mieux est de l'utiliser en fin de séance, afin d'effectuer des séries qui vont épuiser le muscle et ciseler le relief musculaire après un travail libre, qui aura travaillé en masse musculaire.

ADAPTER ET COMBINER LES MOUVEMENTS DE BASE

Soyez créatif et apprenez à adapter les mouvements de base et à les combiner entre eux avec du petit matériel. Vous ne pourrez jamais vous ennuyer. Pratiquez l'écarté avec haltères sur un Swissball®, par exemple. Tous les muscles du corps sont mobilisés pour vous stabiliser, alors qu'à la base l'exercice cible les pectoraux. Ajoutez des sauts, des rotations, un déséquilibre ou une sollicitation musculaire pour varier un exercice de base. Sur une fente, par exemple, si vous ajoutez un mouvement de rotation avec un medicine ball entre les mains, en plus des fessiers et des cuisses, le mouvement de rotation travaillera vos obliques. Cela devient un mouvement combiné. Ajoutez un jump à un squat, et le mouvement devient cardio et brûle deux fois plus de calories.

RÈGLE N° 11
METTRE UN COUP DE BOOST

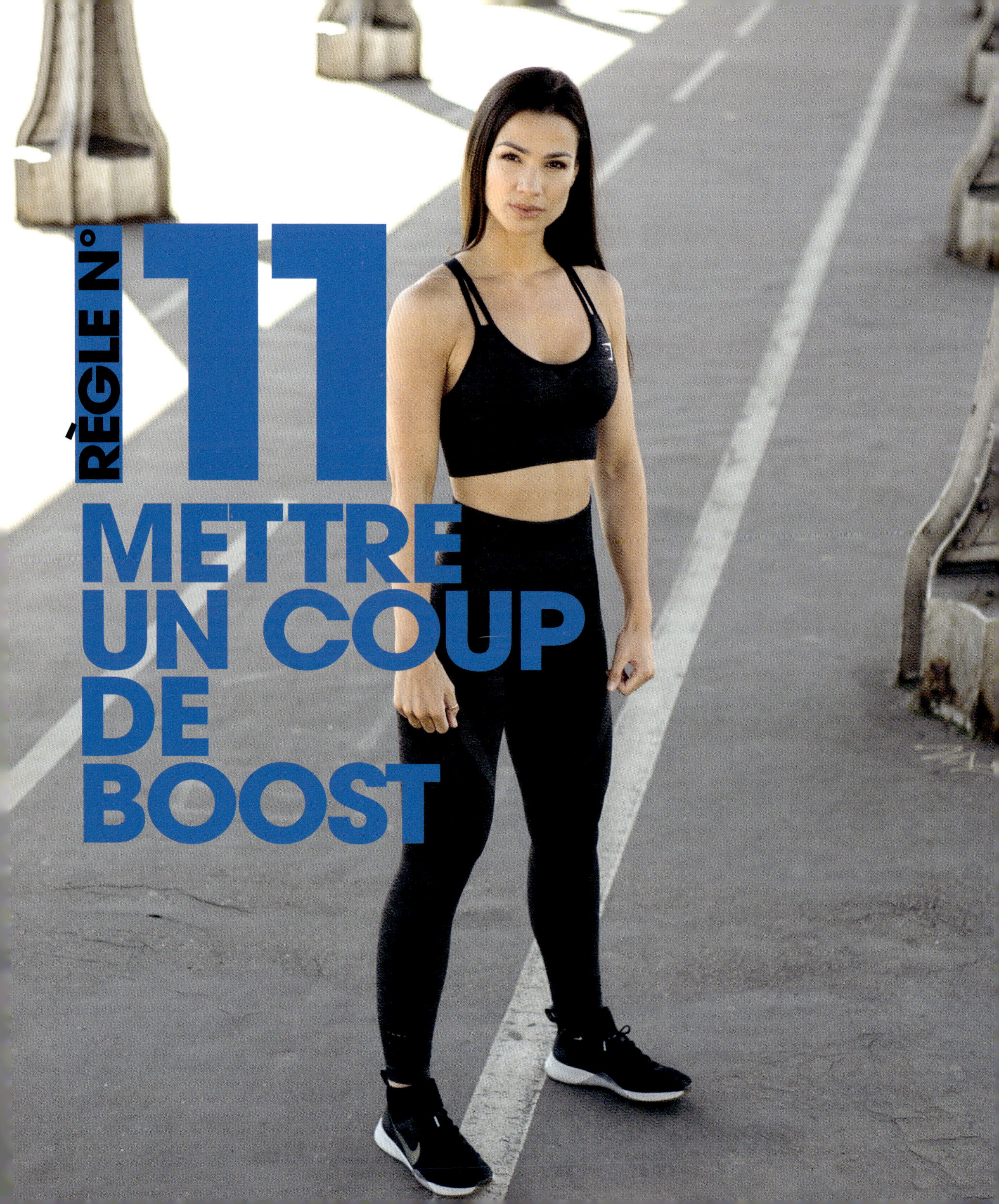

Vous n'avez pas le temps d'aller à la salle ? No excuse ! 30, 45 minutes ou 1 heure top chrono sont suffisants pour faire votre séance. Il suffit d'adapter ses exercices et ses entraînements pour travailler plus vite sans faire d'impasse. Des séances express sans sacrifier votre objectif.

RÉDUIRE LE TEMPS DE RÉCUPÉRATION

Si la séance est courte, réduisez les temps de pause entre les exercices en utilisant les supersets. Associez deux exercices pour deux groupes musculaires opposés (agoniste/antagoniste). Aujourd'hui, c'est séance upper body, vous devez travailler les biceps et les triceps. Enchaînez votre biceps curl à la poulie et vos extensions triceps avec haltères. Travaillez les deux séries à la suite avec une récupération courte (1 minute à 1 minute 30 max), voire pas de récupération du tout. Faites 4 à 5 séries. La séance est plus courte, un gain de temps ! Le but : travailler de manière intensive pour brûler le plus de calories possible et recruter le plus de fibres musculaires possible. C'est une méthode plus éprouvante mais très efficace, utilisable au quotidien et de manière durable. Vous pouvez construire vos séances uniquement à base de supersets. Le corps doit juste s'habituer à ce type d'entraînement très actif, fatiguant physiquement et nerveusement.

LE TABATA

C'est une méthode d'entraînement en interval qui consiste à travailler 20 secondes avec 10 secondes de récup', 8 fois sur chaque exercice. Avec cette méthode, le rythme cardiaque grimpe tout de suite car l'intensité pendant l'effort doit être la plus élevée possible alors que la récupération est très courte. Ce type d'entraînement augmente le métabolisme, qui stimule la combustion des graisses. Vous pouvez l'utiliser en séance sous forme de HIIT sur plusieurs exercices ou à la fin de votre séance sur un seul exercicc quc vous souhaitez réaliser de manière particulièrement intense en guise de « finisher » cardio.

RECRUTER UN MAXIMUM DE MUSCLES EN MÊME TEMPS

Les exercices sur les gros groupes musculaires dépensent beaucoup plus d'énergie que les exercices isolés. Lorsque vous avez seulement 45 minutes à 1 heure, privilégiez les exercices polyarticulaires tels que les squats, les fentes, les soulevés de terre, le rowing, les dips et tractions ou développés couchés… Ou même, faites une séance 100 % exercices polyarticulaires, plus courte mais très intense.

AUGMENTER L'INTENSITÉ

En version express, vous pouvez remplacer une séance de 1 heure 30 par une séance de 30 minutes si vous l'organisez en circuit training ou en HIIT. Enchaînez 8 à 10 exercices full body ou 6 exercices lower ou upper body avec au minimum moitié moins de temps de récupération que de temps d'effort. Faites 3 à 4 tours de ce circuit. Ces entraînements sont condensés, très toniques et sollicitent tout le corps. Vous travaillez la globalité du corps et vous brûlez un max de calories. À condition de vous donner à fond pendant 30 minutes et de sortir de votre zone de confort.

CONSEILS

> Pour gagner du temps en séance et dépenser un maximum de calories, enchaînez deux exercices polyarticulaires sur le même groupe musculaire ou sur deux groupes musculaires différents en superset.

> Terminez la séance avec un mini-circuit gainage en Tabata® pour travailler les abdos en express. Par exemple, 4 tours de : planche frontale puis hollow ou planche latérale avec oscillations en alternant les côtés (20 s work/10 s rest).

> Une séance express de 30 minutes seulement est possible en circuit HIIT sur un thème précis (par exemple legs) en mélangeant des exercices de renforcement musculaire et des exercices plus cardio (comme le squat jump, les fentes alternées…) pour faire monter l'intensité.

RÈGLE N° 12

MANGER ÉQUILIBRÉ

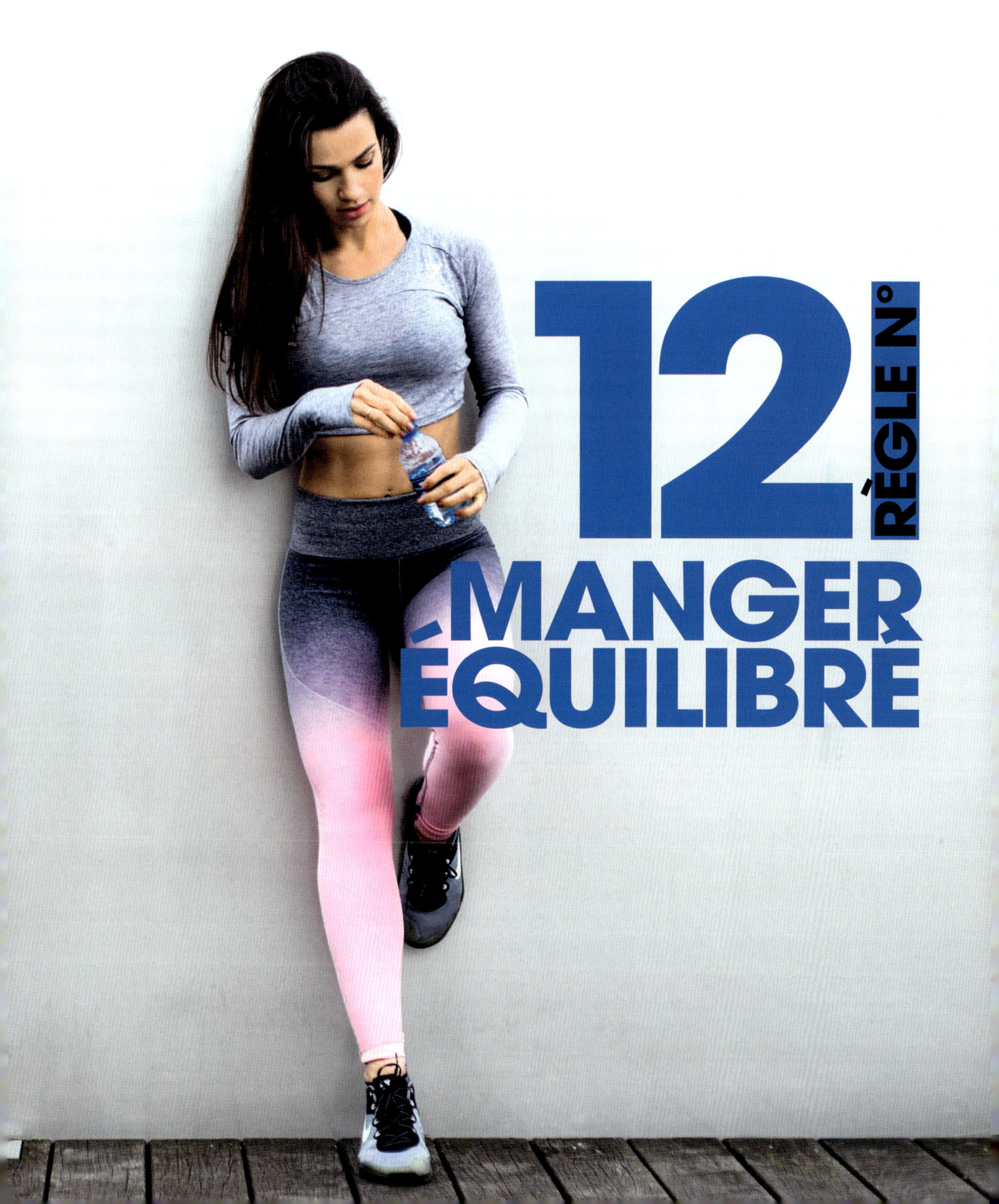

Certains pratiquants en musculation imaginent que pousser à la salle tous les jours suffit à fabriquer du muscle. C'est faux. Le muscle ne se fabrique pas uniquement à la gym, mais aussi dans la cuisine. Il faut fournir au corps des nutriments à transformer en tissus musculaires. Parmi ceux qui surveillent leur diet, beaucoup pensent que l'alimentation du sportif se résume aux œufs, à la dinde et aux shakers. C'est une erreur. Tous les nutriments sont indispensables, et pas seulement les protéines. Avoir une nutrition équilibrée est la meilleure façon d'être performant en training et d'obtenir des résultats satisfaisants.

PRIVILÉGIER LES GLUCIDES À IG BAS

Les glucides sont la principale source d'énergie. La plus rapidement disponible, celle que le corps utilise en premier. Après un repas, une partie des glucides est directement utilisée pour produire de l'énergie, et une autre est stockée dans le foie et les muscles sous forme de glycogène. Cette source d'énergie n'est pas inépuisable. Au bout d'environ 2 heures d'efforts physiques, le corps est sur ses réserves. C'est pour cela qu'il faut prévoir vos repas selon vos objectifs et vos entraînements. Il existe des sucres « rapides » et « lents ». Ils se différencient par leur indice glycémique, qui indique à quelle vitesse le glucose d'un aliment passe dans le sang. Consommez de préférence des aliments à indice glycémique bas. Par exemple, les légumes, l'abricot frais, les oléagineux (amandes, cacahuètes), le chocolat à plus de 70 % de cacao, le riz sauvage, le tofu, les lentilles, les céréales complètes (IG modéré)… Les glucides à IG bas ont une propension à se transformer en glycogène musculaire. Au contraire, une partie des glucides à IG élevé n'a pas le temps de se transformer et est stockée sous forme de graisse. Plus l'indice glycémique est élevé, plus l'insuline, l'hormone chargée de réguler la glycémie, est libérée. Pendant que le taux d'insuline est haut, tout est stocké, et l'organisme est empêché de brûler les graisses. À l'inverse, les aliments à IG bas sont bénéfiques. Ils améliorent les performances physiques et sont meilleurs pour la santé (en plus de vous éviter le fameux coup de barre de 14 heures).

L'INDICE GLYCÉMIQUE

Cet indice mesure la capacité d'un aliment à élever la glycémie, ce qui stimule l'insuline et déclenche le stockage des glucides sous forme de graisse. Il n'est pas facile de connaître l'IG des aliments, mais il existe quelques indices. Plus un aliment est broyé (purée de pommes de terre, corn-flakes, chips...) et plus sa cuisson a été longue (les pâtes bien cuites), plus il a un IG élevé. Préférez une cuisson *al dente* pour les pâtes et toutes vos céréales. À l'inverse, plus un aliment est brut (riz complet) et plus un aliment est refroidi après cuisson (porridge), plus son IG est bas. Il est possible de modérer l'IG d'un aliment en le mangeant en petite quantité au sein d'un repas équilibré. Son IG sera pondéré par la globalité du repas. C'est le principe de la charge glycémique. Un tableau de l'indice glycémique est consultable sur Internet.

NE PAS AVOIR PEUR DES LIPIDES

Le gras, c'est la vie. Mais pas n'importe quel gras. Les lipides sont des graisses que notre corps peut stocker en importante quantité. Ils libèrent deux fois plus d'énergie que les glucides. Le gras n'est pas mauvais pour l'organisme, enlevez-vous cette idée de la tête. Il faut juste bien le choisir et se diriger vers les acides gras essentiels (les acides gras insaturés cis). Ce sont les graisses indispensables au bon fonctionnement du corps, les oméga-6 et surtout les oméga-3. Ils sont bons pour la santé et permettent une meilleure construction musculaire. Les oméga-6 se trouvent dans les huiles végétales (huile de pépins de raisin, huile de tournesol), le maïs, le soja et l'avoine. Et les oméga-3 dans les poissons gras, comme le thon, le saumon, la sardine ou le maquereau (si vous êtes omnivore, préférez les petits poissons, moins chargés en métaux lourds), mais aussi dans les huiles végétales (colza, noix, lin, chanvre) et les oléagineux (noix, noix de cajou, pistache, macadamia...).

MISER SUR LES BONNES GRAISSES

Même si on trouve des oméga-6 dans les viandes rouges d'élevage, évitez ces aliments et privilégiez largement les graisses végétales, elles contiennent des acides gras insaturés qui font baisser le cholestérol. Évitez au maximum les acides gras trans et saturés des matières grasses d'origine animales (beurre, lait, crème...) et des produits industriels (matières grasses hydrogénées). Ils ne sont pas essentiels pour l'organisme, se stockent très facilement et sont mauvais pour la santé. De manière générale, essayez d'avoir une alimentation plus riche en oméga-3. Les oméga-6 sont naturellement présents dans notre alimentation quotidienne en quantité suffisante. Le plus important reste le ratio oméga-3/oméga-6, qui devrait être autour de 3 (les oméga-3 devraient représenter 1,4 % à 1,8 % des apports caloriques quotidiens), alors qu'avec notre alimentation moderne il est seulement de 1.

CONSTRUIRE DU MUSCLE

Tous les fitgens, même débutants, le savent, les protéines sont indispensables pour les muscles. Elles sont les « briques » de l'organisme. Ce sont des matériaux fondamentaux pour fabriquer les muscles, les os, les cheveux, les ongles, la peau, tous les organes, mais aussi les hormones, les enzymes et les anticorps. Elles protègent, conservent, renforcent et régénèrent les tissus musculaires. Le corps n'utilise pas les protéines comme source d'énergie durant un effort, mais comme une aide à la réparation musculaire après le training. Si on les trouve dans les aliments d'origine animale (viande, poisson, fromage, œuf et lait), on en trouve autant dans certains aliments d'origine végétale (céréales, légumineuses, oléagineux). Les protéines les plus couramment consommées par les pratiquants de musculation restent animales, mais on peut tout à fait être fit-girl, ou bodybuilder et vegan. C'est de

CONSEILS

> Si vous êtes végétarien, vous pouvez enrichir votre alimentation en oméga-3. Attention, ils sont très souvent fabriqués à partir de produits animaux. Privilégiez ceux élaborés à partir d'algues par exemple.

> Variez votre alimentation, c'est l'assurance de profiter d'un maximum de nutriments.

> Évitez les graisses hydrogénées et les acides gras transformés dans les confiseries, les biscuits ou les produits préparés. Ils augmentent le cholestérol.

> Toutes les calories ne se valent pas. 2 500 calories de junk food ne sont pas aussi profitables que 2 500 calories healthy. Tenez-en compte pour le calcul de vos besoins caloriques journaliers.

plus en plus courant, et ces athlètes obtiennent des résultats semblables aux omnivores. En effet, il est aussi facile d'avoir un apport suffisant en acides aminés essentiels avec les protéines végétales qu'avec les protéines animales. Si certaines ne contiennent pas toujours tous les acides aminés, le tofu et le seitan fournissent des protéines complètes. L'avantage, c'est que les protéines végétales sont plus digestes, moins grasses et meilleures pour la santé.

MANGER LES BONNES PROTÉINES

Pour les protéines aussi, il existe des « lentes » et « rapides », selon leur vitesse de digestion. Plus la digestion est lente, plus la diffusion des nutriments est lente. Si vous souhaitez une disponibilité de ces protéines le plus rapidement possible, consommez celles qui se digèrent vite, c'est-à-dire les protéines végétales (tofu, légumineuses, tempeh...), les poissons blancs, les viandes blanches. Trop souvent, on pense qu'être végétar/lien est un frein en musculation. Depuis que je suis devenue végétarienne (vegan 90 % du temps), j'ai observé une réduction de ma masse grasse, un transit très amélioré (donc un ventre plus plat) et même une amélioration de mes performances. Ce n'est pas parce que je suis une femme. Les bodybuilders hommes vegans que je connais progressent aussi vite. Nous avons les mêmes performances que les omnivores, nous arrivons plus facilement à rester secs, et surtout nous protégeons notre santé.

FAIRE LE PLEIN DE VITAMINES

Une alimentation équilibrée et saine, c'est avant tout les fruits et légumes. Obsédé par les macros, on en oublie souvent les micros, contenus notamment dans les légumes. Pourtant, ces derniers devraient constituer la moitié de l'assiette. Les micronutriments (vitamines, minéraux et oligoéléments) sont nécessaires à l'organisme. Ils jouent un rôle important dans le métabolisme énergétique, permettant ainsi le bon fonctionnement des muscles et du cerveau. En bref, manger des légumes booste vos performances. Les micronutriments se trouvent dans les aliments les moins transformés, comme les fruits, les légumes, les oléagineux, les épices, les aromates, les céréales complètes, les légumineuses. Beaucoup de pratiquants se supplémentent en vitamines. Au lieu de les consommer en gélules, prêtez plus attention à vos veggies.

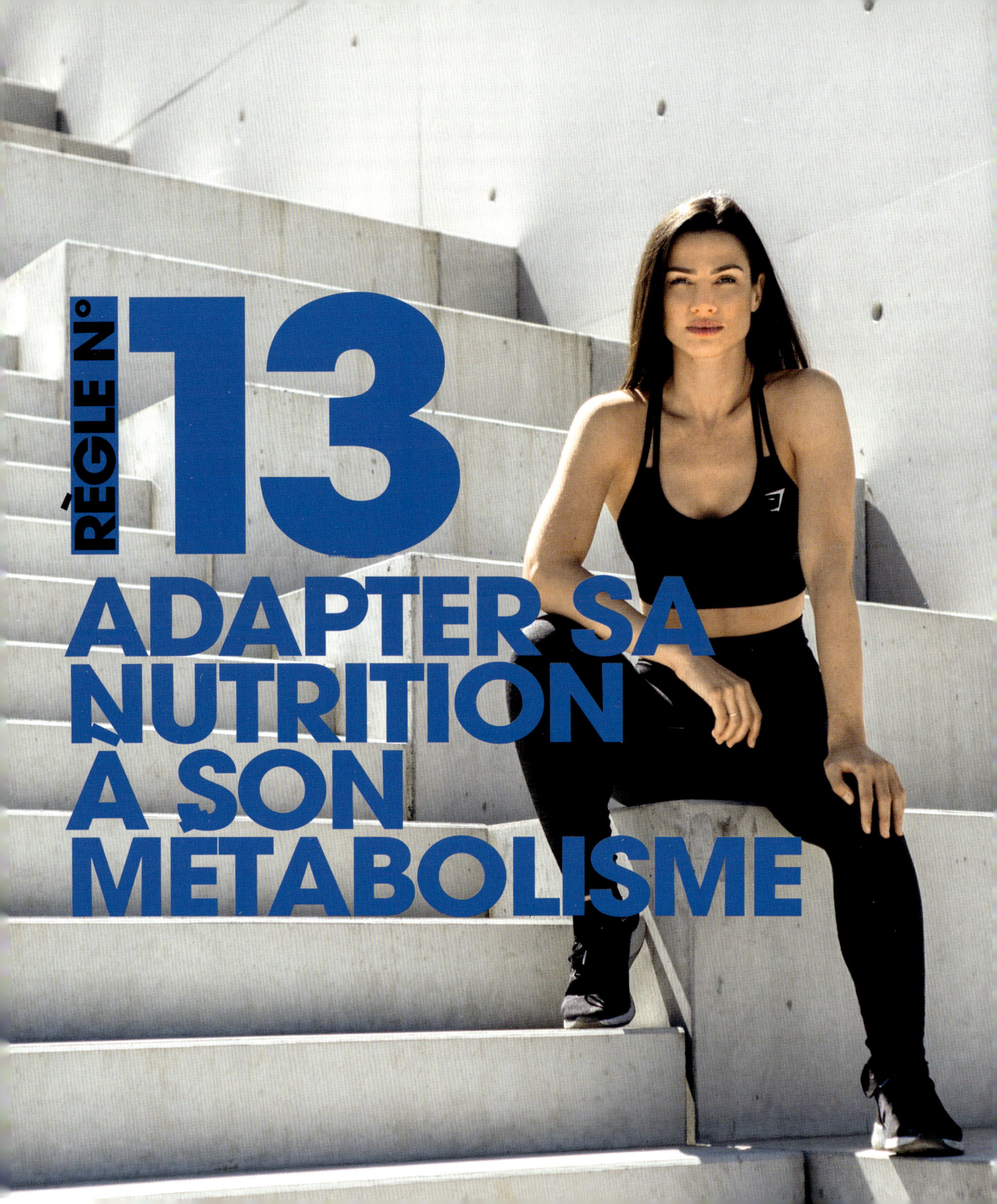

RÈGLE N° 13
ADAPTER SA NUTRITION À SON MÉTABOLISME

Manger healthy est la première règle à suivre. Mais si vous passez votre temps à manger en pensant faire du muscle ou si vous vous affamez pour mincir, ça ne fonctionnera pas forcément bien. Oui, il s'agit d'augmenter ou de réduire ses apports caloriques selon son objectif et son entraînement. Mais pas n'importe comment. Vous devez respecter votre corps. Apprenez à vous connaître pour cibler au mieux vos besoins. Comprenez comment votre métabolisme fonctionne. C'est la clé pour optimiser votre nutrition en fonction de vos objectifs et préserver votre santé.

CONNAÎTRE SES BESOINS CALORIQUES JOURNALIERS

Que vous ayez un objectif de perte de poids, de prise de masse musculaire ou de définition musculaire (sèche), tout se joue selon votre besoin calorique journalier. Sur une journée, il faut compter les calories que le corps utilise pour subvenir aux besoins courants de votre organisme, alimenter les organes vitaux. C'est le métabolisme de base. Et il y a les calories que le corps brûle en plus lorsque vous pratiquez une activité physique. L'effort augmente les dépenses énergétiques. Vos besoins nutritifs varient notamment en fonction de vos objectifs et de l'intensité de votre entraînement. Plus vos entraînements sont intenses, plus vos besoins caloriques augmentent, même si vous cherchez à perdre du poids. Le principe : calculer les besoins de fonctionnement de votre métabolisme de base + vos besoins en activité, et ajuster vos apports caloriques selon vos objectifs : les augmenter pour prendre de la masse, les baisser pour perdre du gras. En attendant d'utiliser des méthodes professionnelles, notez ce que vous mangez chaque jour durant 2 semaines. Si votre poids ne bouge pas, vous avez trouvé votre besoin calorique journalier approximatif.

AUGMENTER SES CALORIES

Si vous êtes dans un objectif de prise de poids et/ou de masse musculaire, il vous faudra augmenter un peu les quantités (les trois macros) lors de vos trois repas principaux. Il s'agit de procurer suffisamment d'énergie à votre corps pour supporter le training et pour se reconstruire après la séance. Si cela n'est pas suffisant, rajoutez des collations au cours de la journée (dans la matinée, à 16 heures, et si besoin le soir), afin d'alimenter en permanence votre corps si vos repas sont trop espacés. Attention, cela ne doit pas être une excuse pour grignoter ! Les quantités, l'apport calorique, la répartition des protéines/lipides et glucides dépendent de votre morphotype (voir p. 15), de votre métabolisme (voir p. 63) et de votre objectif (voir p. 69, ou 73).

BRÛLER PLUS DE CALORIES QU'ON EN CONSOMME

Si l'on est dans un objectif de perte de poids, la logique est simple : votre organisme doit brûler plus de calories, avec l'aide des entraînements, qu'il n'en consomme. Le corps n'ayant pas assez d'énergie à sa disposition dans l'alimentation, il utilise ses réserves pour continuer à fonctionner. Nul besoin d'aller dans les extrêmes et de s'affamer, il suffit de supprimer les petits excès. Respectez toujours l'équilibre alimentaire. Pour ma part, je n'ai jamais vraiment l'impression d'être « en diet » lorsque je souhaite sécher. Parce qu'il n'est pas nécessaire de se nourrir uniquement de tofu et de haricots nature. Mon plan d'action est simple : limiter les aliments superflus, sans les éliminer complètement. Par exemple, réduire la quantité d'huile de cuisson dans la poêle, prendre un seul petit biscuit avec le café plutôt que trois, réduire de 20 g la quantité de glucides au dîner… Des petits gestes qui ne privent pas mais font la différence à la fin de la journée. Bien souvent, ça suffit à perdre les petits kilos superflus.

CALCULER SON MÉTABOLISME DE BASE

Le métabolisme de base est difficile à calculer précisément. Il peut s'estimer à l'aide de 4 facteurs : le poids, la taille, l'âge et le sexe. Quand on est grand et musclé, on brûle plus d'énergie que quand on est petit et sédentaire. Mais il dépend aussi de la dépense énergétique quotidienne, de la digestion, du stress, du tabagisme, de la caféine, de la température extérieure…

FEMMES : MB = 9,740 × P(poids) + 172,9 × T(taille) – 4,737 × A(âge) + 667,051
HOMMES : MB = 13,707 × P + 492,3 × T – 6,673 × A + 77,607

Multipliez le résultat par un coefficient d'activité physique variant de 1,4 à 2,2 pour connaître votre ANJ (apport nutritionnel journalier) approximatif.

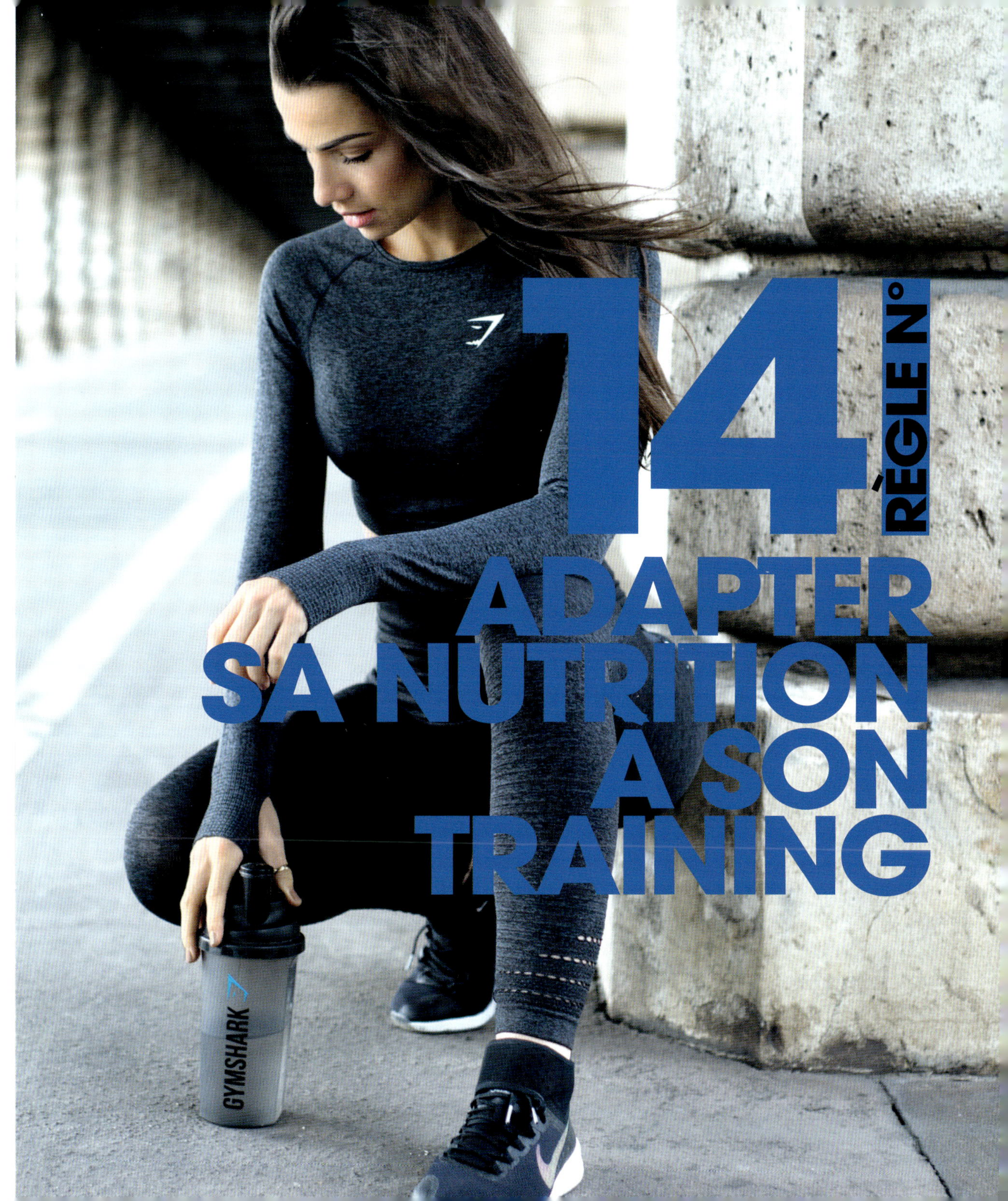

RÈGLE N° 14

ADAPTER SA NUTRITION A SON TRAINING

ines) et 1 cuillerée à soupe de poudre de noix (bons lipides), ou bien 2 tartines de pain complet avec du yaourt végétal et quelques fruits à coque frais et secs parsemés dessus.

MANGER UN JOUR OFF

Le jour de repos est idéal pour faire le plein de légumes et de fruits. Riches en vitamines, minéraux et antioxydants, ils boostent la récupération et la santé. Privilégiez les légumes verts (brocolis, cresson, chou vert, épinards, blettes…) pour leur apport plus important en calcium et magnésium. De manière générale, n'excluez aucun légume. Un jour de repos, votre corps a besoin de moins de glucides (environ 3 à 5 g par kg de poids de corps). Limitez-les dans vos repas principaux. Optez plutôt pour des céréales complètes et semi-complètes, à IG modéré. Elles sont plus vite rassasiantes, vous en mangerez moins. L'apport en protéines ne doit pas changer, car les muscles poursuivent leur reconstruction. Préférez les légumineuses (lentilles, haricots blancs/rouges, pois chiches…), sources de protéines mais aussi de minéraux. Parfait pour la récup'. Elles ont également un index glycémique bas et sont sources de fibres. N'oubliez pas de manger de bonnes graisses insaturées (noix, poissons gras et huiles végétales). La répartition des repas reste importante, même un jour sans entraînement. Prévoyez des encas si vos repas sont trop espacés. Cela aidera votre métabolisme à continuer de fonctionner de manière optimale et cela vous évitera les risques de craquer sur des sucreries. Misez sur les smoothies, fruits, yaourts végétaux, qui vous apporteront un regain d'énergie et de la fraîcheur en restant légers.

CONSEILS

> Pour que le corps puise en priorité dans les graisses lors d'un entraînement léger, restez entre 60 % et 70 % de votre fréquence cardiaque max (vous pouvez encore parler sans être essoufflé).

> Après un entraînement intensif, le corps a besoin de récupérer en vitamines et minéraux. Hydratez-vous bien avant, pendant, mais aussi après l'entraînement.

> Préparez des jus de fruits et légumes mélangés en collation après un training ou avant un repas pour vous réhydrater et faire le plein de vitamines et minéraux. Sans légumes, votre jus serait une bombe à glucides, même s'il s'agit de fructose.

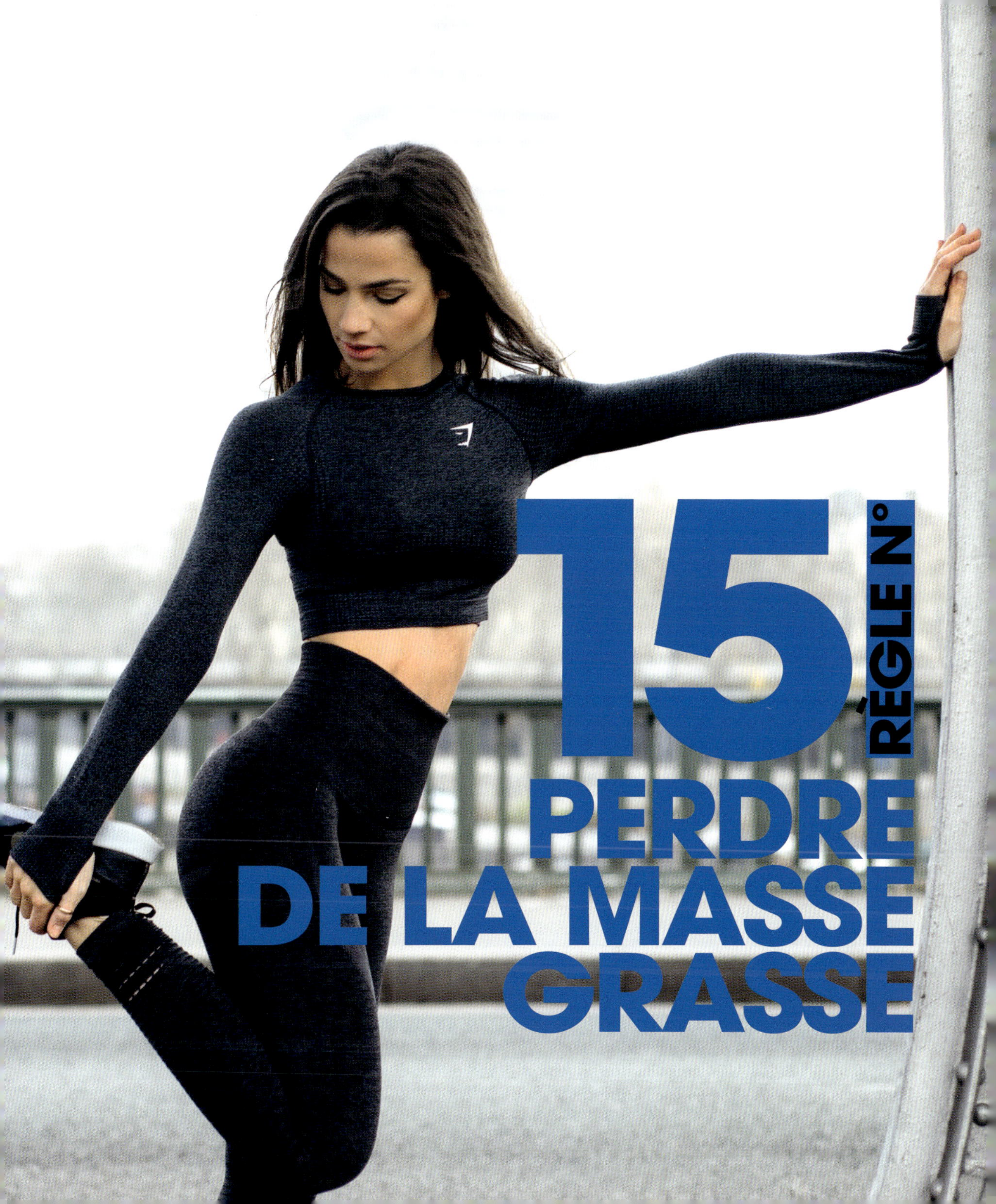

RÈGLE N° 15
PERDRE DE LA MASSE GRASSE

Abandonnez les régimes qui vous font perdre vos formes sans vous faire sécher. Oubliez la balance qui ne tient pas compte du poids de vos muscles. Musclez-vous pour sécher. Pour s'affiner ou se dessiner, il n'y a qu'un moyen : augmenter son métabolisme et manger équilibré et en quantité suffisante pour que le corps performe tout en préservant et en construisant la masse musculaire.

ACTIVER LE MÉTABOLISME

Sauter un repas ne fait pas maigrir. Non seulement cela ne sera pas productif, mais vous ralentirez votre métabolisme. Le métabolisme est comme un feu. Plus vous y mettez du bois, plus il brûle de calories. Préférez manger régulièrement des repas adaptés à vos besoins et vous dépenser à la salle, plutôt que sauter un repas et vous gaver au suivant. NON ! Sur du long terme, le corps adapte ses dépenses énergétiques à l'apport fourni. Plus vous mangez, plus il dépense de calories. Moins vous lui apportez de nutriments, plus l'énergie dépensée au repos baisse, jusqu'à ce que le corps se mette dans un état de « survie » dans les cas extrêmes. Une consommation mal gérée en sucres en particulier, comme quand on saute un repas pour se gaver au suivant, rend le foie insulino-résistant. Lors des prochains repas, le foie continuera de produire du glucose, alors que le pic d'insuline post-repas aurait dû le faire cesser. Le sucre consommé en excès sera alors stocké sous forme de graisse, surtout au niveau de l'abdomen…

BRÛLER DU GRAS

Simple : ingérez moins de calories que vous en brûlez. Le corps n'ayant pas reçu assez d'énergie active son mode « catabolisme » : il brûle l'énergie que vous avez en stock. Cette énergie ne provient pas d'une seule source. Il puisera à la fois dans les glucides (stockés dans le foie et les muscles), les lipides (stockés dans tout le corps) et les protéines (vos muscles !). Mais grâce à une alimentation saine qui convient à votre morphotype (voir p. 15), à votre entraînement (voir p. 65) et à votre objectif (voir p. 69 ou 73), vous pourrez inciter votre corps à se fournir plutôt dans les sucres et les graisses sans toucher aux muscles. Dans tous les cas, impossible de perdre de la masse grasse sans perdre un petit peu de muscle. Mais avoir une nutrition adaptée permettra de minimiser cette perte musculaire. Votre corps stocke environ 300 à 600 grammes de glucides, à peine assez pour couvrir un effort de 90 à 120 minutes. Si vos entraînements durent plus longtemps, le corps puisera ensuite dans les lipides. Les protéines (votre masse musculaire) seront toujours utilisées en dernier recours. La règle pour éviter la fonte musculaire : ne pas être en dette. Avoir suffisamment de stock de glucides et de lipides. Donc une alimentation adaptée, suffisante et équilibrée.

CONSERVER SA MASSE MUSCULAIRE

Si vous débutez en musculation, ne réduisez pas trop strictement votre apport calorique quotidien. Vous risquez de perdre le peu de gain musculaire obtenu, voire de ne plus progresser du tout. Revoyez simplement à la baisse votre apport calorique. 100 à 200 kcal sont suffisantes. La graisse est même nécessaire pour se muscler. Tout est lié. À un certain seuil de graisse corporelle, l'organisme estime qu'il a suffisamment d'énergie disponible pour construire du muscle, même si l'apport calorique de l'alimentation n'est pas toujours suffisant. Perdre de la masse grasse ne veut pas dire perdre du poids sur la balance. C'est perdre des centimètres. Comparez vos mensurations et les photos. Si vous perdez des centimètres de tour de taille sans baisse de performances, vous avez trouvé la bonne nutrition.

S'AUTORISER DES CHEAT MEALS

Ne frustrez pas le corps, et encore moins l'esprit. Offrez-vous de temps en temps un petit plaisir sucré ou salé en restant raisonnable. Si vous mangez healthy depuis une semaine entière, craquez un peu… pour mieux repartir. Les « cheat meals », les repas joker, ont plusieurs utilités. 1. Ils relancent le métabolisme. Si vous suivez une diète depuis plusieurs semaines, votre métabolisme ralentit. Votre corps dépense moins de calories au repos afin de s'adapter à la restriction. Un cheat meal apporte subitement un surplus de calories, ce qui relance la perte de poids. 2. Grâce aux glucides, ils donnent un regain d'énergie en training,

LUTTER CONTRE LA RÉTENTION D'EAU

Ce problème qui touche beaucoup de femmes vient d'une mauvaise circulation sanguine. Gonflement et cellulite… pas très glamour. Le sel, un excès de crudités ou de soupe ont tendance à engorger les tissus. Les boissons ou produits light, avec leur aspartame et leurs additifs, sont également des pièges à eau. Cela ne veut pas dire qu'il faut arrêter de boire de l'eau. Continuez à bien vous hydrater, et soignez simplement votre alimentation. Les décoctions de fucus et de pissenlit et les massages lymphatiques donnent un bon coup de pouce. Couplez avec du palper-rouler pour un résultat encore meilleur.

pour continuer à vous entraîner dur et à progresser. 3. Ils éviteront que la frustration ne vous fasse tout laisser tomber au bout de quelques semaines. De manière générale, je vous recommande de manger équilibré au quotidien, sans tomber dans la peur de mettre un sucre dans votre café. Un petit plaisir régulier suffit à satisfaire vos envies de sucré sans ruiner votre diet. Et cela vous évitera de faire une orgie de gâteaux à la fin de la semaine. Restez modéré, au quotidien comme le jour de votre cheat. Durant la semaine, n'ayez pas peur d'accompagner votre café d'un carré de chocolat si vous aimez ça. Le week-end venu, faites-vous un repas plaisir si vous sortez au restaurant, sans pour autant faire la totale : apéro, entrée, plat, dessert. Prenez votre petit verre, votre plat favori et un dessert à partager avec votre chéri, par exemple.

MASSE GRASSE/MASSE MAIGRE

Ne vous fiez pas au poids qui s'affiche sur votre balance. Si vous vous entraînez de manière régulière, vous allez prendre en masse musculaire et diminuer votre masse grasse. Le muscle est plus dense que la graisse. Même si votre silhouette s'affine et devient plus tonique, sur la balance il se peut que vous ne bougiez pas. Pour observer des résultats, prenez vos mensurations, des photos avant/après. Comparez tous les mois ou tous les 2 mois.

CONSEILS

> Apprenez à déceler une vraie faim d'une compulsion. Comprendre votre corps vous aidera à mieux gérer votre alimentation sans frustration. Vous avez faim ? Faites-vous une vraie collation. Vous avez envie de grignoter par ennui ? Allez à la salle de sport.

> Abandonnez les régimes et les diètes. Ils diminuent la production de leptine, l'hormone de la satiété.

> Boostez votre perte de poids en buvant votre thé vert au minimum 20 minutes après votre repas. Il aide à la digestion et permet à l'organisme de mieux éliminer les toxines.

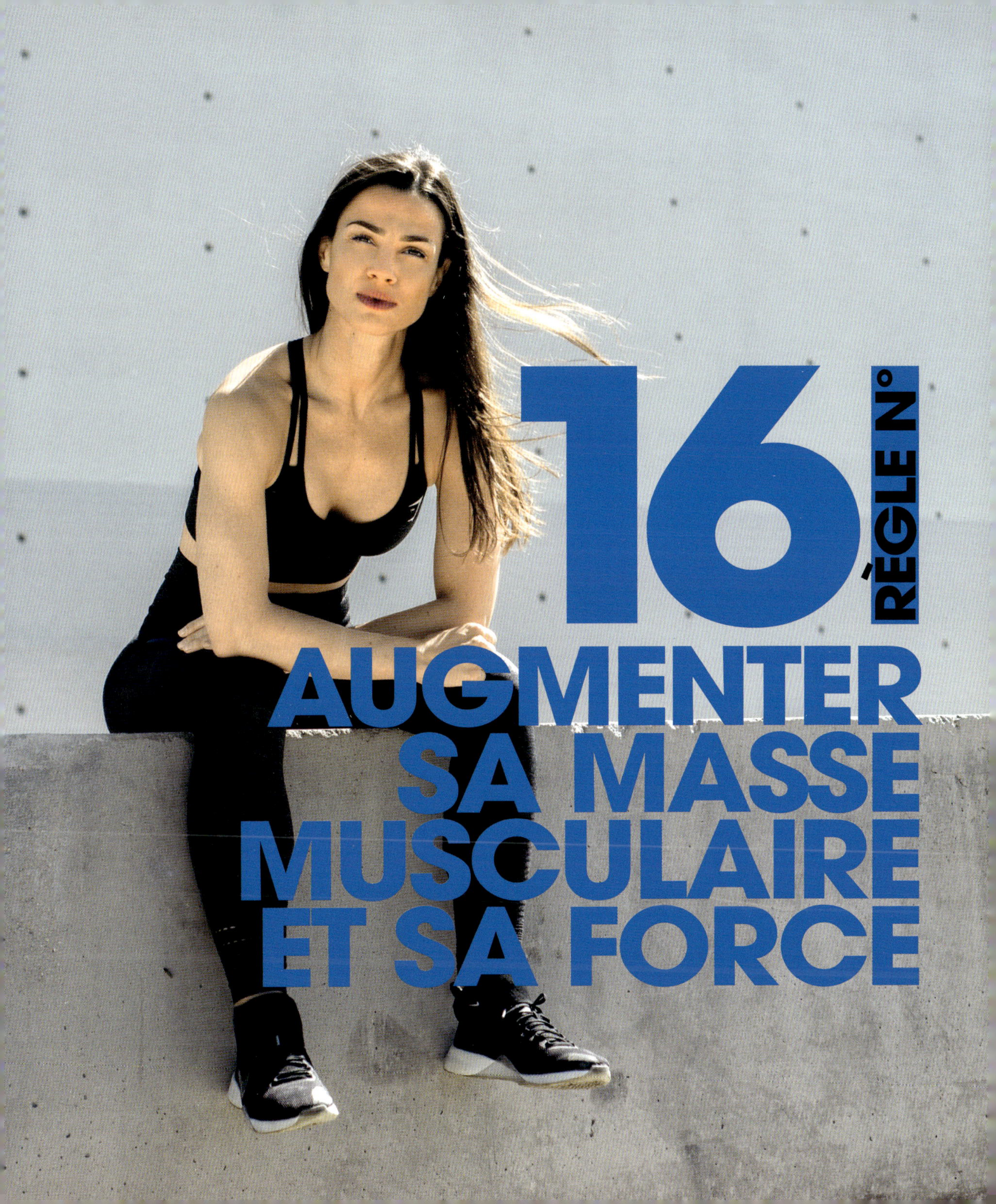

RÈGLE N° 16
AUGMENTER SA MASSE MUSCULAIRE ET SA FORCE

Faire une prise de masse musculaire n'est pas si simple. Plus on mange, plus on gagne en force, plus on pousse de lourdes charges et plus on gagne en muscles. Mais dur de limiter la prise de gras ! Une nutrition précise est indispensable. Pour optimiser vos séances de musculation et être sûr d'avoir les réserves énergétiques suffisantes avant, les collations sont un plus. Elles permettent de booster vos séances d'entraînement. *More strenght, more gain !*

PRENDRE DU MUSCLE

Si vous débutez en musculation, vous devez déjà gagner en force avant de vous lancer dans une prise de masse. C'est simple : plus vous augmenterez vos charges, plus la réponse anabolique sera forte. En tant que débutant, vous avez une grosse marge de progression. Nul besoin de suivre une nutrition stricte, votre corps réagira aux entraînements et fabriquera facilement du muscle. Des entraînements réguliers et une alimentation équilibrée suffiront. Pour les pratiquants habitués, il faut juste augmenter sensiblement l'apport calorique (de 100 à 200 kcal) par rapport au métabolisme de base, afin de prendre en masse sans stocker trop de graisses. Les besoins en protéines sont d'environ 1,6 gramme par kilo de poids de corps pour stimuler la synthèse protéique et fabriquer du muscle, les besoins en lipides d'environ 1 gramme par kilo. Plus votre métabolisme est élevé, plus vous avez besoin de lipides pour régénérer les cellules, transporter les vitamines et les hormones de croissance musculaire. Les glucides viendront compléter votre total calorique. Ils sont le curseur principal que vous pourrez moduler au fil du temps. Si vous vous apercevez d'une prise de gras trop rapide, réduisez-les. Si au contraire vous observez une prise de muscles trop lente, augmentez-les. Privilégiez toujours les glucides à IG bas, qui limitent le stockage des graisses et permettent la resynthèse du glycogène dans les muscles (leur carburant) tout au long de la journée. Votre alimentation doit être variée, riche en vitamines et minéraux.

RELANCER LA PRISE DE MASSE APRÈS UNE STAGNATION

L'alimentation est un puissant anabolisant naturel. Si vous stagnez, la nutrition vous aidera à relancer votre progression et à booster votre masse musculaire. Lorsqu'on mange, l'organisme produit un certain nombre d'hormones. L'insuline (déclenchée par les glucides) stocke le sucre dans les muscles sous forme de glycogène. Elle augmente aussi la captation des acides aminés utiles pour construire du muscle. Bref, elle fournit de l'énergie au muscle et facilite sa construction. Elle a un pouvoir anabolisant. Relancer l'augmentation de votre masse musculaire demande donc d'augmenter votre apport glucidique, mais sans excès, pour éviter de fabriquer trop de gras. Vos repas doivent être composés d'environ 4 grammes de glucides, 2,2 grammes max de protéines et 1,5 gramme de lipides par kilo de poids de corps. Faites des tests. Commencez par ajouter 250 calories par rapport à votre métabolisme de base. Si vous n'observez pas de changement, augmentez progressivement. Apprenez à connaître votre corps. Chacun fonctionne différemment. À vous de réajuster. Mais ne dépassez jamais une prise de poids d'1 kilo par semaine.

GAGNER EN FORCE SANS PRENDRE DE POIDS

Le principe : ne pas dépasser vos besoins caloriques quotidiens. En clair, mangez selon votre métabolisme basal, avec une part de glucides plus importante. C'est ce qui vous donnera de l'énergie pour soulever des charges lourdes. Pendant un effort, c'est dans vos stocks de glycogène situés dans vos muscles que vous puisez. Il est donc nécessaire de refaire régulièrement vos stocks. Cette recharge n'est pas instantanée, il faut généralement 24 heures, soit au minimum la veille de votre entraînement. Augmentez donc la part de glucides, à répartir au petit déjeuner, au déjeuner, et en plus petite quantité au dîner, car on a moins besoin d'énergie lorsque l'on se couche juste après. Ajustez votre apport glucidique selon votre planning d'entraînement hebdomadaire.

LA MÉTHODE D'ALIMENTATION CYCLIQUE

Objectif : prendre le moins de masse grasse possible. Il s'agit de varier son apport glucidique selon les jours d'entraînement. Augmentez vos apports glucidiques la veille des entraînements intenses ou de musculation qui consomment beaucoup de calories. Le jour de l'entraînement, vous aurez assez d'énergie pour soulever des charges et performer. Réduisez vos glucides la veille d'un jour de repos ou d'entraînement peu intense afin de ne pas les stocker.

PRENDRE DES COLLATIONS PRÉTRAINING

Un entraînement en musculation sollicite fortement les muscles. La collation prétraining booste l'énergie et la force, surtout lorsque le précédent repas est loin. Elle devra être riche en protéines, comporter des glucides et être digeste. Le but : que vos taux de sucres et d'acides aminés dans le sang soient au maximum quand vous commencerez la séance. Le taux de protéines dans votre collation dépendra toujours de votre poids, car le corps ne peut pas digérer plus de 2,2 grammes par kilo de poids de corps. Mais aussi de la distance avec votre dernier repas : si vous n'avez pas encore totalement digéré les protéines de votre précédant repas, inutile d'en consommer en excès. Les glucides sont plus modulables. Selon votre objectif (entraînement de force ou prise de masse), vous déterminerez la quantité dont vous aurez besoin (besoin plus important de glucides en masse qu'en force). Il est toujours préférable de se tourner vers des sucres lents. Ils se digèrent bien et vous bénéficierez de leur énergie tout au long du training. À prendre 30 minutes à 1 heure avant la séance.

PRENDRE DES COLLATIONS POST-TRAINING

Après l'entraînement, l'alimentation joue un rôle dans la récupération et votre progression. Le but : reconstituer les réserves énergétiques (protéines/glucides prioritairement) dans les muscles. Il s'agit de maximiser la synthèse des protéines pour éviter la fonte musculaire, et d'activer l'augmentation des fibres musculaire, l'hypertrophie. Grâce à la collation prétraining, la baisse du stock de glycogène est quand même réduite. Les stocks de glycogène sont bas, mais pas autant que si vous n'aviez rien avalé depuis 6 heures. Cela permet à l'organisme de démarrer le processus de récupération plus rapidement, en réduisant les dommages liés au catabolisme, c'est-à-dire à la fonte des réserves. En vous rechargeant en glucides après le training, vous utilisez aussi la capacité de l'insuline à empêcher la dégradation des protéines. Vous optimisez à la fois la construction musculaire et la reconstitution des stocks énergétiques dans le muscle. Si vous vous entraînez le soir par exemple, dînez après votre séance. Et si le repas suivant est trop loin, prenez une collation facile à transporter et à consommer, comme 1 yaourt végétal, 1 pomme et 1 poignée d'amandes. Vous ferez un vrai repas ensuite. Prenez soin d'avoir l'apport protéique adapté à votre profil, votre objectif et votre poids de corps.

CONSEILS

> Seul un nutritionniste du sport pourra vous faire un suivi nutritionnel personnalisé pour des résultats précis.

> Pour des collations 2 heures avant votre training, préférez la nourriture solide. 30 minutes à 1 heure avant l'entraînement, privilégiez une collation plutôt liquide, pour faciliter la digestion.

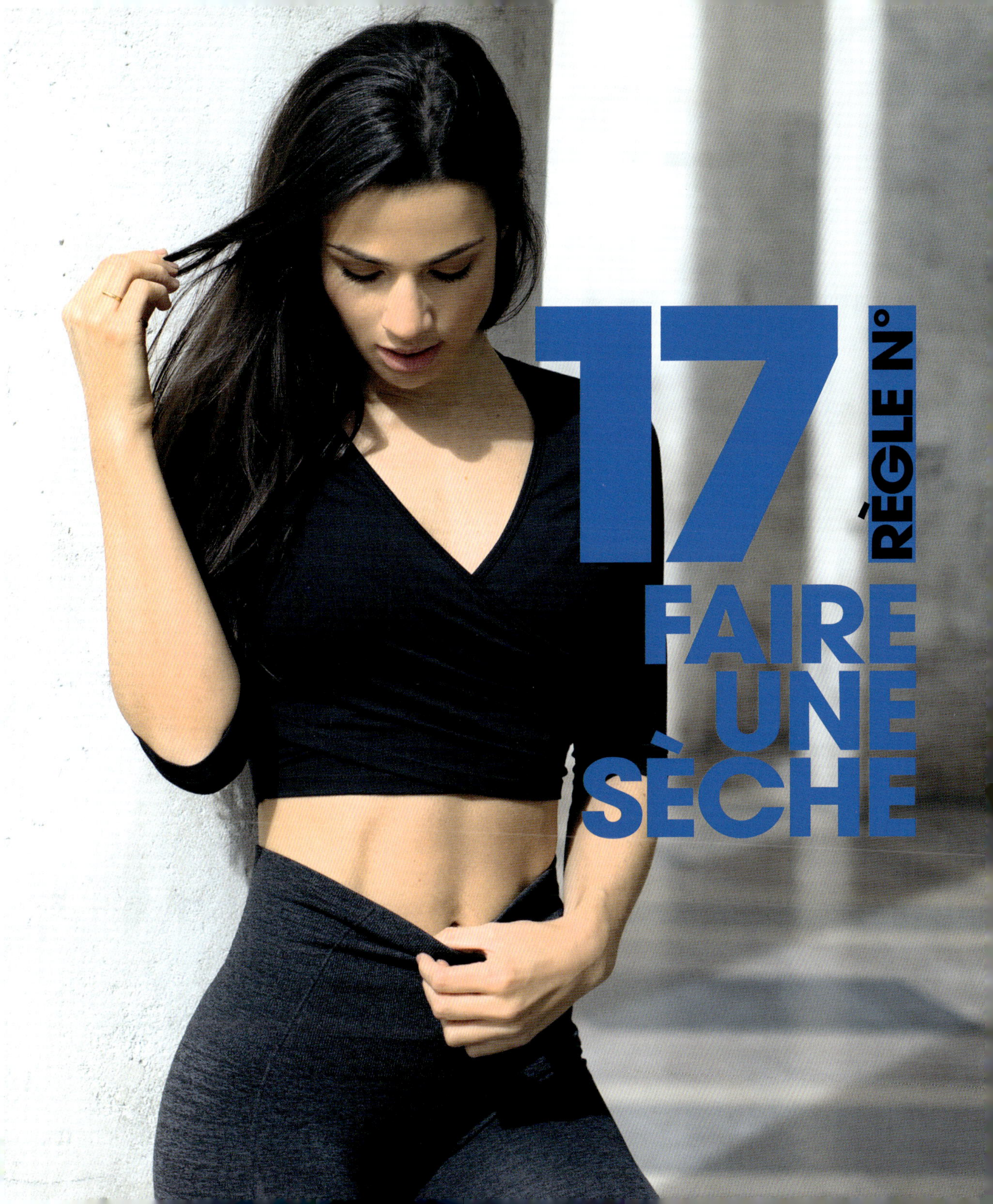

RÈGLE N° 17
FAIRE UNE SÈCHE

« Sécher » en musculation, c'est perdre le gras (et l'eau pour les bodybuilders) qui camoufle les muscles, en faisant fondre le minimum possible de muscles. Ce n'est pas un simple régime. Il faut une bonne maîtrise de son alimentation, de la motivation, et aussi connaître les erreurs alimentaires à éviter, celles qui pourraient effacer les gains musculaires que vous avez mis plusieurs mois à obtenir. Et une fois la période de sèche terminée, il faut savoir moduler l'alimentation pour ne pas reprendre trop de poids et de gras. Une shape sèche, on ne la gagne pas en faisant n'importe quoi.

DÉFINIR LES MUSCLES

Sécher, c'est faire ressortir les muscles, leur volume et leur forme. C'est éliminer le gras qui les cache. Si vous n'avez pas encore une belle masse, ce n'est pas pour vous. La sèche est un cycle alimentaire qui succède à une période où vous avez fait un peu de gras, comme en hiver par exemple ou lors d'une prise de masse. Après avoir mangé un peu plus que d'ordinaire, on réduit de nouveau (plus ou moins selon l'objectif) les apports caloriques, avec les glucides comme curseur d'ajustement principal (les lipides dans une moindre mesure). Ne dépassez pas 2 grammes de protéines végétales et/ou animales par kilo de poids de corps. Quant aux lipides, ils seront maintenus à 1 gramme minimum par kilo de poids. Privilégiez les acides gras monoinsaturés (les huiles d'olive et de sésame, l'avocat) et les acides gras polyinsaturés (les oléagineux ou les petits poissons gras), qui se stockent moins facilement. Commencer par enlever progressivement 100 à 200 calories sur la journée est un bon début. Pour ma part, je supprime le biscuit que je mange avec le thé et je réduis l'huile de cuisson. Il ne faut pas y aller trop vite si vous voulez stabiliser le résultat final. Observez l'évolution. Si les résultats ne viennent pas, retirez 100 calories de plus. Pas besoin d'aller dans les extrêmes ! Vous ne faites pas une compétition de bodybuilding ! Si vous baissez trop rapidement vos apports caloriques, votre organisme puisera dans les réserves : vos muscles. Vous empêcherez votre corps de progresser.

ARRÊTER AU BON MOMENT

La durée de la sèche n'est pas universelle. L'enjeu : trouver la bonne durée entre l'effet brûle-graisse et l'effet de fonte musculaire. Une période de sèche engendre de la fatigue. Votre apport calorique est en baisse, au bout d'un moment vos forces diminuent et, fatalement, tout le reste régresse (récupération, gain musculaire, progression). Les muscles n'ont pas assez de recharge en glucides et protéines. Le taux d'insuline baisse, ce qui rend la construction musculaire de plus en plus difficile. C'est pour ça que la sèche est un cycle temporaire et qu'elle ne peut pas se pratiquer toute l'année. On la commence pour rendre visible son six pack et pour sculpter sa silhouette. On l'arrête quand on est satisfait. Point. C'est purement esthétique et pas vraiment bénéfique pour le corps. Alors on y va mollo et on reste raisonnable.

FAIRE LE PLEIN D'ÉNERGIE AVANT UN TRAINING

Pendant une période de réduction calorique comme la sèche, on a souvent très faim avant le training. Prenez une collation qui vous tient au ventre et qui vous apporte de la force jusqu'à la fin : une collation solide avec des glucides à IG élevé et une protéine maigre quasi sans lipides, par exemple 5 dattes et 10 amandes. L'indice glycémique élevé de votre collation n'est pas un problème. Comme vous mangez peu de glucides, le taux d'insuline est généralement bas pendant la sèche, les risques de stockage sont minimes. Ces glucides seront brûlés durant l'entraînement. Au contraire, ils vous donneront un coup de fouet pour votre séance. Certains pratiquants aiment ajouter des glucides à IG très élevé, comme le dextrose, dans leur gourde. Cela les aide à être performants durant la séance et

CONSEILS

> Durant votre sèche, privilégiez les bonnes graisses (mono et polyinsaturées), comme les noix, les graines, les avocats qui permettent une bonne croissance musculaire sans se stocker.

> Privilégiez les aliments qui ont un bon indice de satiété grâce aux fibres, comme les céréales, les flocons d'avoine, les légumes. Les fruits seront réservés en collation prétraining.

> Mangez des légumes verts. Faibles en calories, ils contiennent beaucoup de fibres et vous rassasient par la même occasion.

améliore la congestion, c'est-à-dire le gonflement momentané du muscle.

MAINTENIR UNE BELLE SHAPE APRÈS UNE SÈCHE

Après une période de sèche, préparez-vous à reprendre un peu de poids. C'est fatal. Durant une période de sèche, le métabolisme ralentit. Sans compter les glucides qui stockent de l'eau dans les tissus musculaires. C'est ce qui pèse sur la balance. Votre corps vous ramène vers un poids de forme naturel, plus ou moins proche de ce que vous souhaitez. Le corps sait ce dont il a besoin, écoutez-le et faites-lui confiance. Ce poids de forme est peut-être ce qui vous convient le mieux, même s'il ne correspond pas à l'objectif que vous aviez en tête. Lorsque votre poids se sera stabilisé, cela indiquera que votre métabolisme se sera réajusté. Pour cela, ajoutez 100 à 150 calories par jour en augmentant de manière progressive les glucides (en privilégiant toujours les bons glucides) et en revenant petit à petit à votre apport calorique d'avant la sèche, lorsque vous étiez sur du maintien de forme. Si vous restez sur une alimentation équilibrée et adaptée à votre métabolisme, vous reperdrez naturellement ce « surplus » dû au changement calorique post-sèche.

BOOSTEZ VOTRE MÉTABOLISME

Épicez vos plats pour brûler les graisses et réduire le sucre. La cannelle régule le taux de sucre dans le sang, le taux de lipide et le cholestérol. Saupoudrez-la dans les desserts et les compotes à la place du sucre. Si vous aimez manger pimenté, vous augmenterez votre thermogenèse. En d'autres termes, vous boosterez votre métabolisme. Le thé vert et le yerba maté sont des boissons qui augmentent aussi le métabolisme. Buvez-les en dehors des repas.

MISER SUR LES FIBRES

Il n'y a pas que la muscu pour augmenter son métabolisme. Le secret, ce sont les fibres. Elles améliorent la sensibilité à l'insuline, permettant de contrôler la satiété et la glycémie, ce qui tempère le métabolisme. Avec cette diffusion lente des sucres, le métabolisme reste élevé, tout en brûlant davantage de graisses. Intégrez-en à chaque repas. Des flocons d'avoine le matin pour contrôler votre faim et libérer l'énergie progressivement et longtemps. Au déjeuner, prévoyez du quinoa, riche en fibres et en protéines, il contient moins de glucides qu'un féculent.

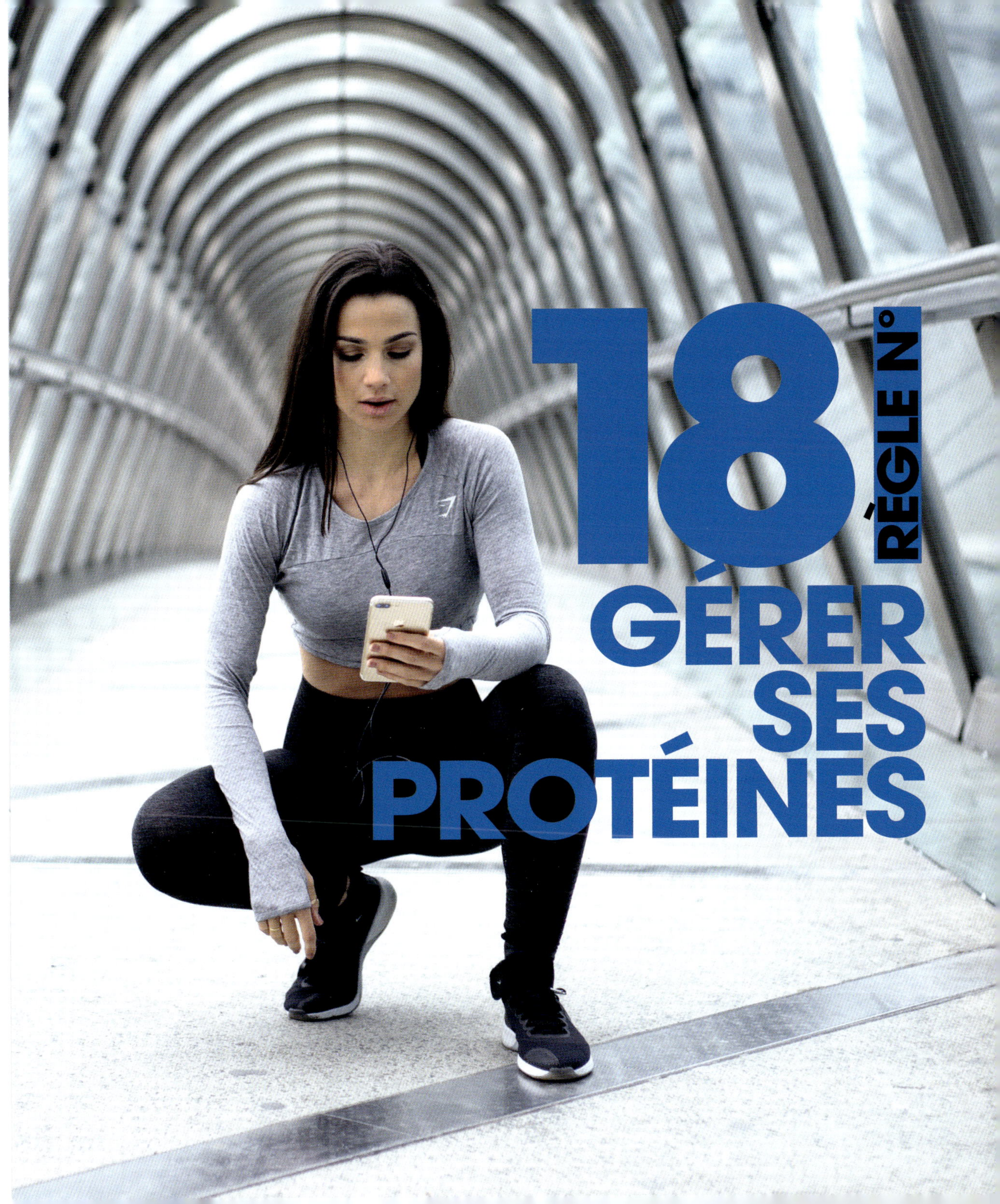

RÈGLE N° 18
GÉRER SES PROTÉINES

dont le corps a besoin pour se recharger et éviter au maximum le catabolisme musculaire : en priorité des glucides et des protéines, mais aussi des lipides et des légumes. Cette fenêtre métabolique est intéressante pour booster votre prise de masse : le corps est tellement en besoin de nutriments qu'il les assimile beaucoup plus facilement. À condition de faire des collations et des repas de qualité. Personnellement, je ne me rue pas sur un shaker ou des barres dès la porte de la salle franchie. Je cuisine dès que je rentre chez moi. Ainsi, je ne prends pas de collation post-training, et j'évite les calories inutiles.

SMOOTHIE PROTÉINÉ

- **Dans le bol du blender, mettez 15 cl d'eau de coco bien fraîche, quelques cubes d'ananas et de mangue congelés, 1 scoop de protéine vegan parfum vanille ou coco.**
- **Mixez jusqu'à obtenir une texture bien crémeuse et consommez rapidement.**

CONSEILS

> Privilégiez les cuissons douces pour les protéines. La chaleur diminue souvent leur qualité, qu'elles soient animales ou végétales.

> Laisser tremper les légumineuses crues les débarrasse de l'acide phytique contenu dans leur enveloppe qui empêche l'assimilation des minéraux et rend la digestion plus difficile.

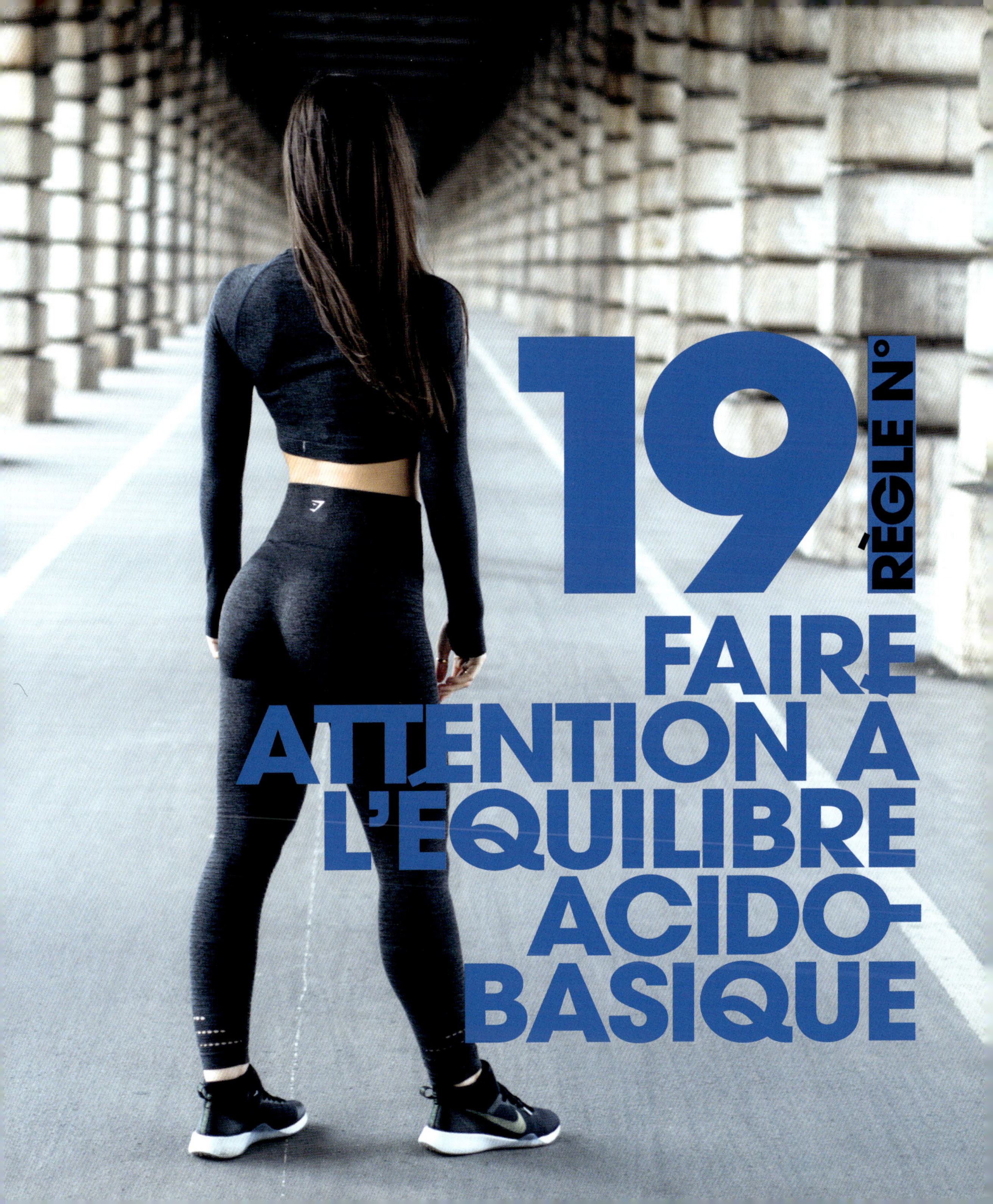

RÈGLE N° 19

FAIRE ATTENTION À L'ÉQUILIBRE ACIDO-BASIQUE

L'équilibre acido-basique, personne ne sait ce que c'est en salle de muscu. Faire attention à l'acidité de son corps en mangeant sain et équilibré, vous croyez que ça n'a aucune importance pour vos objectifs body ? Faux. Les trainings intensifs et la Whey acidifieront votre corps. Rien de très efficace. Cela ne vous aidera pas à performer ni à être en forme.

RESTER PERFORMANT

Un organisme en forme bénéficie d'un pH équilibré. Le pH (« potentiel hydrogène ») mesure l'acidité dans le sang. Dans un organisme en bonne santé, le pH est stable (autour de 7,40), très légèrement alcalin. En dessous de 7, l'organisme est acide. D'une manière générale, l'organisme produit en permanence de nombreux composés acides, même au repos. Mais une acidité excessive, c'est un manque d'énergie, une fatigabilité à l'effort, des crampes et spasmes musculaires, un vieillissement accéléré des organes et du système nerveux, jusqu'à une déminéralisation des os. En ralentissant la synthèse des protéines et en perturbant la flore intestinale, l'acidose empêche une récupération complète. Des blessures comme les tendinopathies (inflammations chroniques des tendons) peuvent apparaître, ce qui vous freinera dans l'effort et la progression car vous perdez en force. L'acidose demande aussi aux reins de fonctionner à plein régime pour traiter les déchets acides. Le stress métabolique qui en résulte déclenche le catabolisme et la fonte musculaire. Avoir une alimentation acido-basique à base de fruits et légumes préserve donc votre organisme et votre santé tout en boostant vos performances. Un corps healthy et en forme = un corps qui se muscle mieux.

AUGMENTER SA DOSE DE FRUITS ET LÉGUMES

L'alimentation et la pratique régulière de la musculation créent de l'acidité. Lors d'une séance de musculation, l'organisme active le mode « catabolisme » qui détruit les tissus musculaires pour fournir de l'énergie. Ce phénomène fabrique des déchets acides. Le métabolisme de l'alimentation produit également des déchets, qui peuvent être neutres, acides ou basiques. Si vous mangez beaucoup de sel, de protéines animales riches en acides aminés soufrés (viande, poisson, produits laitiers), vous produisez beaucoup d'acidité. Les céréales et les légumineuses sont acidifiantes également, mais beaucoup moins. Ne confondez pas aliments acides en bouche et acidifiants pour l'organisme. La tomate et le citron, par exemple, ont un goût acide mais ont un effet alcalinisant une fois digérés. 80 % de la population se trouve en acidose, obligeant le corps à compenser comme il peut. Diminuez l'acidité corporelle en limitant les aliments acidifiants et en privilégiant les aliments alcalins, comme les fruits et légumes frais (épinards crus, courge, banane, kiwi pour les plus alcalinisants…). Ils « tamponnent » les acides produits par les déchets de l'alimentation. Une alimentation végétarienne est donc plutôt alcanisante tandis qu'une alimentation riche en protéines animales est acidifiante. Un pH alcalin participe à une meilleure récupération, il permet de préserver la masse musculaire. Tout pour vous faire progresser.

SE SUPPLÉMENTER EN SELS MINÉRAUX

Le bicarbonate est un sel fabriqué par le corps pour lutter contre les molécules acides. Mais on n'en fabrique pas toujours suffisamment. Il est recommandé d'en consommer 0,3 gramme par kilo de poids. Vous pouvez commencer à 3 grammes par jour et augmenter progressivement jusqu'à atteindre la dose recommandée par rapport à votre poids. Pendant cette progression, surveillez chaque semaine votre pH avec des bandelettes disponibles en pharmacie, pour être sûr qu'il reste le plus équilibré possible. Divisez les prises et prenez-les le plus loin possible des repas pour éviter tous désagréments intestinaux. Avant de vous supplémenter en bicarbonate de potassium, réduisez d'abord le sel, limitez vos apports en protéines au strict nécessaire (selon la période et l'objectif) et augmentez votre consommation de fruits et légumes. Le citrate de magnésium, le calcium, le potassium permettent aussi de rééquilibrer l'organisme.

CONSEILS

> Testez votre pH une première fois le matin après votre petit déjeuner et une deuxième fois le soir après votre dîner.

> Méfiez-vous des listes d'aliments acidifiants sur Internet. Ils confondent souvent acide et acidifiant. Référez-vous à l'indice PRAL (charge acide rénale potentielle).

> Privilégiez les eaux minérales riches en bicarbonate de potassium, comme Quézac®, Badoit® et Arvie®.

RÈGLE N° 20

SE COMPLÉMENTER EN FONCTION DE SES BESOINS

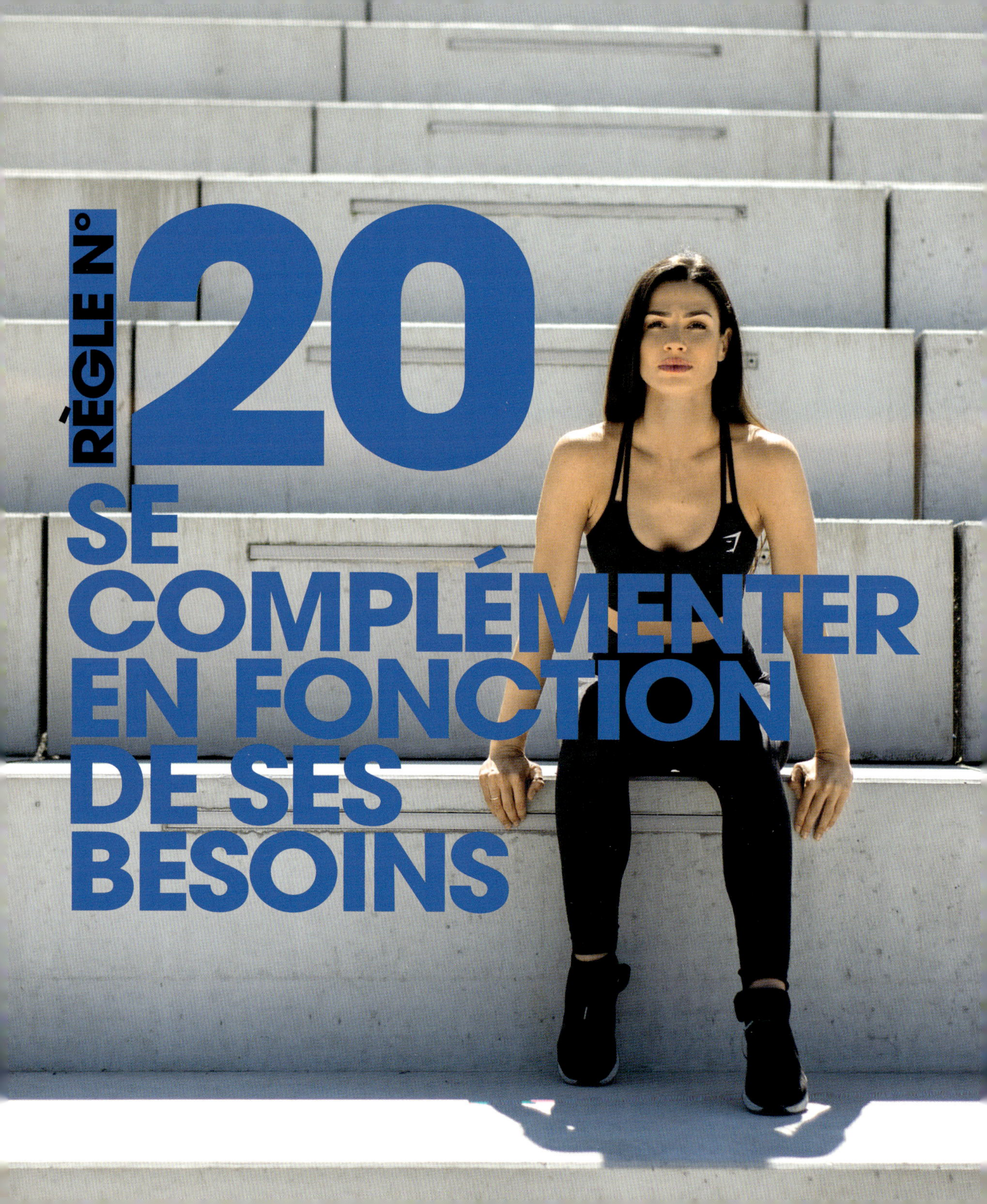

Parfois, l'alimentation ne suffit pas pour être au meilleur de sa forme. Et ça se ressent sur les entraînements et les résultats. Les vitamines et minéraux sont essentiels pour nos muscles. Ils protègent les cellules musculaires et favorisent la récupération. Des crampes régulières, une grosse fatigue quotidienne, des petits boutons de sébum sur les joues, la perte de cheveux peuvent être des signes de carences. Dans ce cas, une complémentation et/ou une supplémentation s'envisage. Il ne s'agit pas d'avaler 10 pilules par jour. Commencez par manger équilibré, en respectant l'équilibre acido-basique. Et supplémentez-vous selon vos propres besoins.

MIEUX RÉCUPÉRER AVEC LES BCAA

Il faut dissocier « protéines » et « acides aminés ». Les protéines sont un « collier » de perles d'acides aminés (« BCAA »). Les protéines ne contiennent pas 100 % d'acides aminés. On peut manger beaucoup plus de protéines, et avoir un niveau d'acides aminés qui diminue, utilisés par l'organisme lors des entraînements. Les pratiquants en musculation à haute intensité ont des besoins accrus en acides aminés qui les incitent à se supplémenter. Les BCAA (ou *Branched Chain Amino Acids*) regroupent trois acides aminés essentiels : la leucine, l'isoleucine et la valine. À eux trois, ils constituent environ un tiers des protéines musculaires. Notre corps ne sait pas les fabriquer, il les puise dans l'alimentation. De ces trois acides aminés, la leucine est la plus puissante sur le plan anabolique (construction et renouvellement des tissus cellulaires). Mais elle a besoin des deux autres pour produire une action durable. Les BCAA potentialisent l'entraînement. La réponse anabolique post-effort est plus forte et plus complète. Ils optimisent ainsi la récupération post-effort. Résultat : gain de force et gain de masse musculaire. Les BCAA existent en capsules ou en poudre à diluer dans une bouteille d'eau. Ils peuvent être pris avant, pendant ou après l'entraînement (entre 5 à 10 g par jour). Privilégiez les BCAA 2.1.1. Chaque chiffre correspondant respectivement au ratio de leucine, d'isoleucine et de valine, il est mieux de choisir un ratio d'acides aminés équilibré plutôt que privilégiant la leucine (en 4.1.1, par exemple).

COMBLER SES CARENCES EN VITAMINES

Le sportif utilise les vitamines en grande quantité car certaines ont un rôle important dans l'entraînement et les muscles. Les vitamines du groupe B participent au stockage de l'énergie et à son utilisation. La B9 en particulier permet de conserver plus de masse musculaire. Elle se trouve dans les légumes verts (surtout les épinards, brocolis, asperges). Les vegans devront se supplémenter en vitamine B12, la seule qui n'existe pas dans les végétaux. Toutefois, une grande partie de la B12 présente dans la viande provenant de la supplémentation des animaux, cela ne fait pas une grande différence. Indispensable pour l'organisme, elle participe au transport des globules rouges et au fonctionnement du système nerveux. La vitamine D, synthétisée à partir de la lumière, améliore la force musculaire, et combinée à la vitamine E, elle participe au métabolisme du calcium. La vitamine E se trouve dans les légumes verts et ne nécessite pas de supplémentation, contrairement à la vitamine D, pour laquelle cela peut être utile en hiver, quand la luminosité est faible. Aucun aliment ne contient toutes les vitamines. Pour s'assurer de les avoir toutes, mangez de tout, et variez. Pour les vegans, les algues sont des bombes nutritionnelles, riches en vitamines C et E. Elles sont particulièrement délicieuses bien préparées. Inspirez-vous des recettes asiatiques !

COMBLER SES CARENCES EN MINÉRAUX

Les minéraux sont aussi indispensables à l'organisme que les vitamines et agissent en synergie avec elles. Certains sont indispensables aux muscles

CONSEILS

> Contrairement aux idées reçues, la vitamine C aide à s'endormir. Prenez-en pendant le dîner, elle favorise la détente et le sommeil car elle coupe la production d'hormones du stress.

> Faites de temps en temps une prise de sang pour vérifier si vous n'avez pas de carences.

> Évitez les mélanges d'oméga-3, 6 et 9. Les oméga-6 et 9 sont déjà suffisamment présents dans notre alimentation. Concentrez-vous sur les oméga-3.

et aux performances. Le magnésium permet un gain de force, une meilleure récupération, donc de meilleures performances. Il se trouve dans les oléagineux (noix, noisettes amandes), les légumineuses (haricots blancs, lentilles), les légumes verts, les céréales complètes et certaines eaux minérales (Hépar®, Contrex®, Rozana®). Le potassium est indispensable pour le maintien des contractions musculaires. Une alimentation riche en potassium facilite une prise de masse, surtout lorsqu'il est assimilé sous une forme basique (les légumes). Avant de vous supplémenter, commencez par réduire le sel dans votre alimentation, car celui-ci entraîne la fuite du potassium. Chez les sportifs, les carences en fer sont fréquentes également, surtout chez les femmes, plus touchées pendant leurs règles ou pendant un régime. Outre les produits animaux, en version vegane, le fer se trouve dans le chocolat noir, les flocons d'avoine, les abricots secs, les épinards crus. Si une prise de sang indique ces carences, vous pouvez envisager de vous supplémenter.

LES OMÉGA-3

Ils sont aussi bénéfiques pour la construction musculaire que pour la santé. Les oméga-3 améliorent la récupération et diminuent les courbatures en régulant la production de cytokines, des molécules anti-inflammatoires. Ils favorisent aussi le déstockage des graisses (lipolyse), surtout celles du ventre, comme source d'énergie pendant l'effort, ce qui recule au maximum le moment où le corps puise dans les muscles. Sur le long terme, vous gagnez en masse maigre. Le petit plus, c'est le maintien d'un ventre plat toute l'année. Supplémentez-vous seulement si votre organisme en a besoin. Pour ma part, je consomme des oméga-3 régulièrement pour enrichir mon alimentation, en veillant à ce que ceux-ci soient bien vegan. Consommez des huiles de colza, lin, chanvre, olive, des graines de lin, courge, chanvre, des légumes (avocat, algues, laitue, mâche), des fruits à coque (noisettes, amandes, pistaches)... Sous forme de complément alimentaire, choisissez des EPA (1 200 mg/jour max) et DHA (600 mg/jour max), souvent produits à partir de poissons, mais qui existent en version vegan sur certains sites spécialisés.

SMOOTHIE VERT
(pour 2 personnes)

- **Lavez bien 1 bol de pousses d'épinards fraîches et 1 pomme, bio de préférence. Épluchez 2 kiwis et 1 tronçon de concombre de 5 cm. Coupez l'ensemble des fruits et légumes en cubes.**
- **Placez-les dans le blender, ajoutez un filet d'eau minérale (Volvic®, Évian®, Thonon®) et mixez jusqu'à obtention d'un jus épais (ou ajoutez plus d'eau si vous préférez une texture plus liquide). Consommez immédiatement.**

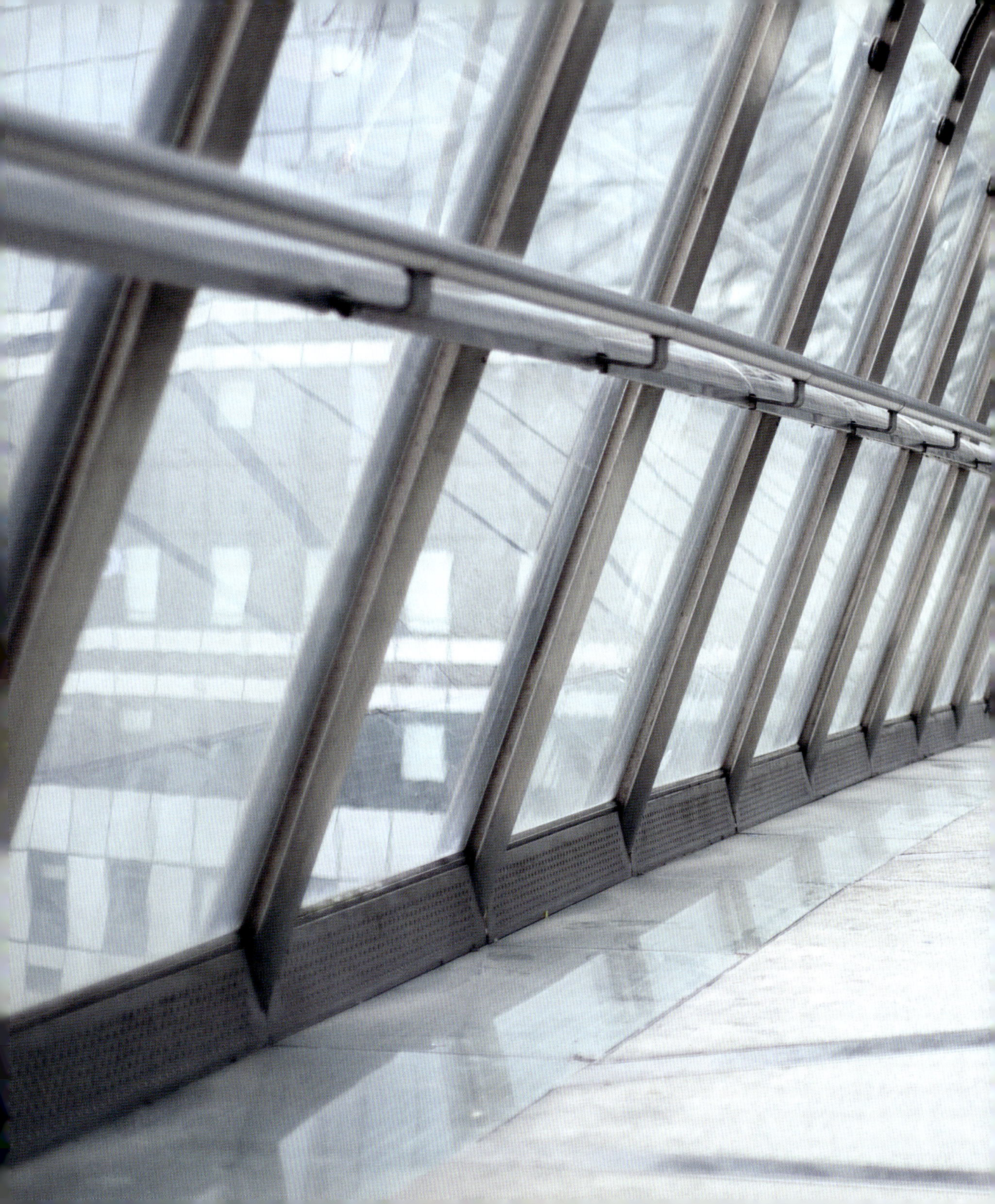

MON TRAINING

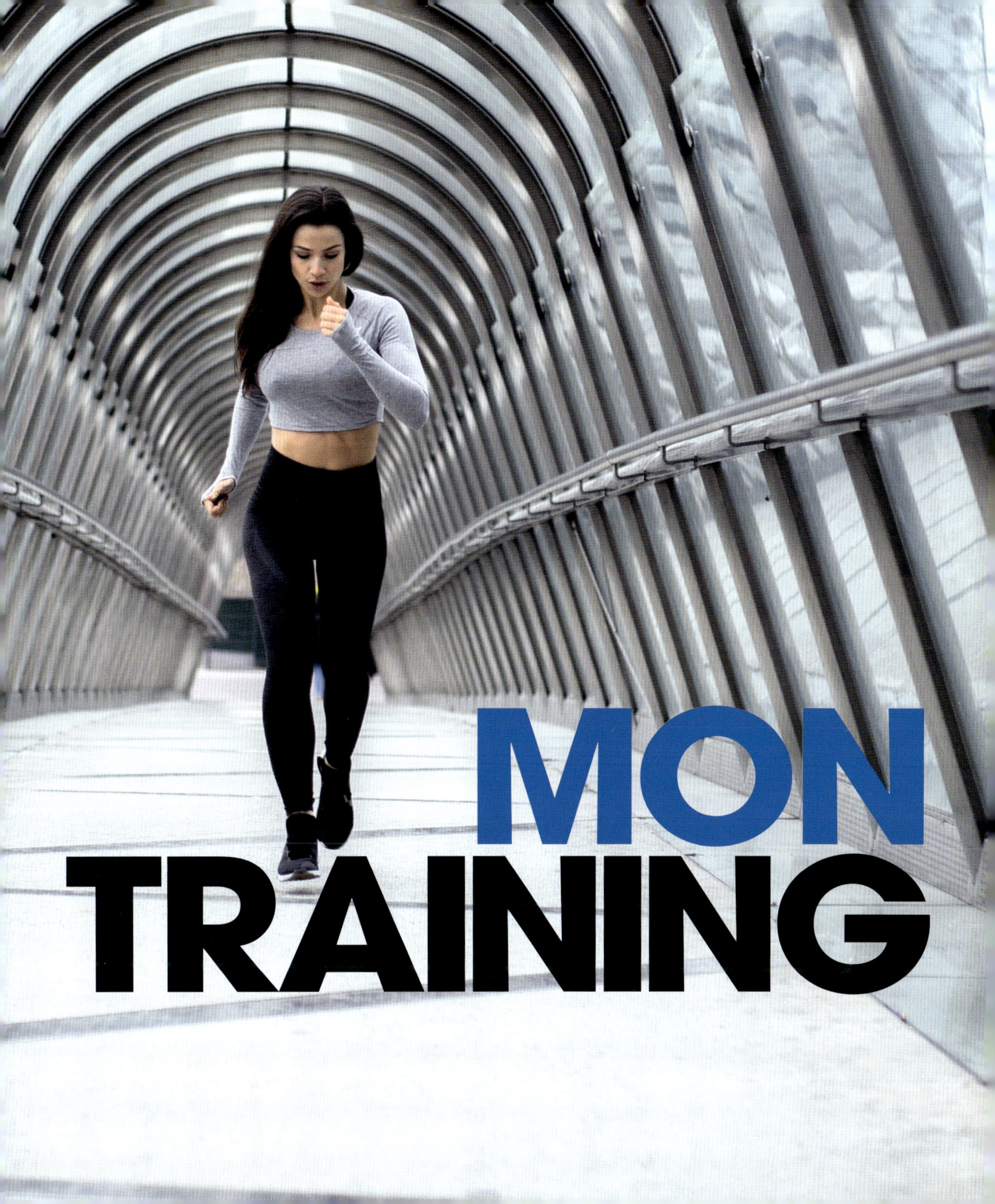

SHAPE YOURSE

ELF

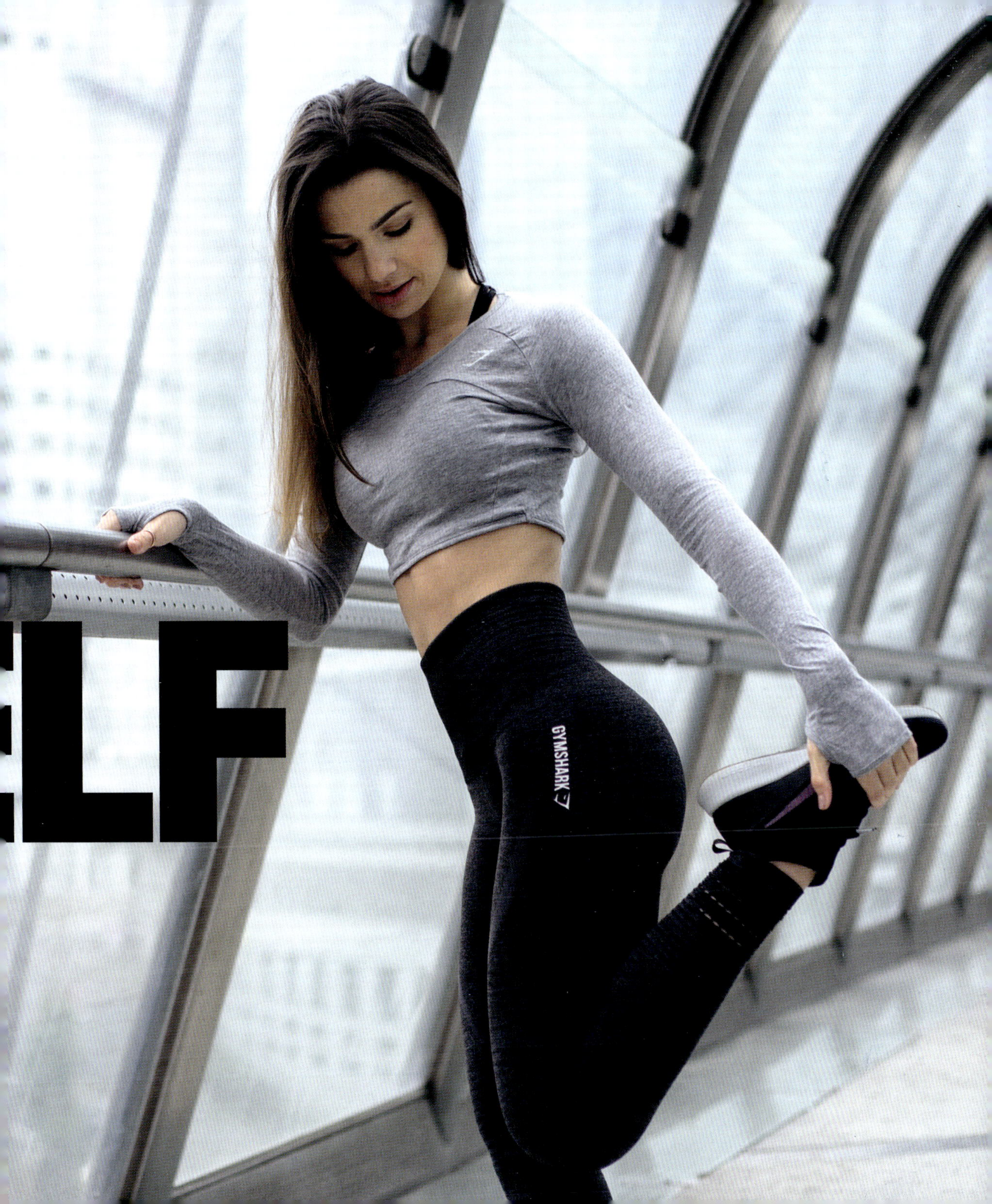

GO!

L'entraînement, c'est mon moment. Ce sont 2 heures où je me concentre sur moi, sur mes sensations et où je m'évade. Mais j'adore également les trainings à plusieurs. Ils permettent de découvrir de nouvelles méthodes d'entraînement et, surtout, de se challenger. J'aime le défi, et m'entraîner avec les garçons me booste. Il n'est pas rare alors que je charge davantage ou fasse 5 ou 6 reps de plus !

UN PROGRAMME POUR QUI ?

Ceux qui font de la musculation depuis peu comme depuis longtemps. Il est progressif, pour vous mettre dans le bain, vous permettre d'évoluer et d'acquérir en toute sécurité de nouvelles méthodes d'entraînement, plus variées et plus intenses. Les habitués pourront commencer directement par la deuxième phase.

L'OBJECTIF ?

Ce programme mixe différentes techniques d'entraînement pour offrir la meilleure évolution possible. Vous alternerez ainsi des séances avec des poids un peu plus lourds, pour prendre en muscle, avec des séances d'endurance musculaire. C'est pour moi la meilleure façon de progresser sur le long terme sans stagner ni se lasser. C'est le programme que j'ai adopté depuis quelque temps déjà. Associé à une bonne alimentation, il permet de prendre en galbe tout en conservant une ligne relativement sèche. Votre corps sera plus tonique et galbé. Vous vous serez sûrement affiné et vos muscles seront de plus en plus dessiné

QUAND PASSER AU NIVEAU SUPÉRIEUR ?

Après environ 2 mois. Soit un programme total de 6 mois. Néanmoins, adaptez les durées de chaque phase à vos capacités. Si vous êtes débutant, n'hésitez pas à passer plus de temps sur la première phase. Si vous êtes un(e) habitué(e) des salles, passez plus vite afin de consacrer davantage de temps à la dernière.

CONSEIL

> Bien choisir sa charge de travail est primordial. Une charge trop légère ne vous fera jamais progresser, tandis qu'une charge trop lourde vous empêchera de réaliser correctement le mouvement (au risque de vous blesser). Si les hommes ont tendance à trop charger, les femmes ont souvent peur des disques et restent en dessous de leurs capacités.

> La bonne charge, c'est celle qui vous permet de faire le nombre de répétitions indiqué. Pas 3 de moins, ni 3 de plus. Sur 12 répétitions au total, si les 4 premières doivent paraître abordables et les 4 suivantes plus éprouvantes, les 4 dernières doivent demander un véritable effort.

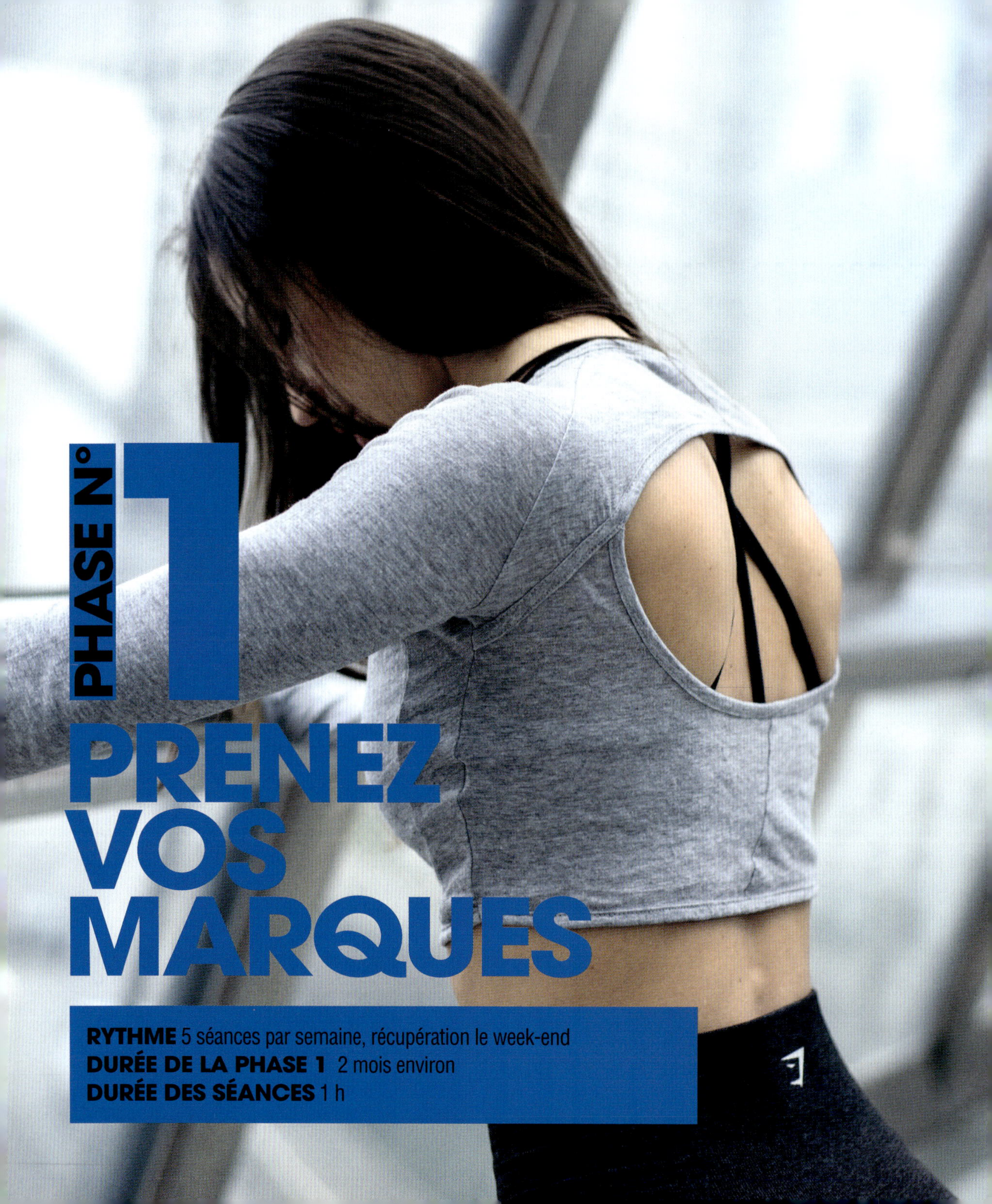

PHASE N° 1
PRENEZ VOS MARQUES

RYTHME 5 séances par semaine, récupération le week-end
DURÉE DE LA PHASE 1 2 mois environ
DURÉE DES SÉANCES 1 h

Vous allez découvrir mes exercices chouchous. Ce sont les mouvements qu'il faut maîtriser parfaitement avant d'introduire des méthodes d'intensification. La semaine est composée de 5 séances qui travaillent une seule zone à la fois, afin de vous concentrer sur le ressenti. Vous gagnerez en force, améliorerez vos positions, développerez votre « mind-muscle connexion » et commencerez à voir les premiers effets. Focalisez-vous sur la bonne réalisation des mouvements, augmentez vos charges progressivement, contractez volontairement les muscles.

EN SÉANCE 01 ÉPAULES

On bosse tous les faisceaux des épaules (avant, côtés et arrière) ! Les 6 exercices travaillent à la fois en endurance musculaire (à partir de 15 répétitions) et en masse musculaire (moins de 15 répétitions) pour gagner en muscles tout en les dessinant. Le travail avec haltères vous obligera à apprendre le mouvement, à mobiliser vos muscles posturaux pour stabiliser votre corps, le travail à la poulie assurera les finitions en dessinant le muscle.

EN SÉANCE 02 LEGS

On augmente le galbe en masse musculaire (10 à 12 répétitions) tout en affinant avec de l'endurance musculaire (15 répétitions). On commence sur le premier exercice par un travail plus isolé pour galber les fessiers et l'arrière des cuisses. Les 4 derniers exercices polyarticulaires intensifient la séance. On mixe exercices sur machines guidées pour bien prendre conscience du mouvement, et exercices avec poids libres (haltères, barre), pour augmenter l'intensité.

EN SÉANCE 03 DOS

On entame directement la séance avec des exercices à la poulie pour travailler le relief musculaire. On termine par 1 exercice guidé pour travailler spécifiquement le grand dorsal. Une séance principalement en endurance musculaire pour bien vous affûter !

EN SÉANCE 04 PECS/BRAS

Après l'échauffement, on commence par 2 exercices poitrine avec haltères pour travailler les faisceaux des pectoraux de manière complète. Vous terminez avec 2 supersets sur les triceps et les biceps pour travailler les bras plus intensivement. Une séance qui tonifie la poitrine tout en dessinant les bras.

EN SÉANCE 05 LEGS

Deux exercices guidés concentrent d'abord le travail sur tous les faisceaux des fessiers. Ensuite, 2 exercices legs et fessiers polyarticulaires intensifient la séance. Pour finir : 1 exercice plus ciblé lombaires-fessiers va galber les fessiers tout en renforçant le bas du dos. Objectif : galber et affûter les jambes et les fessiers en endurance.

SÉANCE 01 ÉPAULES

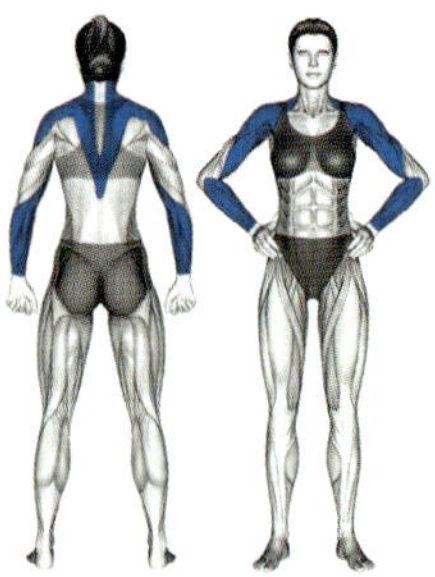

REPOS

> 1 min à 1 min 30 entre les séries

> Pas de repos entre les exercices du triset, seulement après l'enchaînement des trois exercices

ÉCHAUFFEMENT BÂTON 2 X 10 REPS DANS LES DEUX SENS

LET'S GO ! Debout, le bâton en mains face à la poitrine, en prise beaucoup plus large que les épaules, épaules basses. Effectuez de grands cercles, bras tendus, autour de vous.

TRISET AVEC HALTÈRES / FAIBLE CHARGE

ÉLÉVATIONS FRONTALES 3 X 10 REPS

ÇA FAIT TRAVAILLER... Principalement les deltoïdes antérieurs (avant des épaules) et le haut des pectoraux. En muscles secondaires, le haut des trapèzes (partie épaules et nuque), les biceps et les avant-bras.

LET'S GO ! Debout, les haltères le long des cuisses, inspirez. À l'expiration, faites monter en contrôle les haltères à la hauteur des épaules, bras tendus et paumes de mains face au sol. Inspirez de nouveau sur la descente. Engagez vos abdos durant tout le mouvement.

CE QU'IL NE FAUT PAS FAIRE... Compenser avec un élan sur la montée des bras. Relâcher les abdos, sous peine de compenser avec le dos.

ÉLÉVATIONS LATÉRALES 3 X 10 REPS

ÇA FAIT TRAVAILLER... Principalement le côté des épaules. En muscles secondaires, le haut des trapèzes (partie épaules et nuque), les biceps et les avant-bras.

LET'S GO ! Debout, les haltères en mains, bras le long du corps et paumes face aux hanches, inspirez. À l'expiration, faites monter les haltères sur les côtés en contrôle, bras tendus, jusqu'à ce qu'ils soient alignés avec les épaules. Inspirez de nouveau sur la descente. Gardez vos abdos engagés sur tout le mouvement.

CE QU'IL NE FAUT PAS FAIRE... Monter les haltères plus haut que les épaules, relâcher le centre et compenser avec un élan sur la montée.

L'OISEAU 3 X 10 REPS

ÇA FAIT TRAVAILLER... Les deltoïdes postérieurs (arrière des épaules), mais aussi les lombaires (bas du dos), le grand dorsal (muscle qui recouvre la majeure partie du dos), le grand rond (muscle de l'omoplate) et les triceps (arrière des bras).

LET'S GO ! Debout, un haltère dans chaque main, inclinez le buste vers l'avant en fléchissant légèrement les genoux, dos droit et abdos engagés. Les bras sont tendus vers le sol, paumes de mains tournées vers l'arrière, omoplates connectées (tirées en arrière et vers le bas). Inspirez, et à l'expiration tendez les bras perpendiculairement à votre buste. Engagez le dos pour optimiser le travail. Contrôlez le mouvement.

CE QU'IL NE FAUT PAS FAIRE... Arrondir le dos, relâcher les abdos et cambrer le dos.

Suite de la séance page suivante ▼

2 X 10 REPS

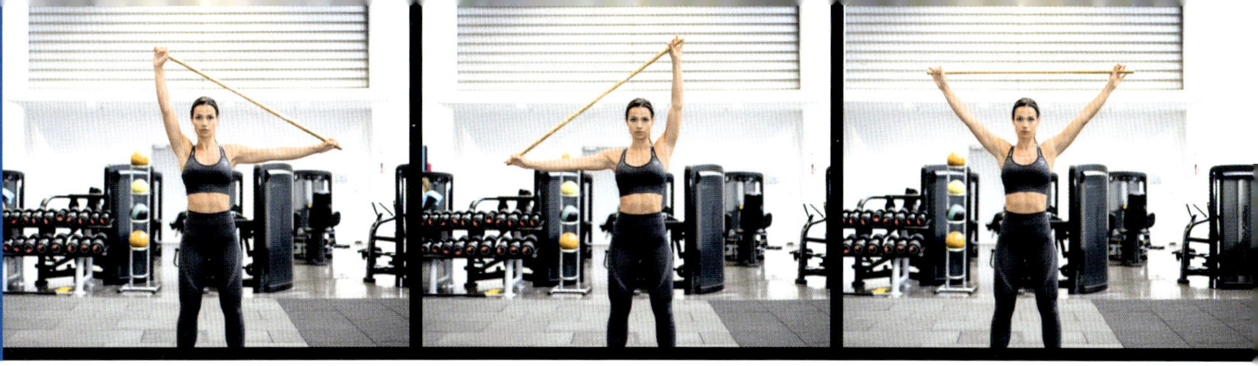

3 X 10 REPS

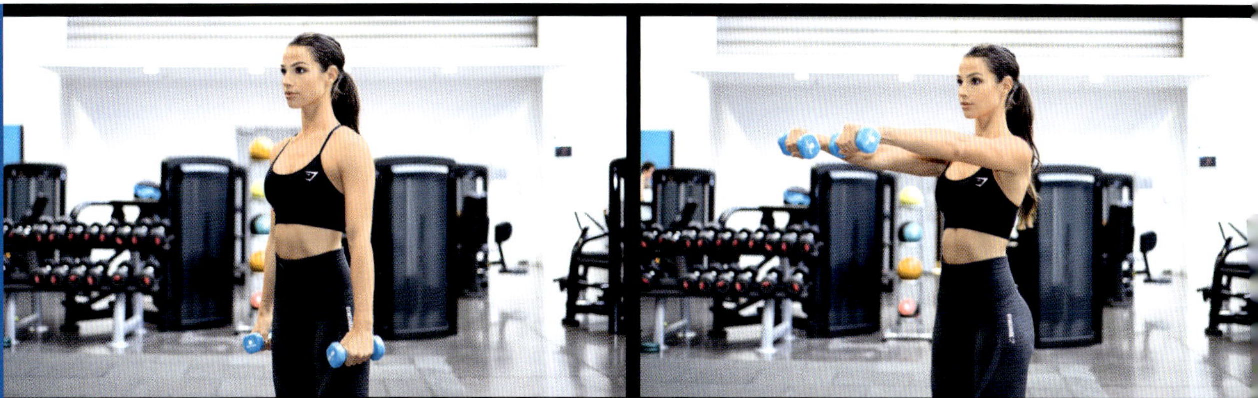

3 X 10 REPS

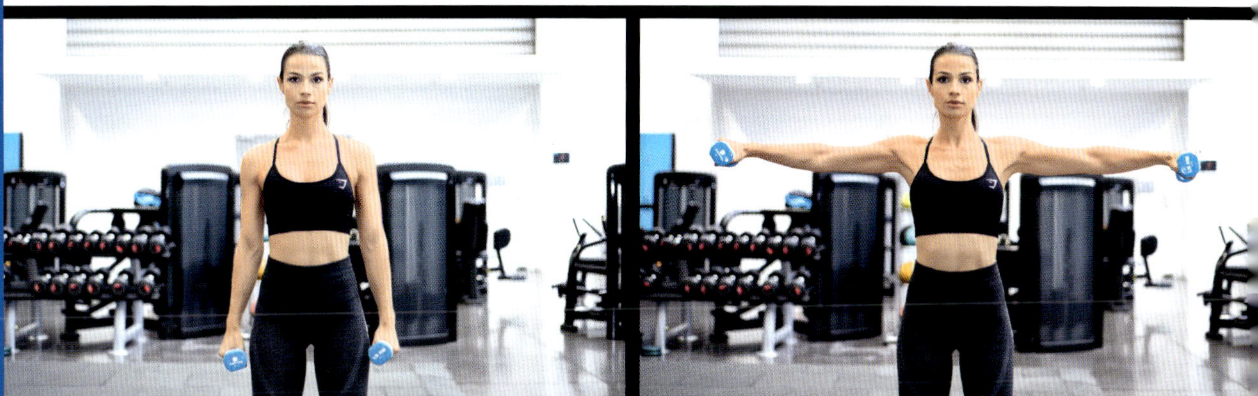

3 X 10 REPS

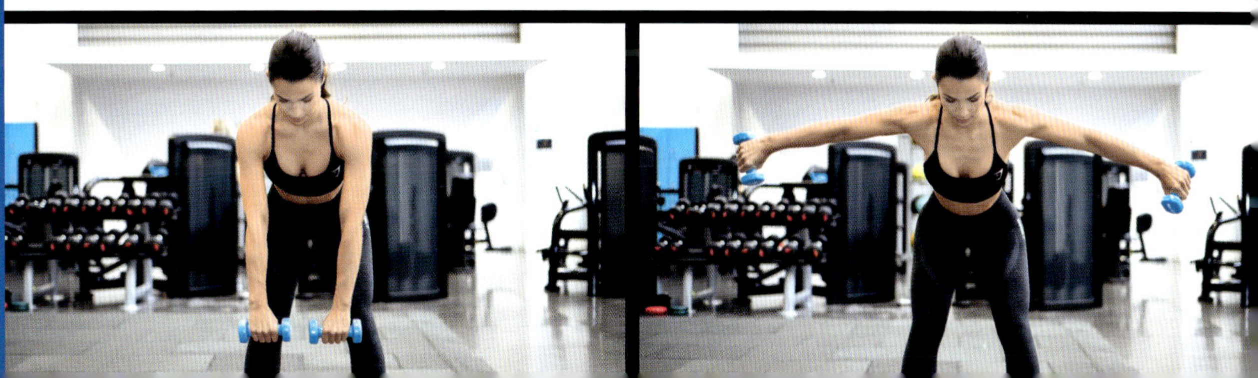

PHASE 1

SÉANCE 01 ÉPAULES

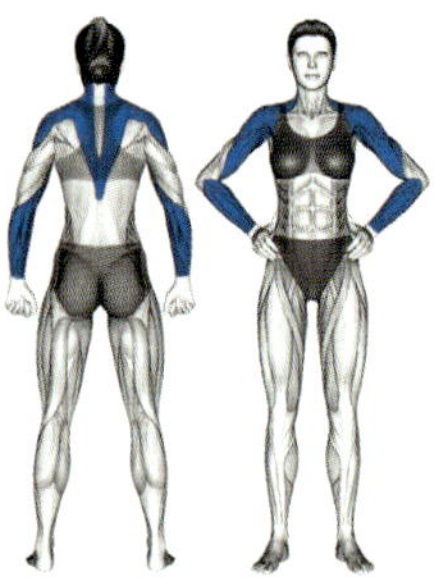

DÉVELOPPÉS HALTÈRES ASSIS 15-12-12-12 REPS

ÇA FAIT TRAVAILLER... Les 3 faisceaux des épaules. En muscles secondaires, les trapèzes (muscles de l'épaule, de la nuque et du tronc), les triceps (arrière des bras), le haut des pectoraux et le dentelé antérieur (situé de chaque côté des côtes).

LET'S GO ! Assis sur un banc, les abdos engagés, ouvrez les bras perpendiculaires au buste et pliés en plaçant les haltères à hauteur de la tête, paumes de mains tournées vers l'avant. Inspirez, et à l'expiration montez les haltères au-dessus de la tête. Gardez les épaules éloignées des oreilles et les abdos engagés sur tout le mouvement.

CE QU'IL NE FAUT PAS FAIRE... Creuser le dos, relâcher les abdos et compenser avec un élan sur la montée.

ÉLÉVATIONS LATÉRALES AVEC HALTÈRES 4 X 15 REPS (AUGMENTEZ LA CHARGE)

ÇA FAIT TRAVAILLER... Principalement le côté des épaules. En muscles secondaires, le haut des trapèzes (partie épaules et nuque), les biceps (avant du bras) et les avant-bras.

LET'S GO ! Debout, les haltères en mains, bras le long du corps et paumes face aux hanches, inspirez. À l'expiration, faites monter les haltères en contrôle sur le côté, bras tendus, jusqu'à ce qu'ils soient dans l'alignement des épaules. Inspirez de nouveau sur la descente. Gardez vos abdos engagés sur tout le mouvement.

CE QU'IL NE FAUT PAS FAIRE... Relâcher le centre et compenser avec le dos en prenant un élan sur la montée.

TIRAGE MENTON POULIE BASSE AVEC BARRE 15-12-12-12 REPS

ÇA FAIT TRAVAILLER... Principalement le côté de l'épaule, les trapèzes (muscles de l'épaule, de la nuque et du tronc). En muscles secondaires, les deltoïdes antérieurs et postérieurs (avant et arrière des épaules), le supra-épineux (muscle profond de l'épaule), les biceps et les avant-bras.

LET'S GO ! Debout, prenez la barre en pronation (paumes vers l'arrière), prise largeur d'épaules, les bras tendus le long du corps, la barre au niveau des cuisses. Inspirez, à l'expiration tirez la barre en direction du menton et en ouvrant les coudes vers l'extérieur, jusqu'à les aligner avec les épaules. Gardez les abdos engagés sur tout le mouvement.

CE QU'IL NE FAUT PAS FAIRE... Relâcher les abdos, cambrer le dos pour compenser une charge trop lourde sur la montée de la barre.

Suite de la séance page suivante ▼

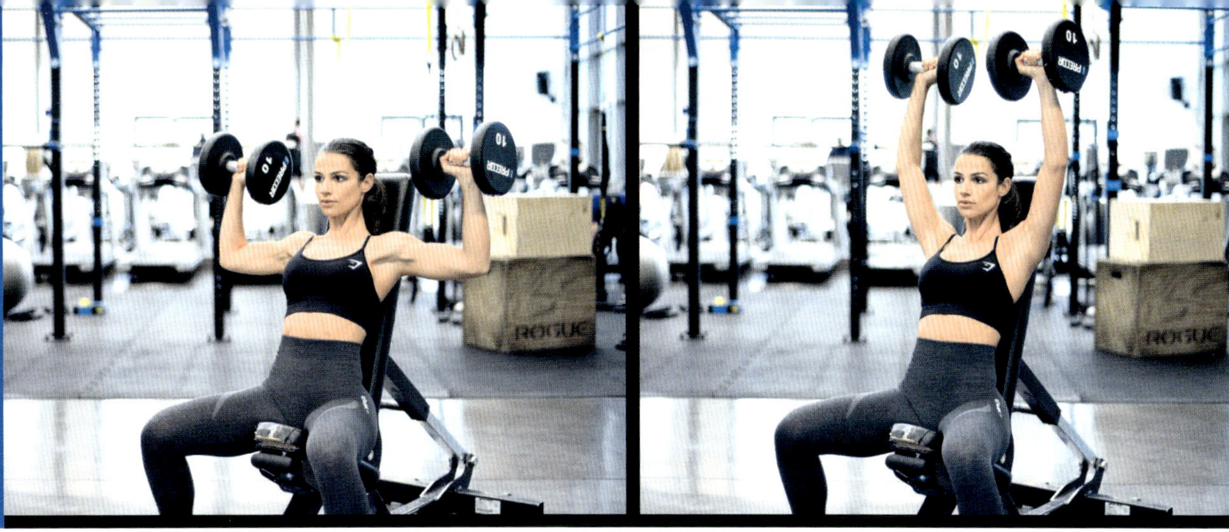

15-12-12-12 REPS

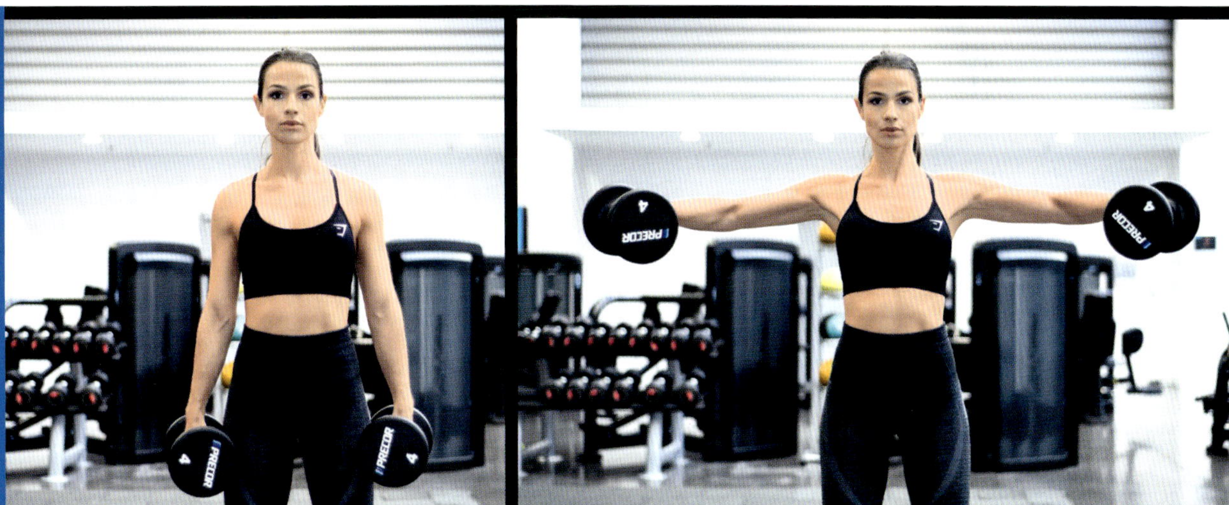

4 X 15 REPS

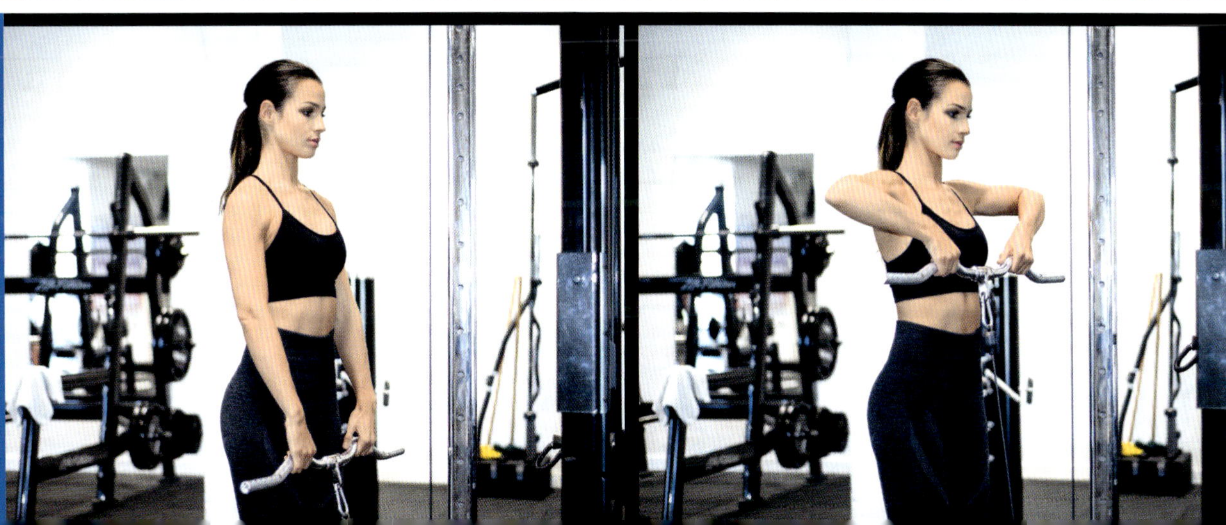

15-12-12-12 REPS

PHASE 1

SÉANCE 01 ÉPAULES

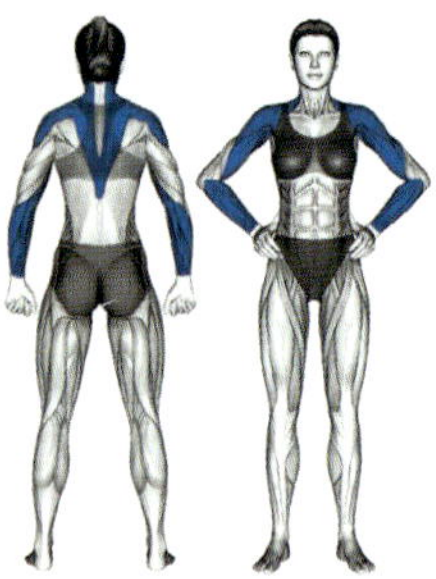

ÉLÉVATIONS FRONTALES AVEC UN DISQUE 4 X 10 À 12 REPS

ÇA FAIT TRAVAILLER… Principalement les deltoïdes antérieurs (avant des épaules) et le haut des pectoraux. En muscles secondaires, le haut des trapèzes (partie épaules et nuque), les biceps et les avant-bras.

LET'S GO ! Debout, le disque en mains au niveau des cuisses, bras tendus, inspirez puis, à l'expiration, faites monter le disque en contrôle jusqu'au-dessus de la tête, en gardant les omoplates connectées. Inspirez de nouveau sur la descente. Engagez vos abdos durant tout le mouvement.

CE QU'IL NE FAUT PAS FAIRE… Compenser avec un élan sur la montée.

L'OISEAU À LA POULIE 3 X 15 REPS

ÇA FAIT TRAVAILLER… Le côté et l'arrière des épaules (les deltoïdes postérieurs). En muscles secondaires, les trapèzes (muscles de l'épaule, de la nuque et du tronc), les biceps et les avant-bras.

LET'S GO ! Debout, la poulie en position haute. Attrapez les sangles en croisant les bras, les paumes de mains tournées en pronation (vers le sol). Inspirez, à l'expiration tirez les câbles latéralement et vers le bas de manière à placer les paumes de mains face au sol. Gardez les abdos engagés et, au tirage, connectez les omoplates. Contrôlez le mouvement.

CE QU'IL NE FAUT PAS FAIRE… Déconnecter les omoplates et laisser le dos s'arrondir, relâcher les abdos.

4 X 10 À 12 REPS

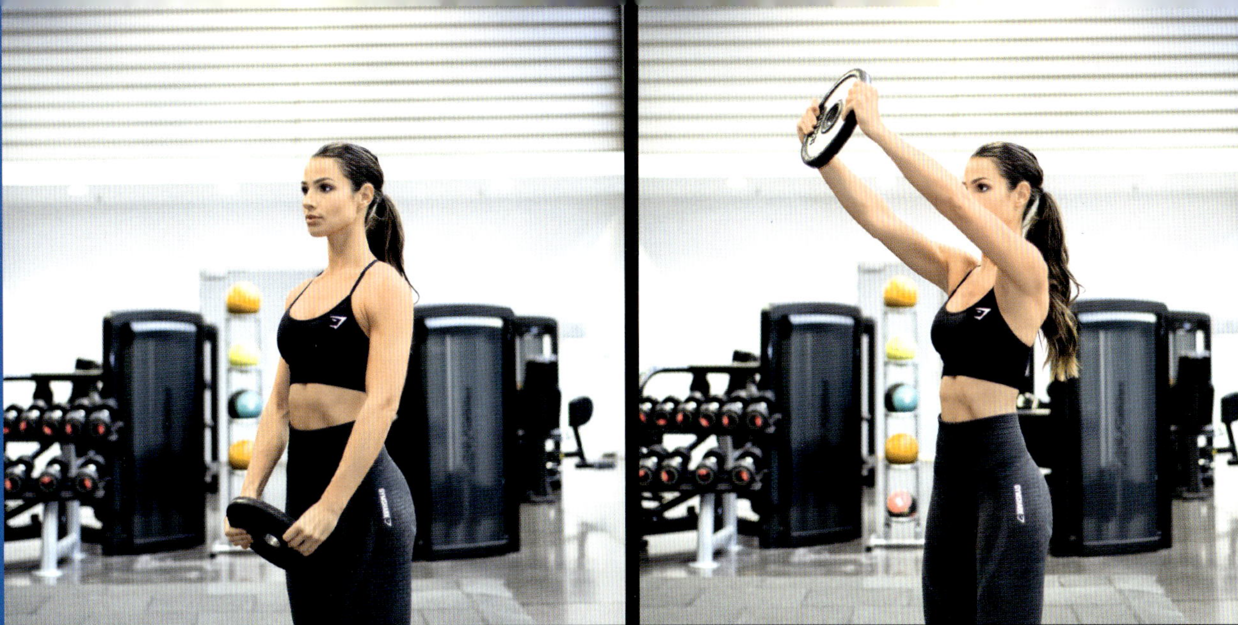

3 X 15 REPS

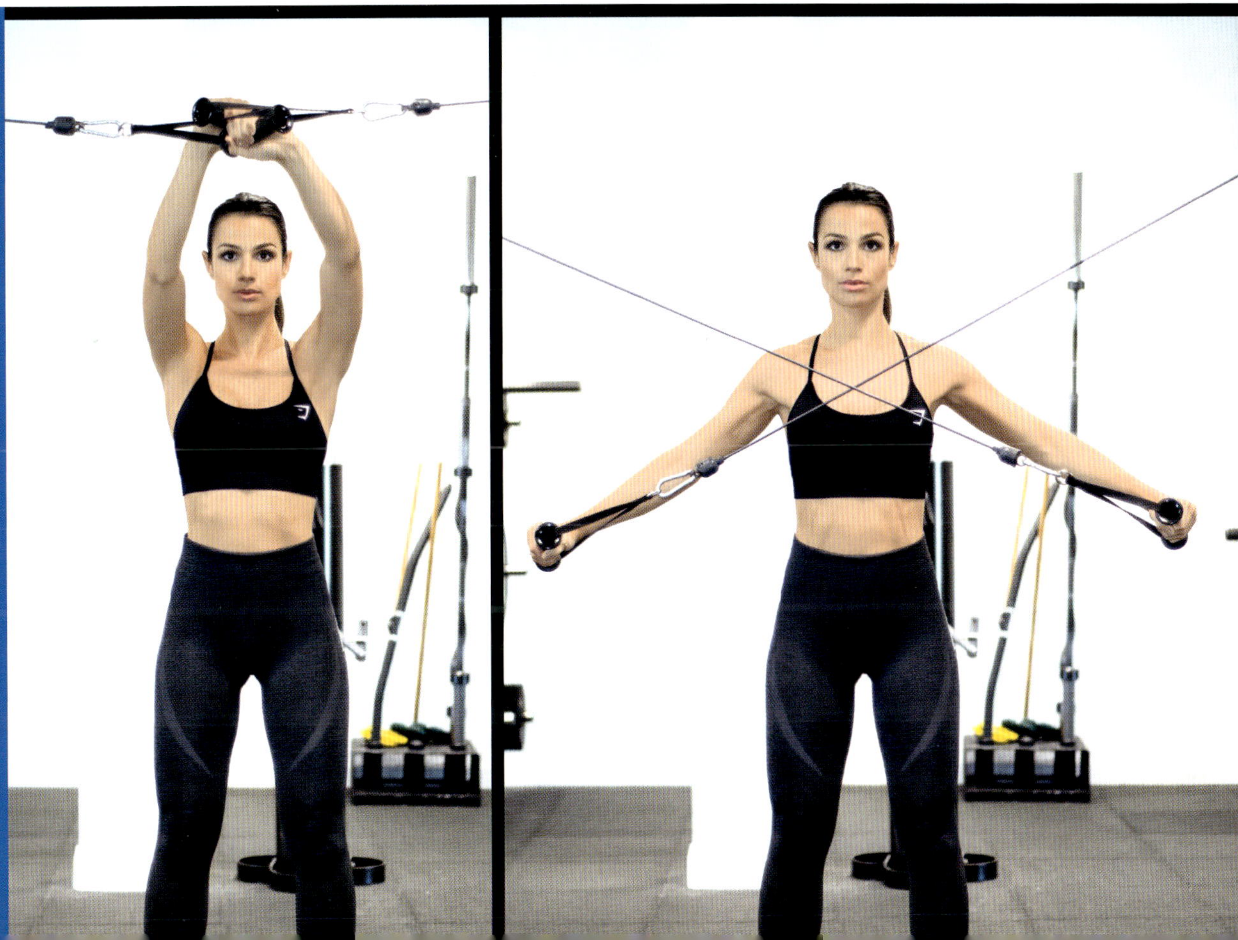

PHASE 1

SÉANCE 02 LEGS

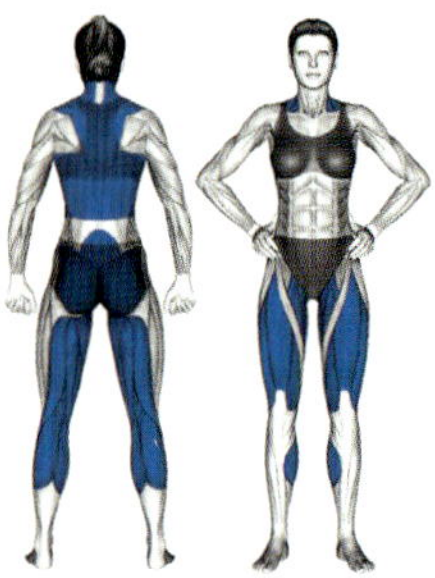

REPOS
> 1 min à 1 min 30
entre les séries

DONKEY KICKS SUR MACHINE
3 X 15 REPS SUR CHAQUE JAMBE

ÇA FAIT TRAVAILLER… Principalement le grand fessier (arrière des fessiers), mais aussi les ischios-jambiers (arrière des cuisses).

LET'S GO ! Réglez la machine en fonction de votre taille et du poids avec lequel vous souhaitez travailler. Placez le pied droit sur l'appui-pied et l'autre jambe sur le plateau de la machine. Placez les mains sur les poignées et engagez la sangle abdominale. Inspirez, à l'expiration repoussez l'appui-pied vers l'arrière avec votre jambe droite en engageant le fessier. Reproduisez le même mouvement avec la jambe gauche.

CE QU'IL NE FAUT PAS FAIRE… Relâcher la sangle abdominale et cambrer le bas du dos sur l'extension de la jambe.

SQUATS AVEC UNE BARRE LIBRE
15-12-12-12 REPS

ÇA FAIT TRAVAILLER… Les quadriceps (avant des cuisses), les ischios-jambiers (arrière des cuisses), les lombaires (bas du dos), les mollets et les fessiers.

LET'S GO ! Debout, pieds écartés de la largeur des épaules, placez la barre sur les trapèzes. Inspirez en fléchissant les hanches, genoux et chevilles. Poussez les fesses vers l'arrière et gardez le poids du corps dans les talons. Les genoux ne doivent pas dépasser les pointes de vos pieds. À l'expiration, remontez en poussant avec les jambes jusqu'à ce qu'elles soient presque tendues. Contractez volontairement vos fessiers sur la phase de remontée et gardez un dos droit et les abdos engagés sur tout le mouvement.

CE QU'IL NE FAUT PAS FAIRE… Arrondir le dos, relâcher les abdos, sous peine de compenser avec les lombaires. Placer le poids du corps sur les pointes de pieds.

FENTES AVEC HALTÈRES
15-12-12-12 REPS

ÇA FAIT TRAVAILLER… Les quadriceps (avant des cuisses), les ischios-jambiers (arrière des cuisses) et les fessiers.

LET'S GO ! Debout, les haltères en mains, bras tendus et paumes tournées vers les cuisses, inspirez, placez la jambe droite vers l'arrière et sur un step, pied sur la pointe. Plus l'écart des jambes est grand, plus on axe le travail sur les fessiers. Une petite amplitude engage davantage les quadriceps. Expirez, fléchissez les deux jambes à 90° en plaçant le poids du corps principalement dans le talon de la jambe avant. Reproduisez le même mouvement avec la jambe gauche ensuite. Gardez les abdos engagés sur tout le mouvement.

CE QU'IL NE FAUT PAS FAIRE… Relâcher les abdos, mettre le poids du corps dans les pointes de pieds et perdre l'alignement genou/pointe de pied, cela créerait trop de tension sur les tendons et les articulations. Pencher le buste vers l'avant.

Suite de la séance page suivante ▼

3 X 15 REPS

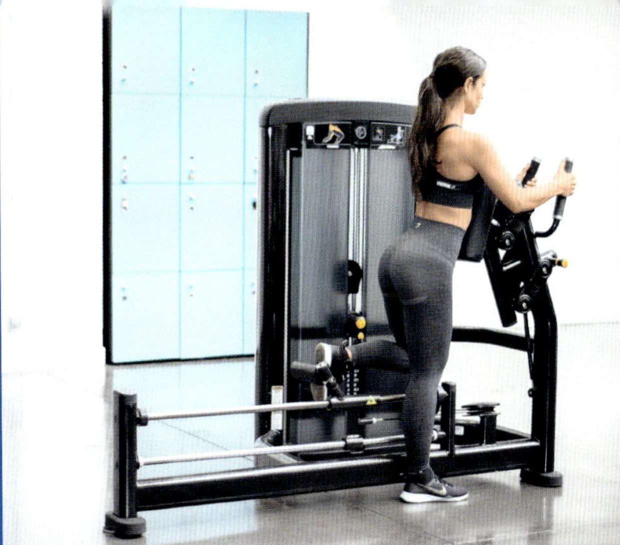

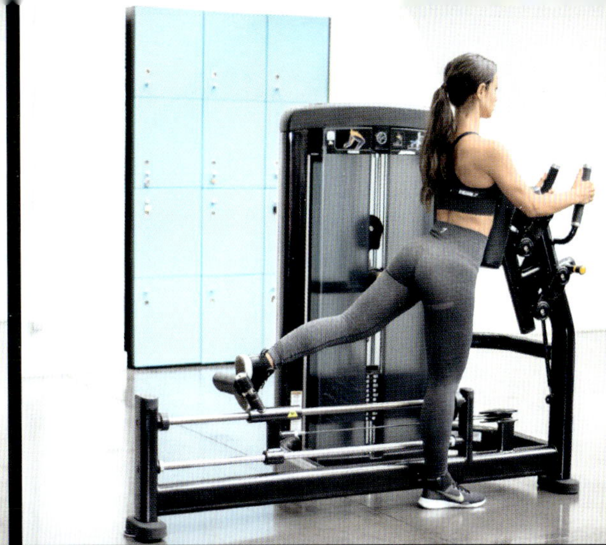

15-12-12-12 REPS

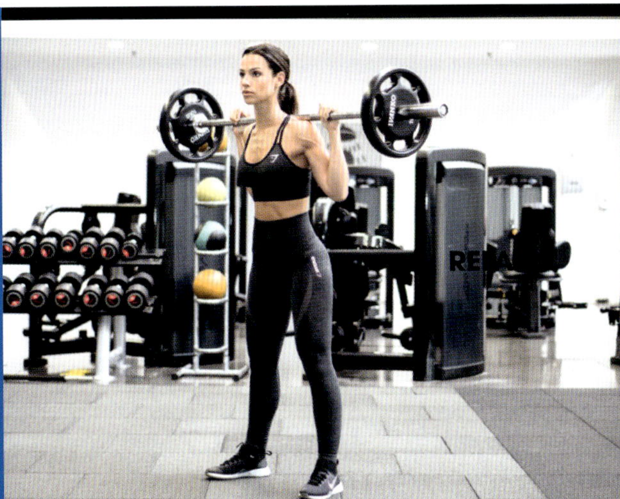

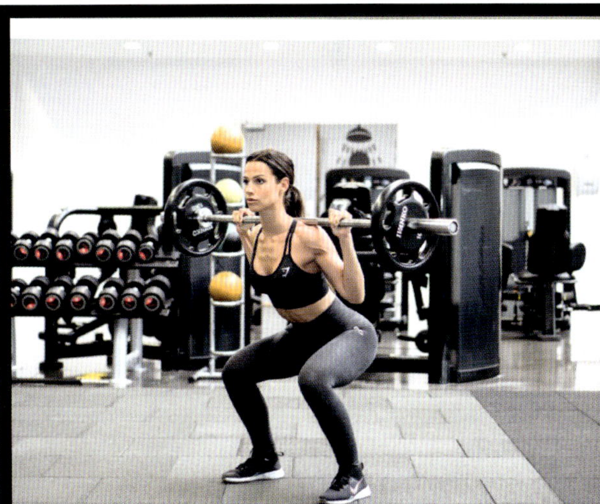

15-12-12-12 REPS

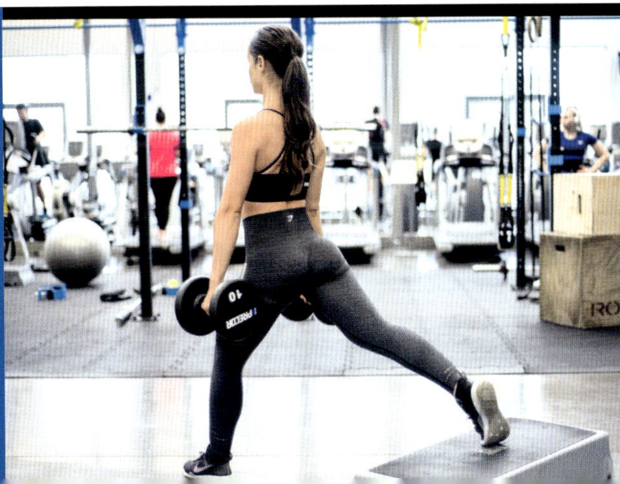

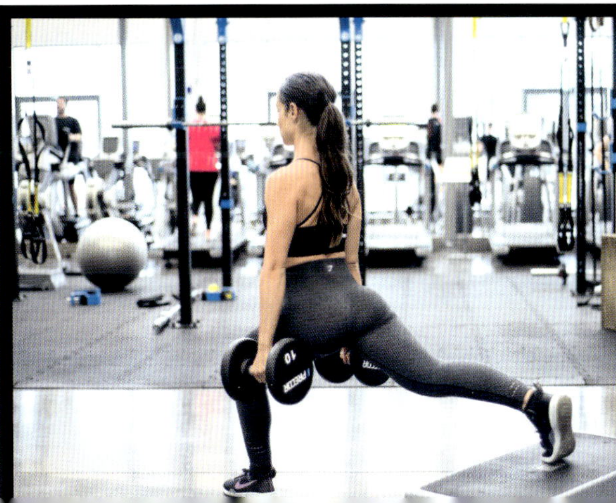

PHASE 1

SÉANCE 02 LEGS

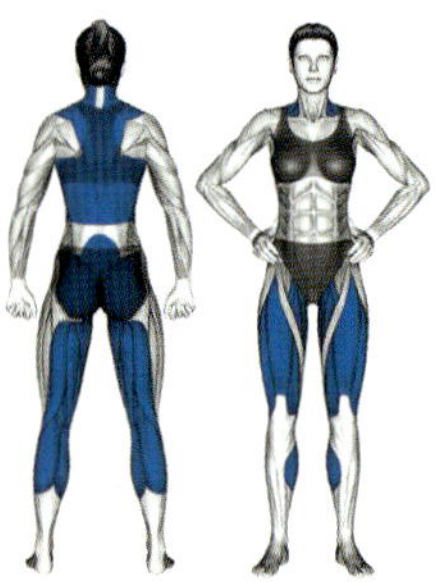

SOULEVÉS DE TERRE JAMBES TENDUES 15-12-12-12 REPS

ÇA FAIT TRAVAILLER… Les ischios-jambiers (arrière des cuisses), les fessiers, les abdominaux. En muscles secondaires, les dorsaux (milieu du dos), les spinaux et lombaires (bas du dos), les avant-bras, les muscles de la ceinture scapulaire qui recouvrent le haut du dos (épaules, trapèzes).

LET'S GO ! Debout, pieds largeur de hanches, penchez-vous en fléchissant les genoux, le dos droit, pour prendre la barre en mains à un pouce de chaque côté des cuisses en prise inversée (une main en pronation, l'autre en supination). Inspirez en inclinant le buste, faites glisser la barre le long des cuisses. Les genoux sont légèrement fléchis. À l'expiration, redressez-vous avec la barre. Gardez les omoplates connectées et la sangle abdominale engagée tout le long de manière à avoir le dos le plus droit possible.

CE QU'IL NE FAUT PAS FAIRE… Arrondir le dos, relâcher les abdos.

RELEVÉS DE BASSIN 4 X 10 À 12 REPS

ÇA FAIT TRAVAILLER… Principalement les muscles des fessiers (le grand fessier, l'arrière des fessiers). Mais également les ischios-jambiers (arrière des cuisses), les quadriceps (avant des cuisses) et les abdominaux.

LET'S GO ! Placez le haut du dos (omoplates) sur le banc et les pieds au sol, largeur des épaules. Installez la barre sur votre bassin, en protégeant votre bassin avec une serviette pliée si vous souhaitez. Inspirez et descendez le bassin en contrôlant le mouvement. À l'expiration, levez votre bassin en poussant dans les talons (jusqu'à l'aligner avec votre poitrine). Contractez les fessiers sur la montée. Restez 10 s en contraction isométrique (immobile) sur chaque répétition.

CE QU'IL NE FAUT PAS FAIRE… Décoller les talons du sol, relâcher les abdos et hausser les épaules.

15-12-12-12 REPS

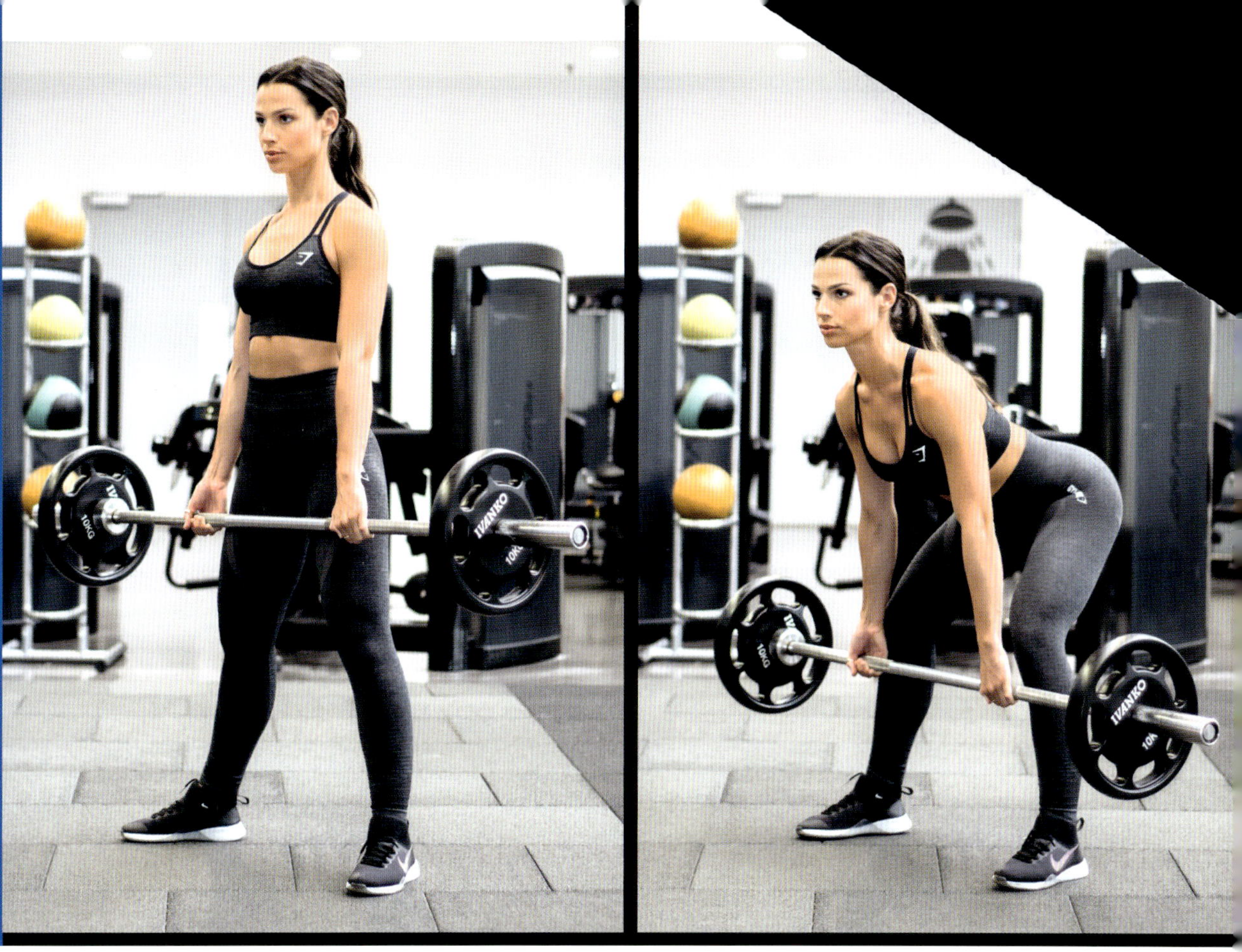

4 X 10 À 12 REPS

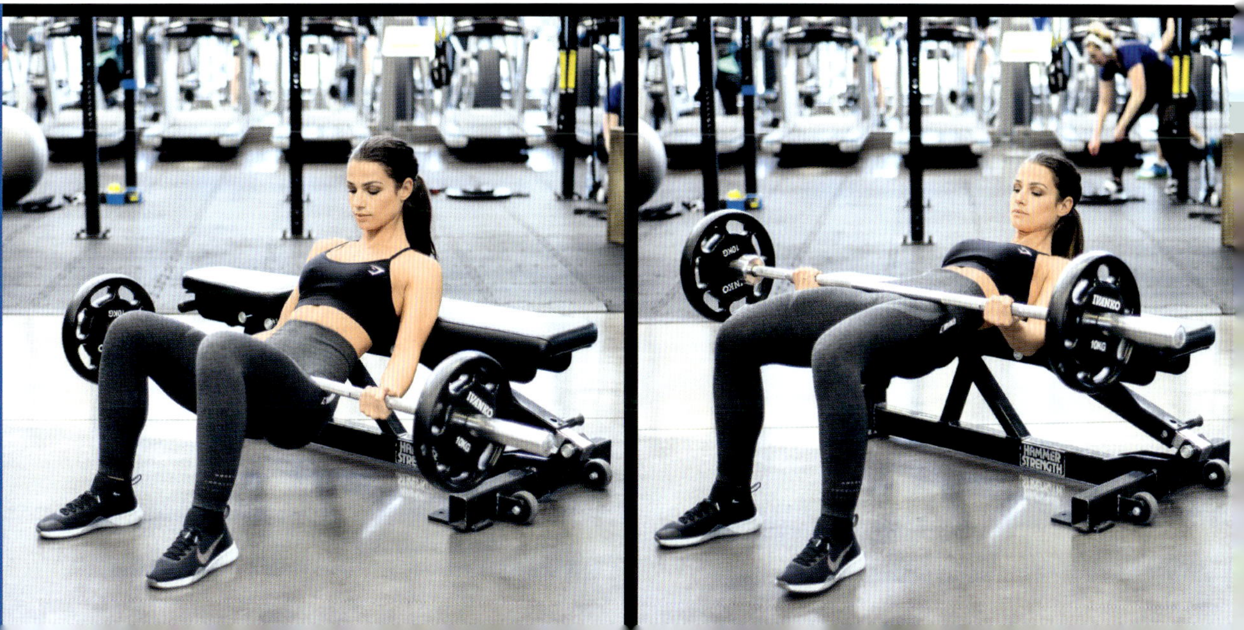

CHAUFFEMENT BÂTON 2 X 10 REPS DANS LES DEUX SENS

LET'S GO ! Debout, le bâton en mains face à la poitrine, en prise beaucoup plus large que les épaules, épaules basses. Effectuez de grands cercles, bras tendus, autour de vous.

D

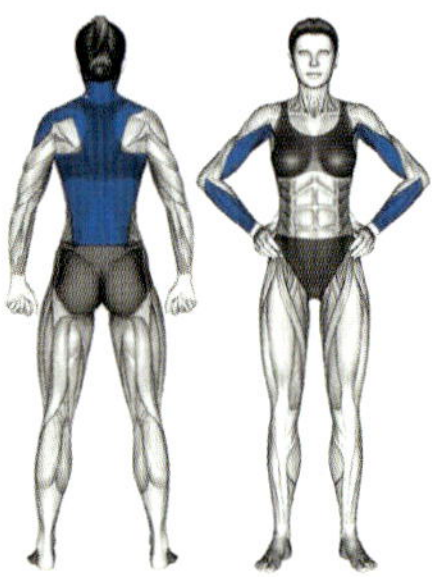

REPOS
> 1 min à 1 min 30 entre les séries

TIRAGE VERTICAL 15-12-12-12 REPS

ÇA FAIT TRAVAILLER… Principalement le grand dorsal (muscle qui recouvre la majeure partie du dos), le grand rond et le petit rond (muscles de l'omoplate) et le bas du trapèze (partie tronc). En muscles secondaires, les rhomboïdes (muscles de l'omoplate et de la colonne vertébrale), les deltoïdes postérieurs (arrière des épaules), les biceps et les avant-bras.

LET'S GO ! Assis le dos droit, les abdos bien engagés. Attrapez la barre en pronation (paumes vers l'avant), les mains plus largement écartées que la largeur des épaules. Inspirez et inclinez légèrement le buste vers l'arrière, connectez vos omoplates. À l'expiration, tirez la barre vers la poitrine en engageant le dos.

CE QU'IL NE FAUT PAS FAIRE… Se laisser aller sans contrôler le mouvement, déconnecter les omoplates, arrondir le dos.

TIRAGE HORIZONTAL PRISE NEUTRE 15-12-12-12 REPS

ÇA FAIT TRAVAILLER… Principalement le grand dorsal (muscle qui recouvre la majeure partie du dos), le grand rond et l'infra-épineux (muscles de l'omoplate), les trapèzes moyens et inférieurs (partie nuque et tronc). En muscles secondaires, les biceps et les deltoïdes postérieurs (arrière des épaules).

LET'S GO ! Attrapez la poignée de chaque côté. Assis le dos droit, les abdos bien engagés et les deux pieds posés contre le support, inspirez, et à l'expiration tirez la poulie vers vos abdominaux en engageant le dos et en connectant les omoplates. Gardez les épaules toujours éloignées des oreilles.

CE QU'IL NE FAUT PAS FAIRE… Relâcher les abdos, ne pas contrôler le mouvement et arrondir le dos.

Suite de la séance page suivante ▼

2 X 10 REPS

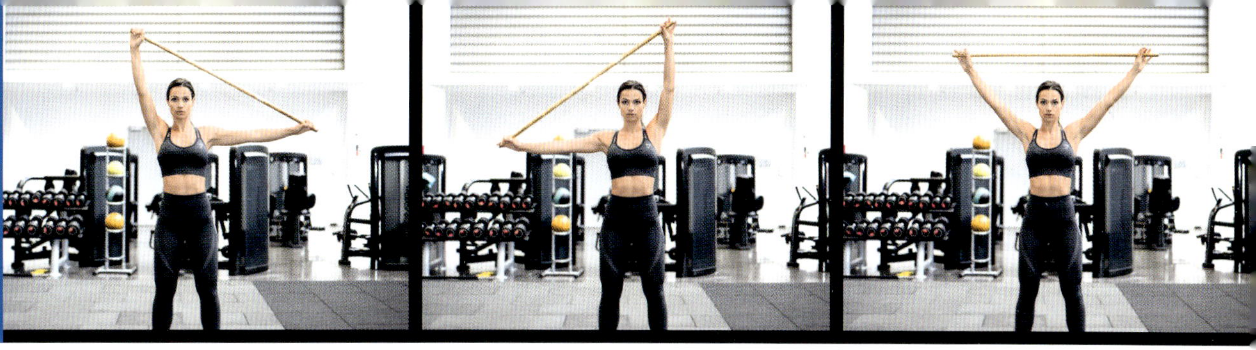

15-12-12-12 REPS

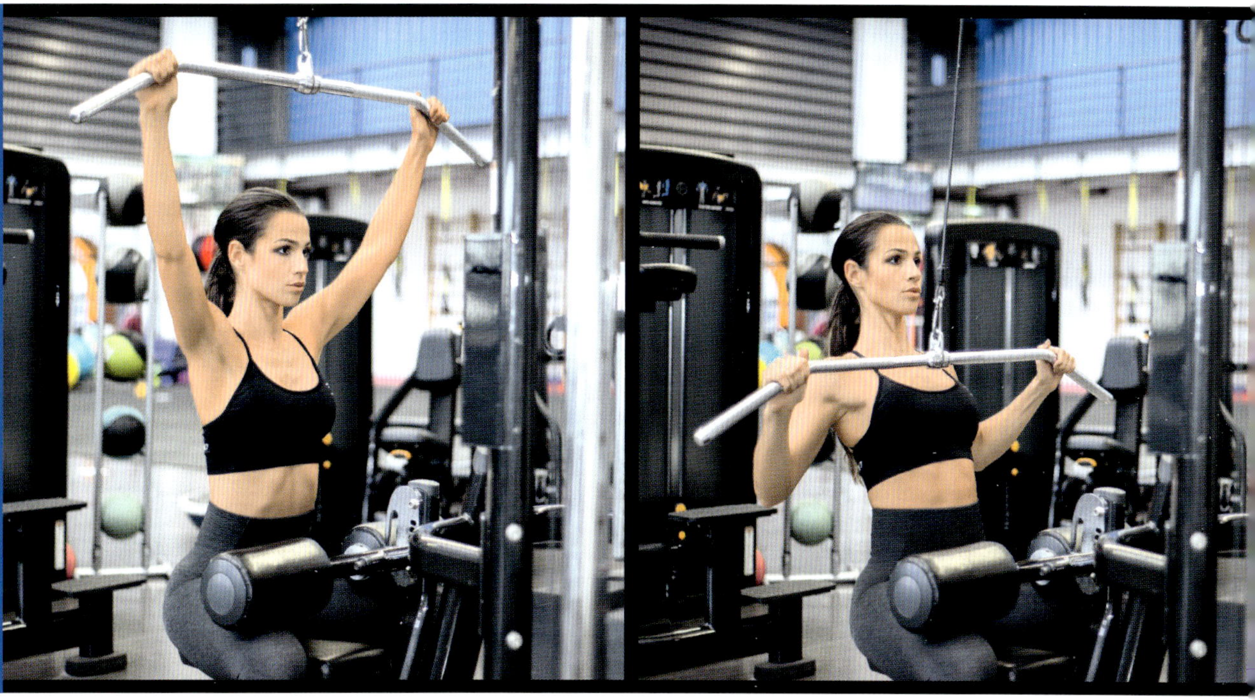

15-12-12-12 REPS

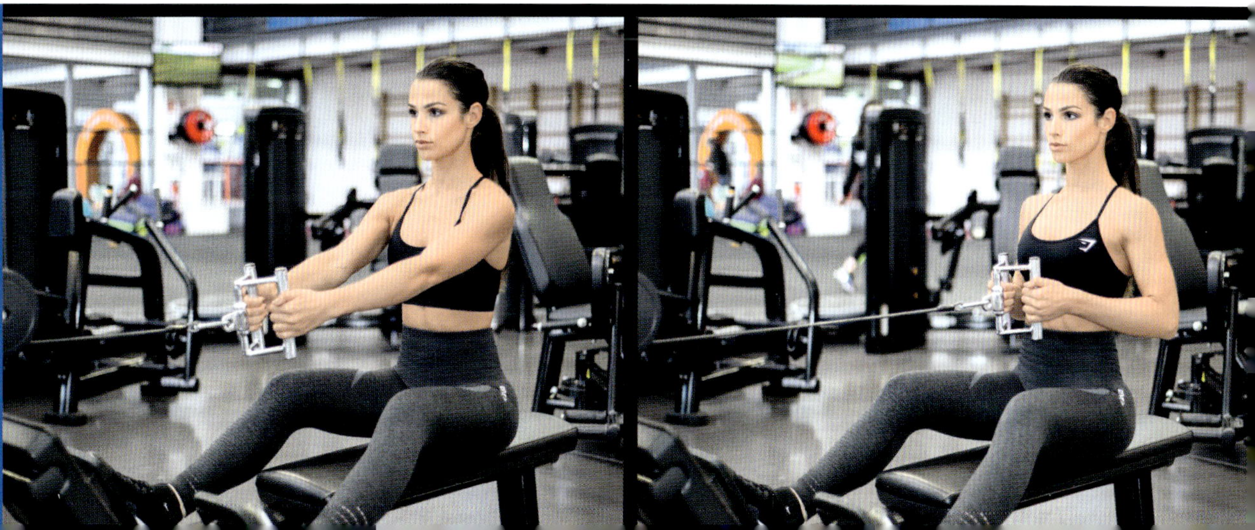

SÉANCE 03 DOS

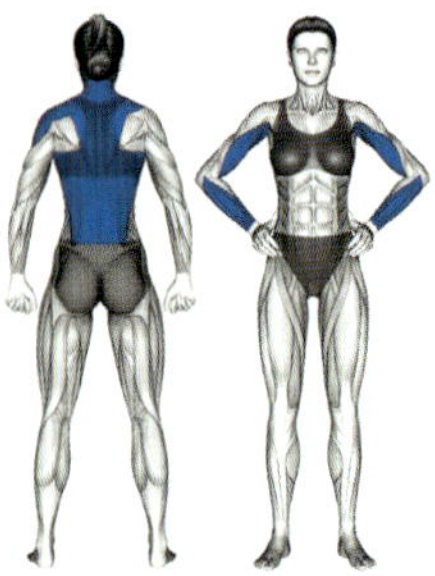

BÛCHERON HALTÈRES 15-12-12-12 REPS

ÇA FAIT TRAVAILLER... Principalement le grand dorsal (muscle qui recouvre la majeure partie du dos), le grand rond (muscle de l'omoplate), le grand rhomboïde (muscle de l'omoplate et de la colonne) et les trapèzes (muscles de l'épaule, de la nuque et du tronc). En muscles secondaires, les deltoïdes postérieurs (arrière des épaules) et les biceps.

LET'S GO ! Prenez l'haltère dans la main droite et placez le genou et la main gauches sur le banc. Le dos droit et les abdos bien engagés, inspirez, et à l'expiration tirez l'haltère vers vous en gardant le bras proche du buste. Ramenez le coude près des côtes en engageant le dos. Contrôlez votre mouvement. Reproduisez le même mouvement du côté gauche.

CE QU'IL NE FAUT PAS FAIRE... Relâcher les abdos, arrondir le dos ou cambrer le bas du dos.

TIRAGE HORIZONTAL PRISE SUPINATION SUR POULIE 4 X 15 REPS

ÇA FAIT TRAVAILLER... Principalement le grand dorsal (muscle qui s'étend sur la majeure partie du dos), le grand rond (muscle de l'omoplate) et les deltoïdes postérieurs (arrière des épaules). En muscles secondaires, les rhomboïdes (muscles de l'omoplate et de la colonne), les trapèzes supérieurs (partie épaules et nuque) et les biceps.

LET'S GO ! Attrapez la barre en supination largeur des épaules (paumes de mains tournées vers le plafond). Assis, le dos droit et les abdominaux engagés, inspirez, et à l'expiration tirez la barre vers les abdominaux en ramenant les coudes vers les côtes. Engagez le dos et connectez les omoplates sur tout le mouvement.

CE QU'IL NE FAUT PAS FAIRE... Ne pas contrôler le mouvement, relâcher les abdos, arrondir le dos ou cambrer le bas du dos.

TIRAGE MACHINE UPPER BACK 3 X 15 REPS

ÇA FAIT TRAVAILLER... Le grand dorsal (muscle qui s'étend sur la majeure partie du dos), le grand rond et l'infra-épineux (muscles de l'omoplate) et les trapèzes moyens et inférieurs (partie nuque et tronc). Mais aussi les biceps et les deltoïdes postérieurs (arrière des épaules).

LET'S GO ! En position assise, réglez le poids avec lequel vous souhaitez travailler et attrapez les poignées. Inspirez, à l'expiration tirez les poignées vers vous en engageant le dos. Veillez à garder les abdos engagés sur tout le mouvement et à connecter les omoplates pour optimiser le travail.

CE QU'IL NE FAUT PAS FAIRE... Ne pas contrôler le mouvement, déconnecter les omoplates et arrondir le dos. Relâcher la sangle abdominale.

15-12-12-12 REPS

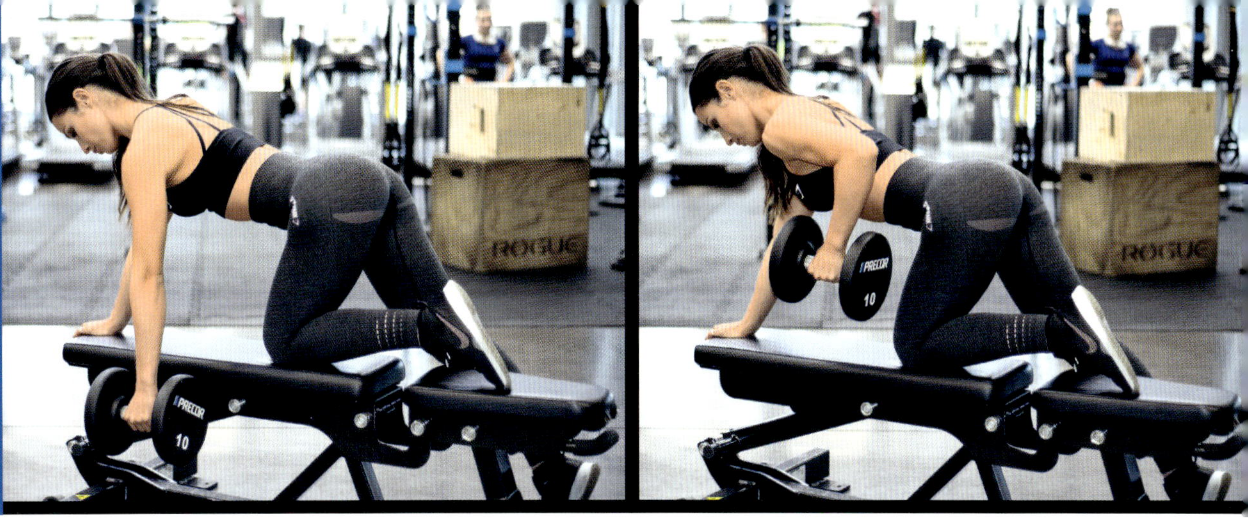

4 X 15 REPS

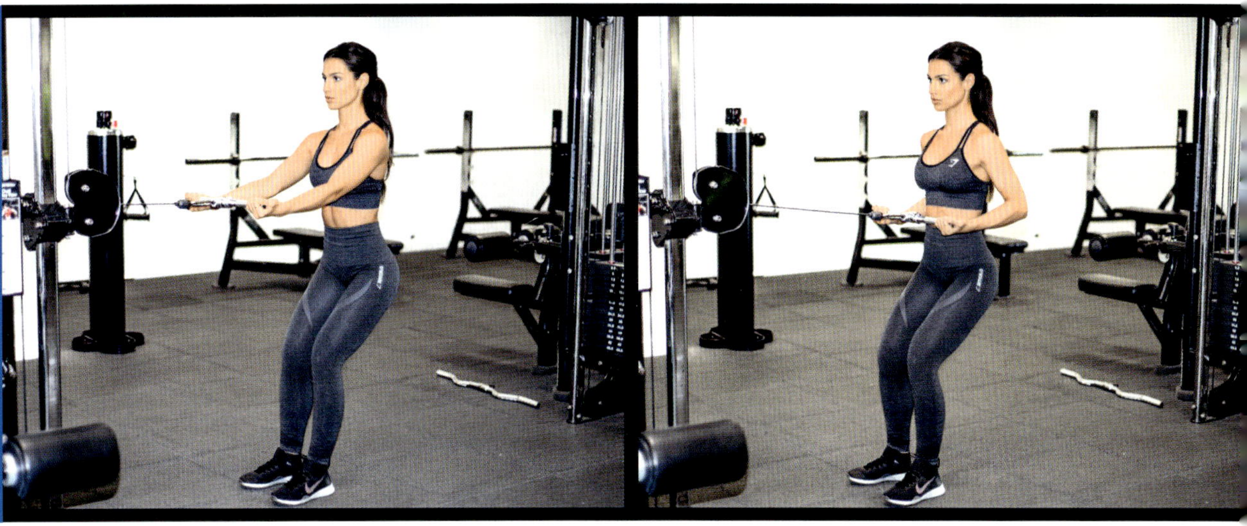

3 X 15 REPS

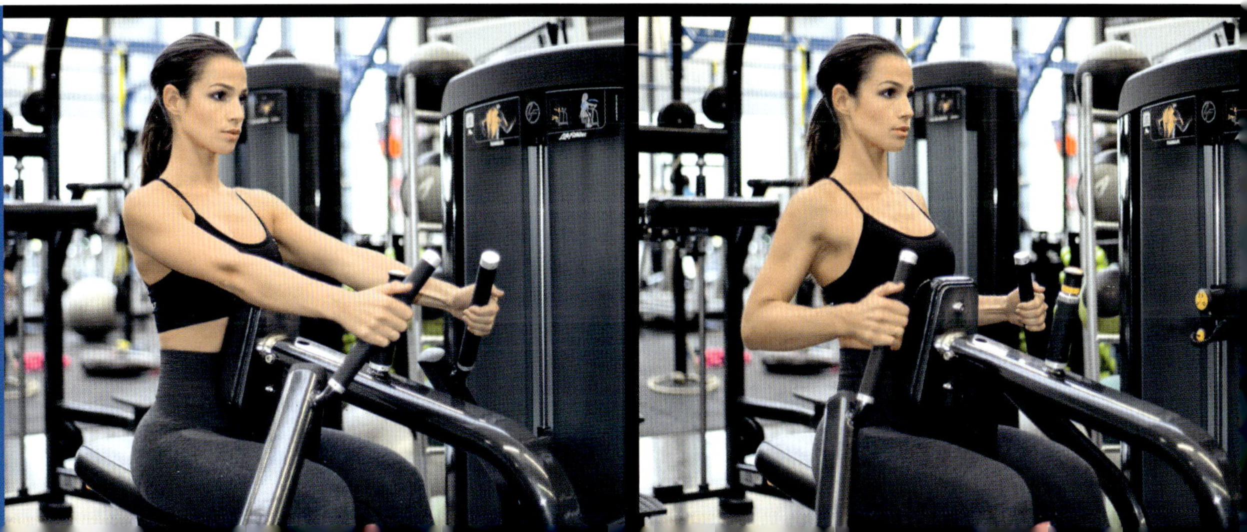

PHASE 1

SÉANCE 04

PECS/ BRAS

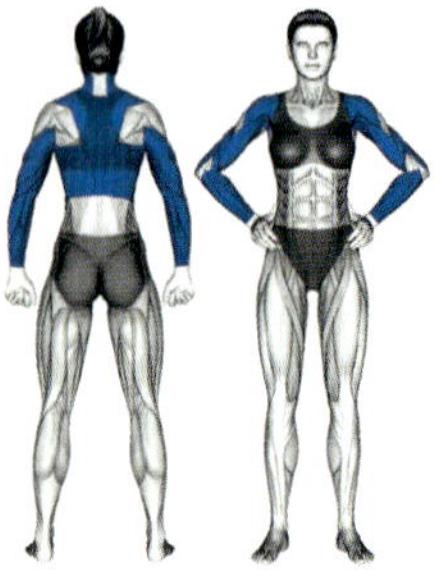

REPOS

> 1 min à 1 min 30 entre les séries

> Pas de repos entre les exercices des supersets, seulement après l'enchaînement des deux exercices

ÉCHAUFFEMENT BÂTON 2 X 10 REPS DANS LES DEUX SENS

LET'S GO ! Debout, le bâton en mains face à la poitrine, en prise beaucoup plus large que les épaules, épaules basses. Effectuez de grands cercles, bras tendus, autour de vous.

DÉVELOPPÉS INCLINÉS HALTÈRES 15-12-12-12 REPS

ÇA FAIT TRAVAILLER... Principalement les pectoraux, les deltoïdes antérieurs (avant des épaules) et les triceps (arrière des bras). En muscles secondaires, le grand dorsal (muscle qui s'étend sur la majeure partie du dos), le grand rond (muscle de l'omoplate), les trapèzes (muscles de l'épaule, de la nuque et du tronc) et les biceps.

LET'S GO ! Allongé sur un banc incliné à 30°, les abdos bien engagés, et les omoplates connectées. Placez les haltères à hauteur des pectoraux, bras pliés à angle droit, paumes de mains tournées vers l'avant. Inspirez, à l'expiration poussez les haltères vers le haut jusqu'à les rapprocher l'un de l'autre. Inspirez en ramenant les haltères au-dessus de la poitrine.

CE QU'IL NE FAUT PAS FAIRE... Relâcher les abdominaux, cambrer et compenser avec le dos.

ÉCARTÉS INCLINÉS HALTÈRES 4 X 15 REPS

ÇA FAIT TRAVAILLER... Principalement les pectoraux. En muscles secondaires, les deltoïdes antérieurs (avant des épaules), les triceps (arrière des bras) et les biceps.

LET'S GO ! Allongé sur un banc incliné à 30°, les abdominaux bien engagés et les omoplates connectées, bras tendus face à la poitrine, paumes de mains face à face. Inspirez, ouvrez les bras en fléchissant les coudes. À l'expiration, repoussez les haltères bras tendus face à la poitrine.

CE QU'IL NE FAUT PAS FAIRE... Relâcher les abdominaux, cambrer pour compenser une charge trop lourde avec le dos.

Suite de la séance page suivante ▼

2 X 10 REPS

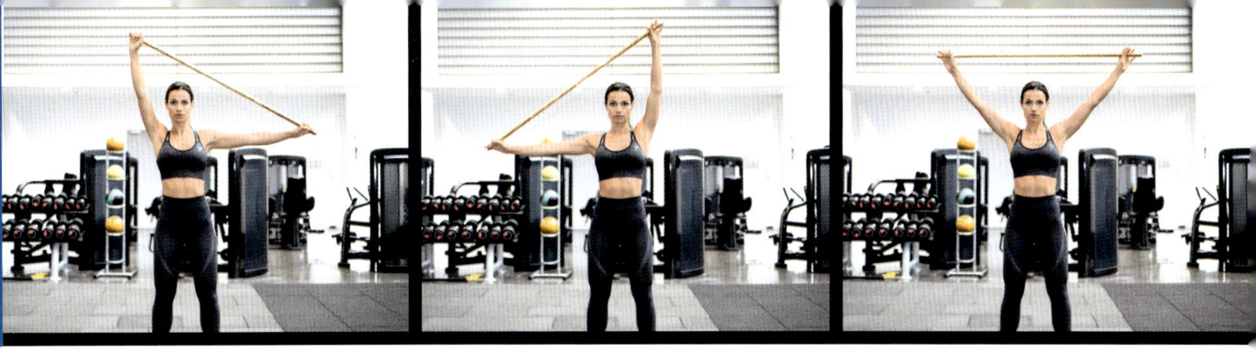

15-12-12-12 REPS

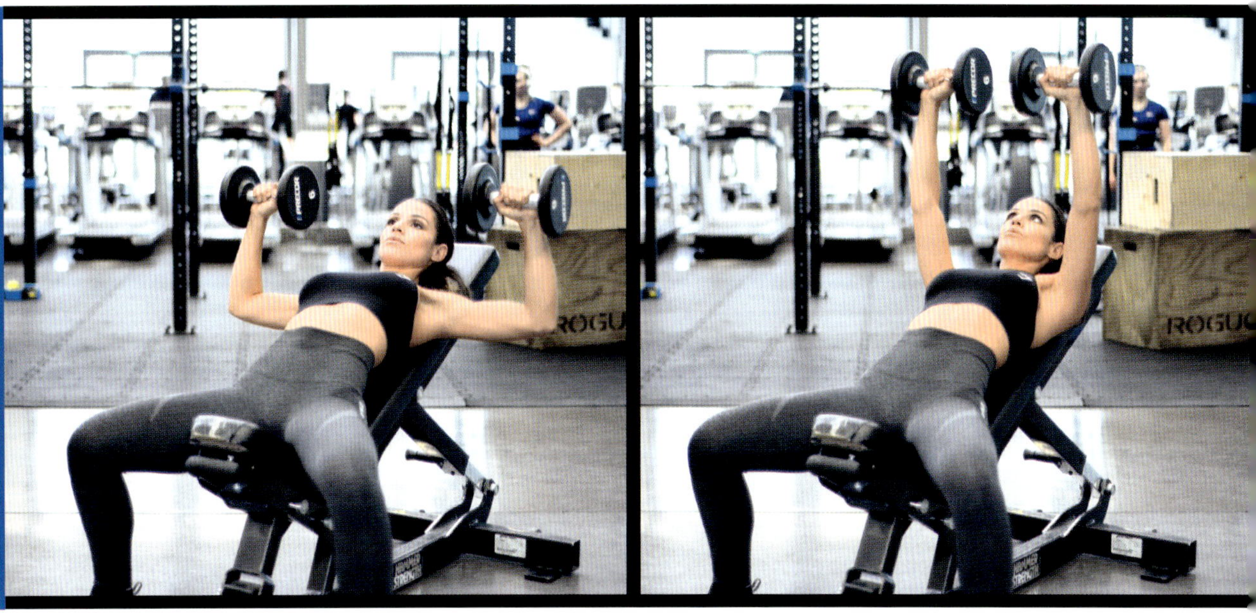

4 X 15 REPS

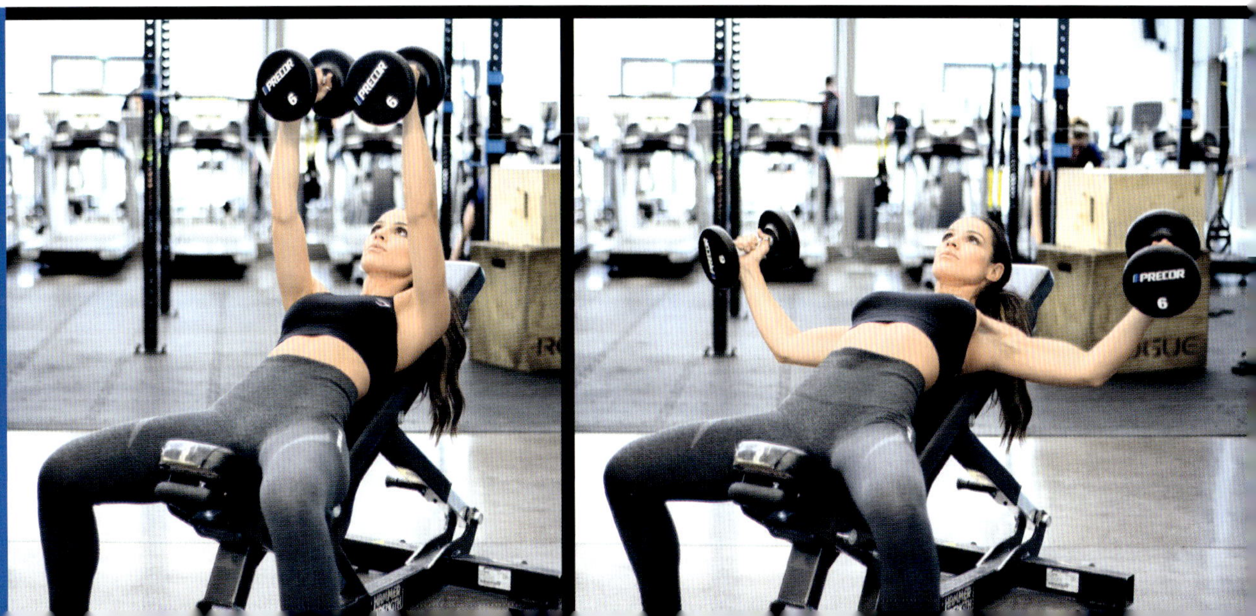

PHASE 1

SÉANCE 04 PECS/BRAS

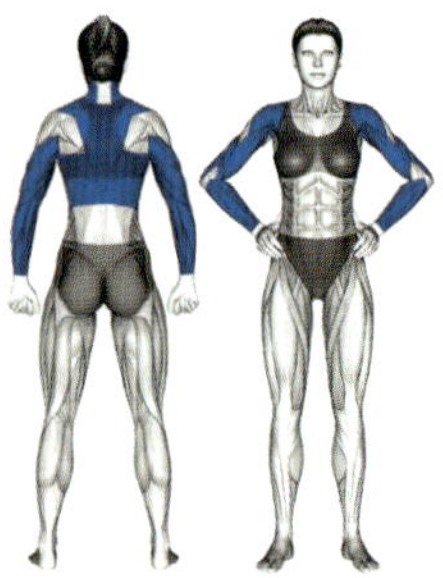

SUPERSET

TRICEPS POULIE HAUTE À LA BARRE EZ
15-12-12-12 REPS

ÇA FAIT TRAVAILLER… Les triceps principalement.

LET'S GO ! Debout, face à la poulie, mains positionnées de la largeur des épaules, inclinez légèrement le buste vers l'avant, les avant-bras fléchis. Inspirez, à l'expiration tendez les bras pour pousser la poulie bras tendus vers le bas. Gardez les bras toujours proches du tronc.

CE QU'IL NE FAUT PAS FAIRE… Relâcher les abdos, cambrer le dos, faire monter les épaules.

BICEPS POULIE AVEC BARRE EZ
15-12-12-12 REPS

ÇA FAIT TRAVAILLER… Principalement les biceps, mais aussi les avant-bras.

LET'S GO ! Placez la poulie en position basse. Debout, face à la poulie, prenez la barre EZ en supination (paumes vers le plafond), mains écartées de la largeur des épaules. Inspirez. À l'expiration, tirez la barre vers les épaules.

CE QU'IL NE FAUT PAS FAIRE… Relâcher les abdos et arrondir le dos. Cambrer le dos.

SUPERSET

TRICEPS POULIE À LA CORDE
15-12-12-12 REPS

ÇA FAIT TRAVAILLER… Principalement les triceps.

LET'S GO ! Debout, une extrémité de la corde dans chaque main, le buste incliné, les avant-bras fléchis, inspirez, et à l'expiration tendez les avant-bras en tirant la corde vers le sol. Gardez les coudes tournés vers l'intérieur.

CE QU'IL NE FAUT PAS FAIRE… Relâcher les abdos, arrondir le dos ou cambrer le bas du dos.

BICEPS CURL ALTERNÉS SUR BANC INCLINÉ
15-12-12-12 REPS DE CHAQUE CÔTÉ

ÇA FAIT TRAVAILLER… Principalement les biceps. En muscles secondaires, les avant-bras.

LET'S GO ! Allongé sur un banc incliné à 45°, un haltère dans chaque main, paumes tournées vers vous, bras le long du corps, engagez les abdos, inspirez. À l'expiration, ramenez en alternance les haltères vers les épaules. Gardez le dos en contact avec le banc pendant tout le mouvement.

CE QU'IL NE FAUT PAS FAIRE… Relâcher la sangle abdominale et cambrer le dos.

15-12-12-12 REPS

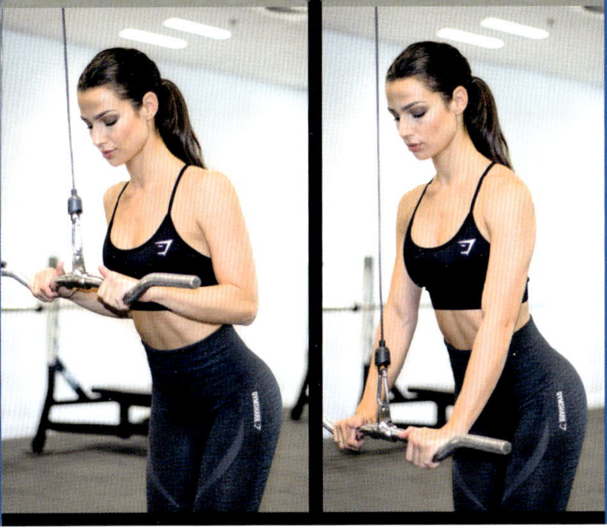

15-12-12-12 REPS

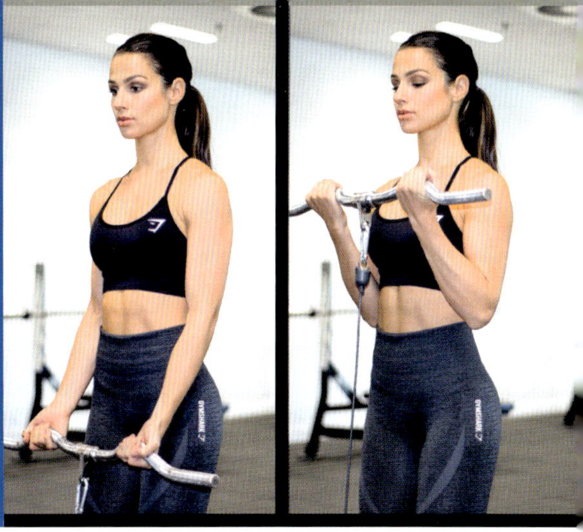

15-12-12-12 REPS

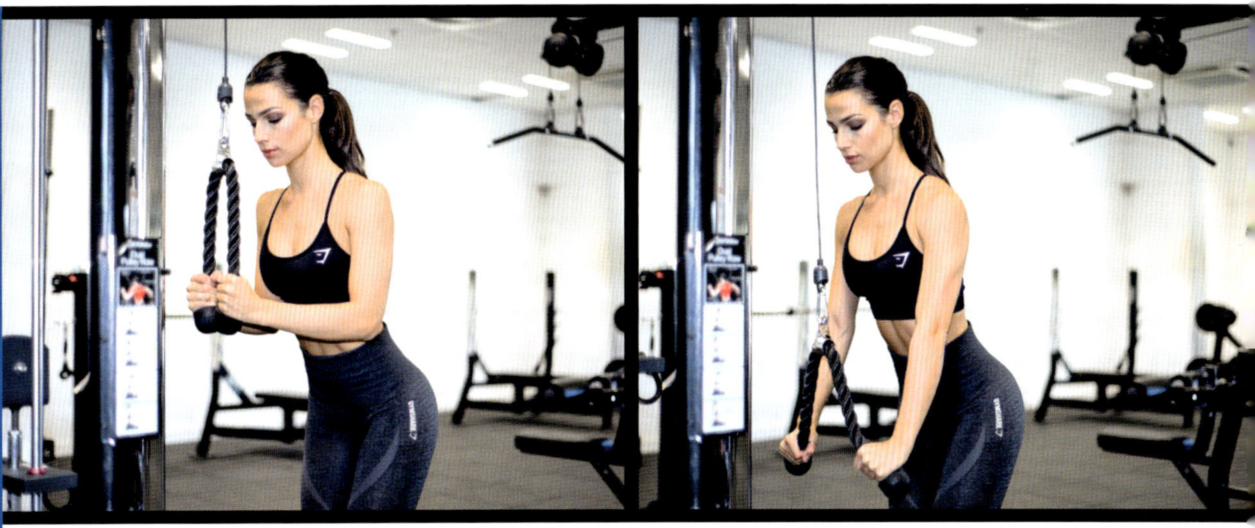

15-12-12-12 REPS

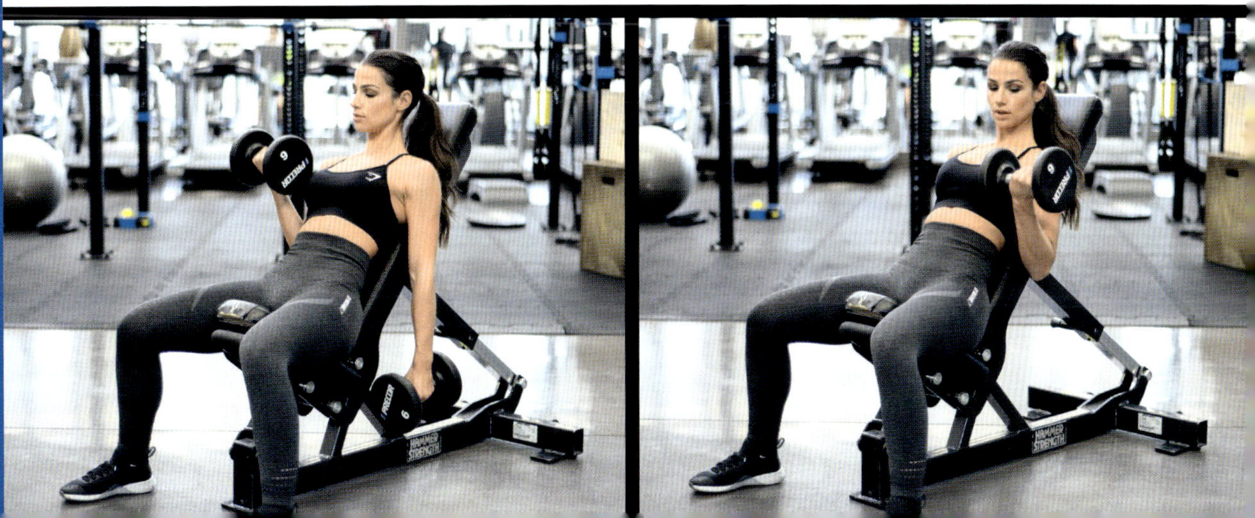

PHASE 1

SÉANCE 05 LEGS

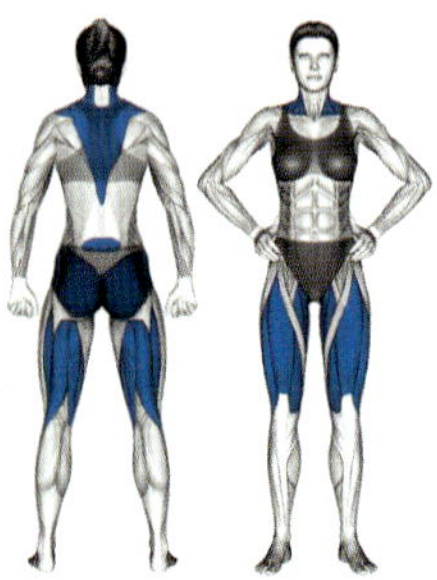

REPOS
> 1 min à 1 min 30
entre les séries

DONKEY KICKS SUR MACHINE 3 X 15 REPS SUR CHAQUE JAMBE

ÇA FAIT TRAVAILLER… Principalement le grand fessier (arrière des fessiers), mais aussi les ischios-jambiers (arrière des cuisses).

LET'S GO ! Réglez la machine en fonction de votre taille et du poids avec lequel vous souhaitez travailler. Placez le pied droit sur l'appui-pied et l'autre jambe sur le plateau de la machine. Placez les mains sur les poignées et engagez la sangle abdominale. Inspirez, à l'expiration repoussez l'appui-pied vers l'arrière avec votre jambe droite en engageant le fessier. Reproduisez le même mouvement avec la jambe gauche.

CE QU'IL NE FAUT PAS FAIRE… Relâcher la sangle abdominale et cambrer le bas du dos sur l'extension de la jambe.

ABDUCTION 4 X 15 REPS

ÇA FAIT TRAVAILLER… Principalement les muscles abducteurs de hanche (muscles extérieurs des cuisses), les petit et moyen fessiers (côtés des fessiers), le TFL (tenseur du fascia lata, l'un des muscles de la hanche). En muscle secondaire, le grand fessier (arrière des fessiers).

LET'S GO ! Réglez la machine selon l'amplitude et le poids avec lesquels vous souhaitez travailler. Placez-vous en position de chaise sans poser les fessiers sur le siège, le dos droit. Si vous pouvez, agrippez-vous sur les côtés de la machine pour vous stabiliser pendant le mouvement. Inspirez, à l'expiration poussez le poids vers l'extérieur en ouvrant les hanches. Contractez vos fessiers sur chaque ouverture.

CE QU'IL NE FAUT PAS FAIRE… Relâcher les abdos et cambrer le dos. Arrondir le dos pour compenser une charge trop lourde.

Suite de la séance page suivante ▼

3 X 15 REPS

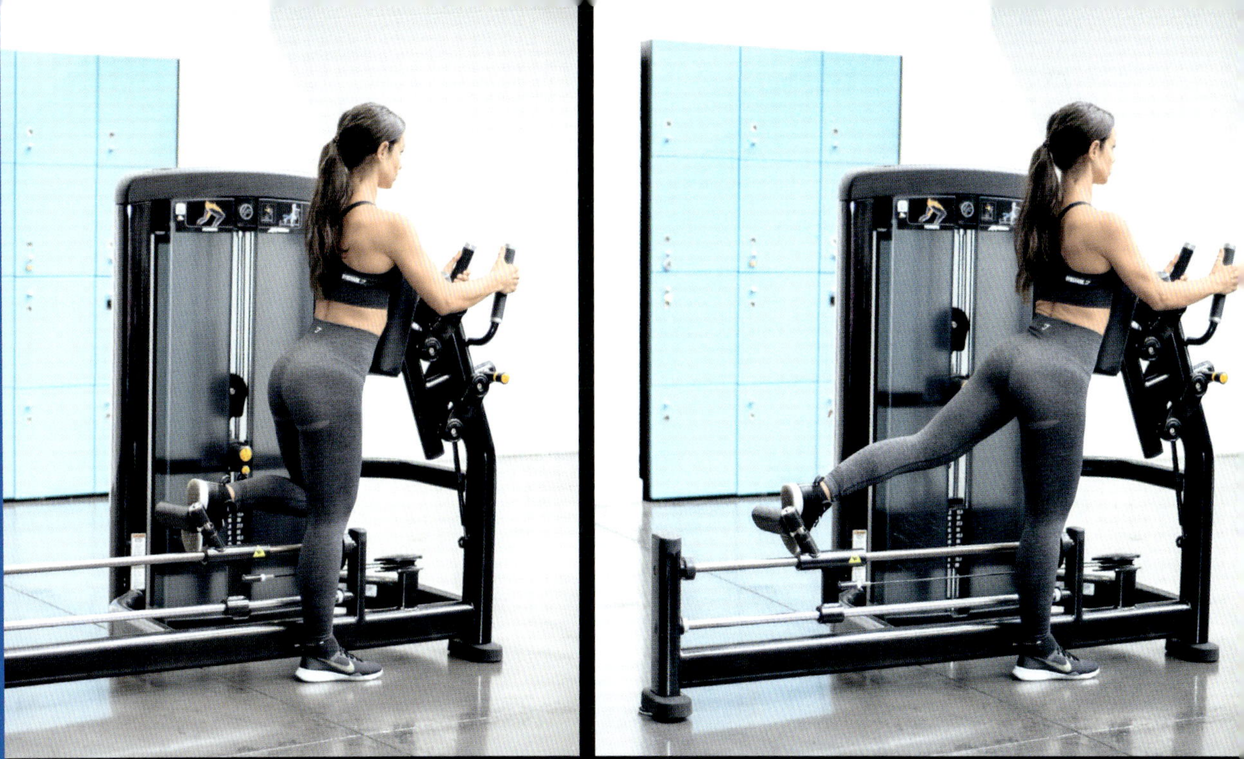

4 X 15 REPS

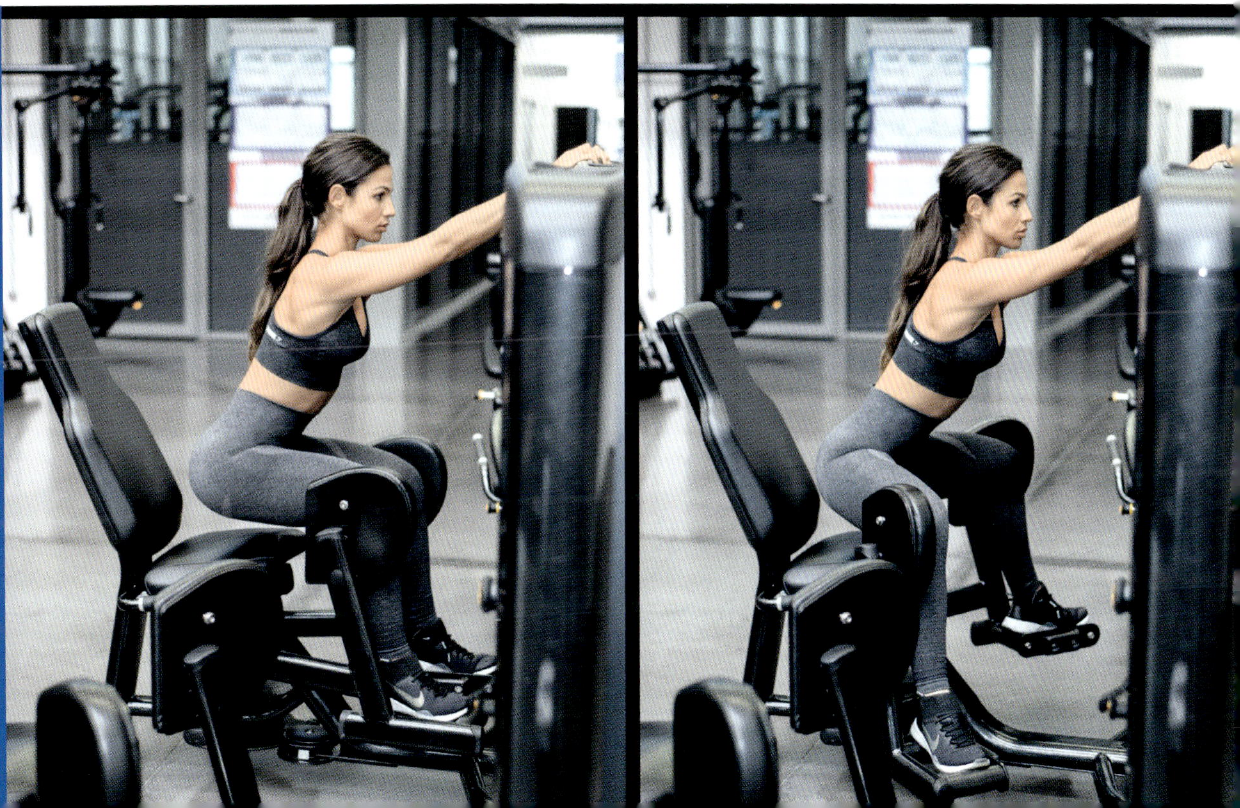

PHASE 1

SÉANCE 05 LEGS

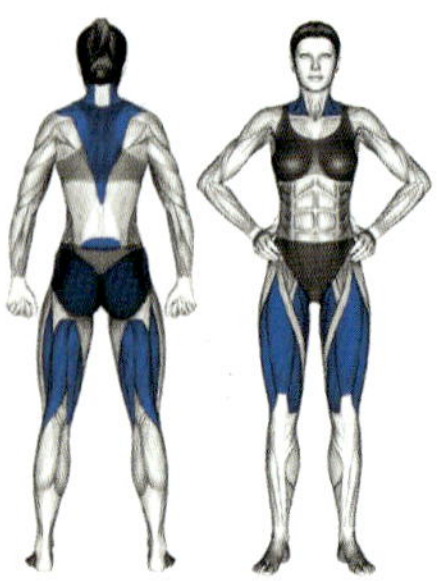

FENTES MARCHÉES 4 X 24 REPS ALTERNÉES (12 SUR CHAQUE JAMBE)

ÇA FAIT TRAVAILLER… Principalement les quadriceps (avant des cuisses), les ischios-jambiers (arrière des cuisses) et les grands fessiers (arrière des fessiers).

LET'S GO ! Debout, les bras parallèles au sol, faites un grand pas avec la jambe droite vers l'avant. Fléchissez-la à 90° en prenant appui sur le talon et en gardant la jambe arrière toujours sur la pointe de pied. Alternez les jambes en marchant en fente. Veillez à garder le buste droit et les abdominaux engagés durant tout l'exercice.

CE QU'IL NE FAUT PAS FAIRE… Avoir le genou avant qui dépasse la pointe de pied. Relâcher les abdos et arrondir le dos.

SOULEVÉS DE TERRE KETTLEBELL UNE JAMBE 4 X 15 REPS SUR CHAQUE JAMBE

ÇA FAIT TRAVAILLER… Principalement, les fessiers, les ischios-jambiers (arrière des cuisses) et les lombaires (bas du dos). En muscles secondaires, les muscles du dos (trapèzes, grand rhomboïde et grand dorsal).

LET'S GO ! Debout, le Kettlebell dans les deux mains, décollez la jambe droite du sol. Inspirez et inclinez le buste vers l'avant en prenant appui sur la jambe gauche (poids du corps principalement dans le talon, sans décoller la pointe de pied), et en même temps tendez la jambe droite vers l'arrière, dans le prolongement du dos. Expirez, redressez le buste en poussant essentiellement dans le talon et en contractant le fessier gauche. Gardez le dos droit sur tout le mouvement. Répétez avec l'autre jambe.

CE QU'IL NE FAUT PAS FAIRE… Relâcher les abdominaux et arrondir le dos, sous peine de subir la charge dans les lombaires.

LOMBAIRES-FESSIERS 4 X 12 REPS

ÇA FAIT TRAVAILLER… Principalement les lombaires (bas du dos), le carré des lombes (muscle de l'abdomen situé dans la région lombaire). Mais aussi les grands fessiers (arrière des fessiers) et les ischios-jambiers (arrière des cuisses).

LET'S GO ! Placez vos pieds sur les appui-pieds face à la machine, le haut des cuisses en contact avec le support et le bassin au-dessus du banc. Inspirez, les bras en croix sur le buste, fléchissez le buste vers l'avant en gardant la courbure naturelle de la colonne vertébrale. À l'expiration, remontez le buste avec une extension en contractant les abdominaux et les fessiers. Contrôlez votre mouvement.

CE QU'IL NE FAUT PAS FAIRE… Relâcher la sangle abdominale, remonter le buste avec des à-coups ou remonter le buste trop haut.

4 X 24 REPS

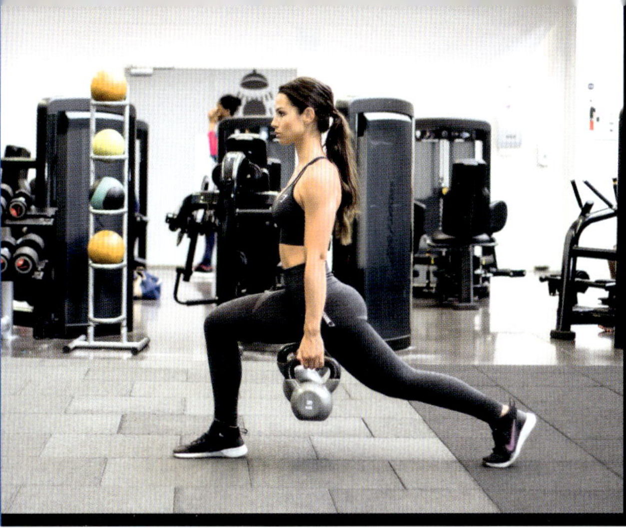

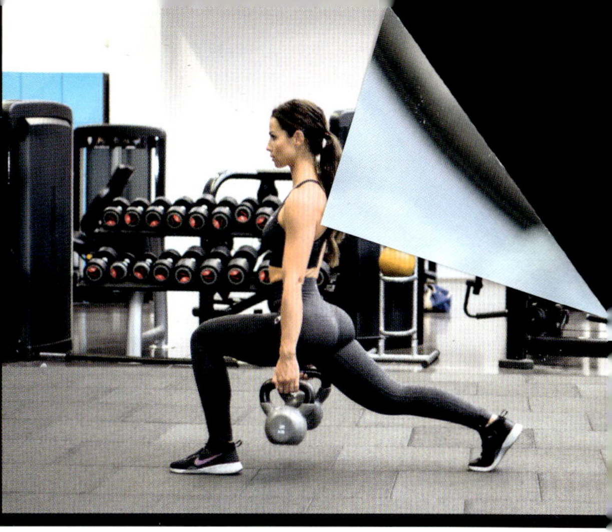

4 X 15 REPS

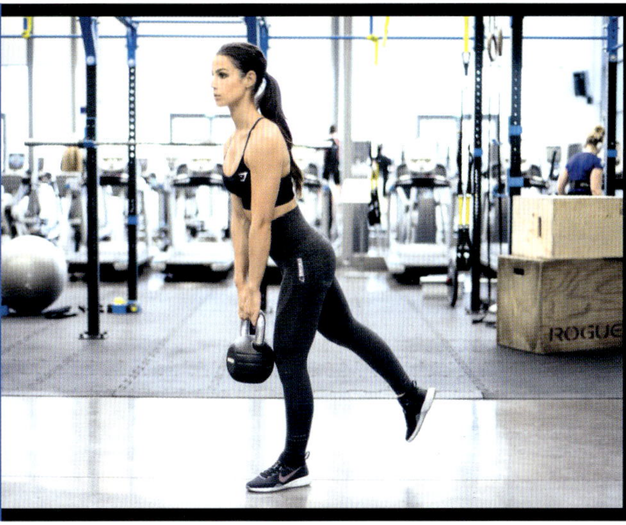

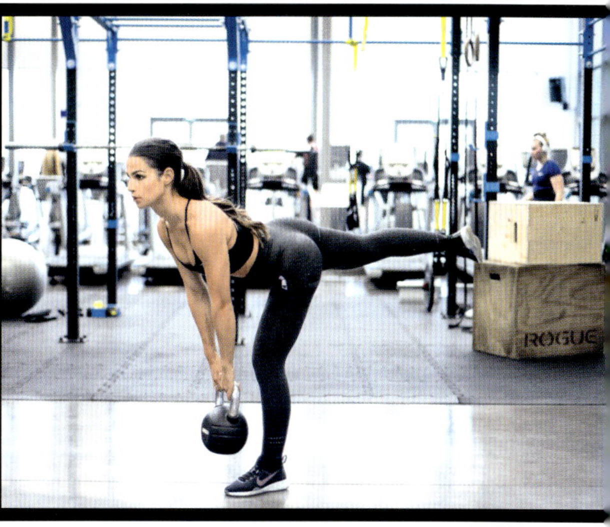

4 X 12 REPS

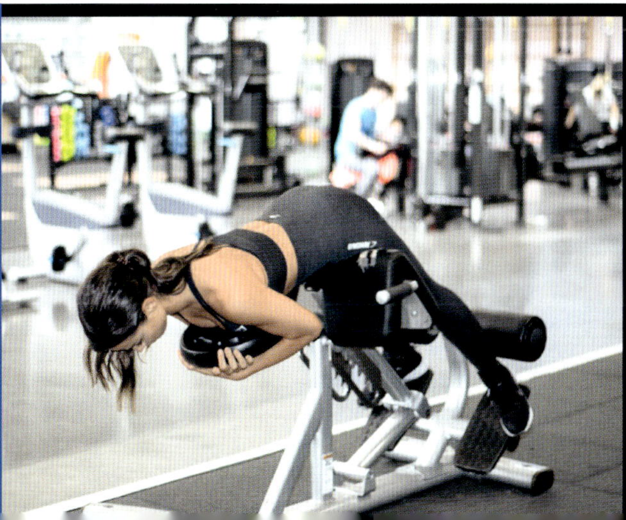

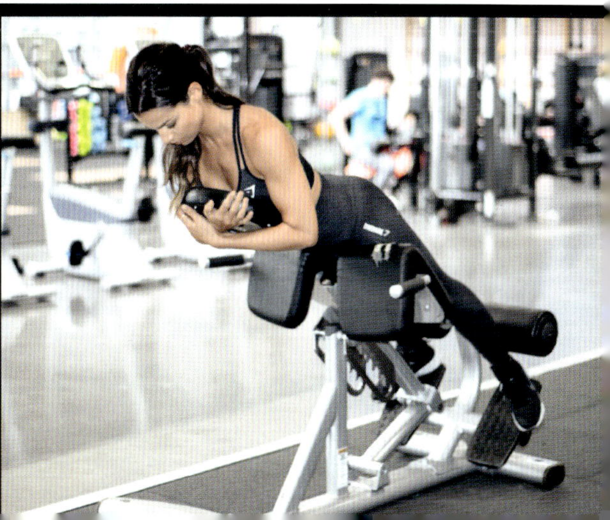

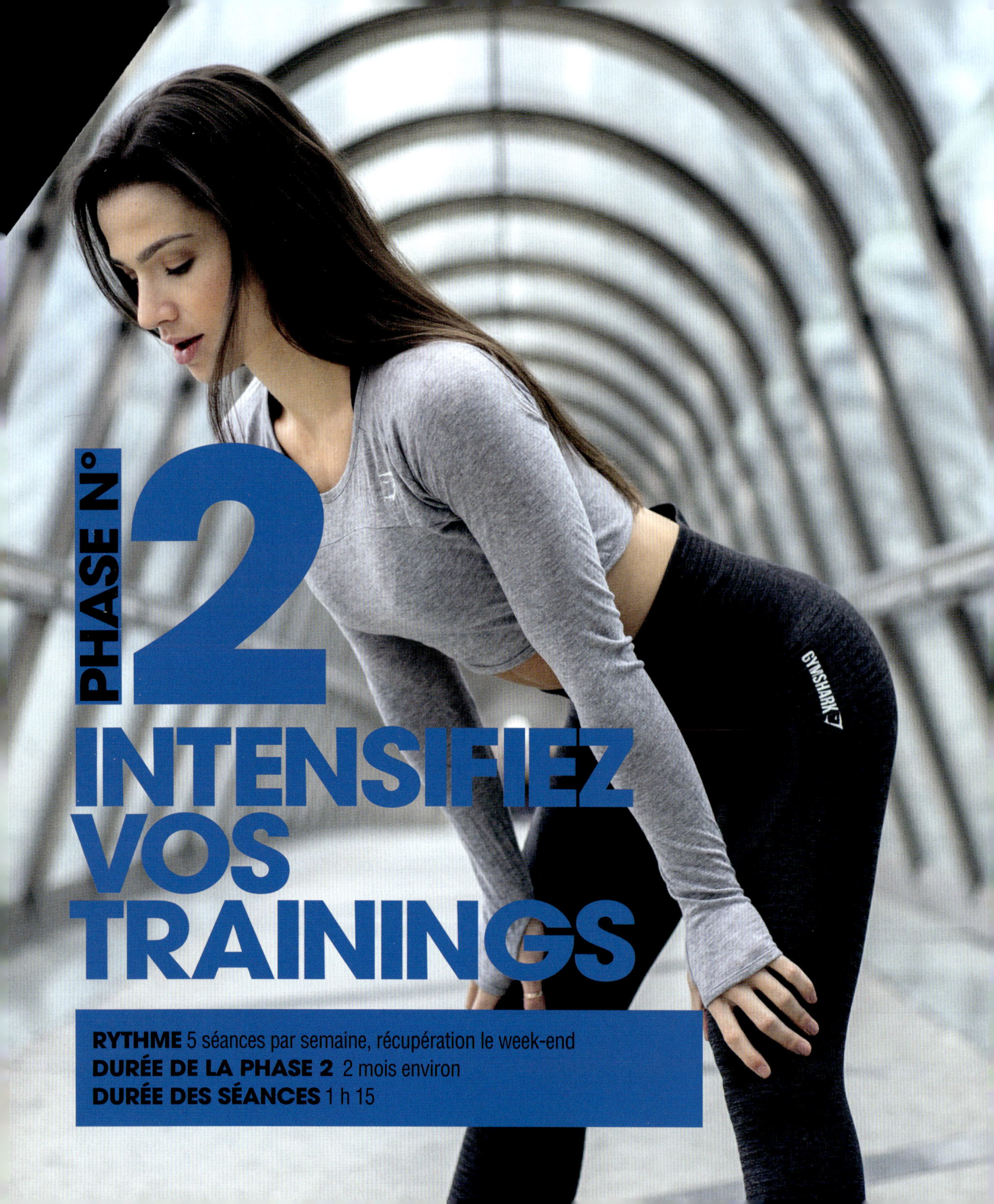

PHASE N° 2

INTENSIFIEZ VOS TRAININGS

RYTHME 5 séances par semaine, récupération le week-end
DURÉE DE LA PHASE 2 2 mois environ
DURÉE DES SÉANCES 1 h 15

Durant cette deuxième phase, nous introduisons des techniques d'intensification afin de continuer à progresser. Le challenge : réussir 2 séances travaillant plusieurs groupes musculaires. Le but ? Intensifier le training et travailler plus souvent les épaules et les jambes. Vous connaissez mon affection pour de belles épaules dessinées et de belles legs galbées. En parallèle, les exercices deviennent plus techniques et demandent plus de précision.

EN SÉANCE 01 PECS/ÉPAULES

2 exercices pectoraux inaugurent la séance. À la barre, pour commencer à sculpter vos épaules, et à la poulie (avec l'exercice de l'écarté), pour cibler tous les faisceaux de la poitrine. On termine avec 3 exercices haltères ciblant tous les faisceaux des épaules. Un travail à la fois en endurance musculaire et en masse pour gagner en muscles tout en les dessinant.

EN SÉANCE 02 LEGS

D'entrée de jeu, 2 exercices polyarticulaires libres ciblés legs mettent de l'intensité dans la séance. Vous continuez à fatiguer les legs avec la leg press pour augmenter le galbe des jambes et vous finissez avec 2 exercices plus axés sur les fessiers et l'arrière des jambes. Un travail principalement en masse pour augmenter le galbe.

EN SÉANCE 03 DOS

Pour un joli dos en V. La séance mixe exercices en tirage large et serré, principalement en masse musculaire pour muscler votre dos. On cible le grand dorsal et les muscles posturaux du dos. Travailler avec une barre et la poulie augmente l'intensité et vous challenge sur la posture, tandis que l'upper back guidé vous permet de rester concentré sur la zone à travailler. Vous terminez par les lombaires pour un meilleur maintien de la colonne vertébrale.

EN SÉANCE 04 ÉPAULES/BRAS

D'abord les épaules, avec 4 exercices à la poulie et aux haltères, pour cibler avec précision tous les faisceaux des épaules (avant, côtés et arrière des épaules) et les galber. Vous terminez avec 2 supersets ciblés triceps et biceps, pour travailler les bras plus intensément.

EN SÉANCE 05 LEGS

Avec cette 2e séance legs, vous augmentez encore le galbe des jambes et des fessiers. Le superset leg extension + leg curl donne de l'intensité d'entrée de jeu. Pour continuer de fatiguer les jambes et augmenter la masse, vous enchaînez sur la leg press inclinée. Les 2 exercices en sumo ciblent l'intérieur des cuisses et les fessiers, toujours à bonne intensité puisqu'ils sont polyarticulaires. Un exercice guidé clôt la séance sur un focus fessiers.

PHASE 2

SÉANCE 01

PECS/ ÉPAULES

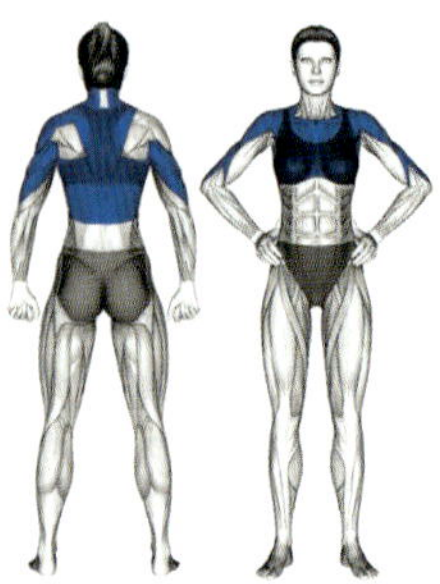

REPOS
> 1 min à 1 min 30 entre les séries

DÉVELOPPÉS INCLINÉS BARRE 12-10-10-8 REPS

ÇA FAIT TRAVAILLER... Principalement les pectoraux, les deltoïdes antérieurs (avant des épaules) et les triceps (arrière des bras). En muscles secondaires, le grand dorsal (muscle qui s'étend sur la majeure partie du dos), le grand rond (muscle de l'omoplate), les trapèzes (muscles de l'épaule, de la nuque et du tronc) et les biceps.

LET'S GO ! Allongé sur un banc incliné, les abdos bien engagés, placez la barre face aux pectoraux, bras tendus, les mains écartées un peu plus large que les épaules. Inspirez, descendez la barre vers la poitrine en contrôle. À l'expiration, repoussez la barre vers le haut, bras tendus.

CE QU'IL NE FAUT PAS FAIRE... Relâcher les abdominaux, cambrer et compenser avec le dos.

ÉCARTÉS À LA POULIE 4 X 15 REPS

ÇA FAIT TRAVAILLER... Principalement le petit et le grand pectoral, les deltoïdes antérieurs (avant des épaules), le muscle coraco-brachial (intérieur du bras, près de l'articulation de l'épaule).

LET'S GO ! Réglez la poulie à hauteur des hanches. Saisissez les poignées fixées aux câbles de la poulie, paumes de mains tournées vers l'extérieur. Penchez légèrement le buste, reculez une jambe vers l'arrière, les abdos engagés et le dos droit. Inspirez, bras tendus. À l'expiration, tirez les câbles en ramenant les bras à hauteur des épaules, de manière à rapprocher les deux poignées l'une de l'autre. Les paumes de mains se retrouvent face à face sur la phase de contraction.

CE QU'IL NE FAUT PAS FAIRE... Relâcher la sangle abdominale, arrondir le dos pour compenser une charge trop lourde.

DÉVELOPPÉS MILITAIRES 12-10-10-8 REPS

ÇA FAIT TRAVAILLER... Principalement les épaules, surtout l'arrière et le côté. Mais aussi les trapèzes supérieurs (partie épaules et nuque), le haut des pectoraux et les triceps (arrière des bras).

LET'S GO ! Debout, les abdos engagés. Prenez la barre en pronation (paumes tournées à l'opposé du buste), en prise plus large que les épaules. Placez la barre au niveau du haut des pectoraux. Inspirez, à l'expiration poussez la barre, bras tendus, au-dessus de la tête.

CE QU'IL NE FAUT PAS FAIRE... Relâcher la sangle abdominale, cambrer le dos et compenser avec le dos une charge trop lourde.

Suite de la séance page suivante ▼

12-10-10-8 REPS

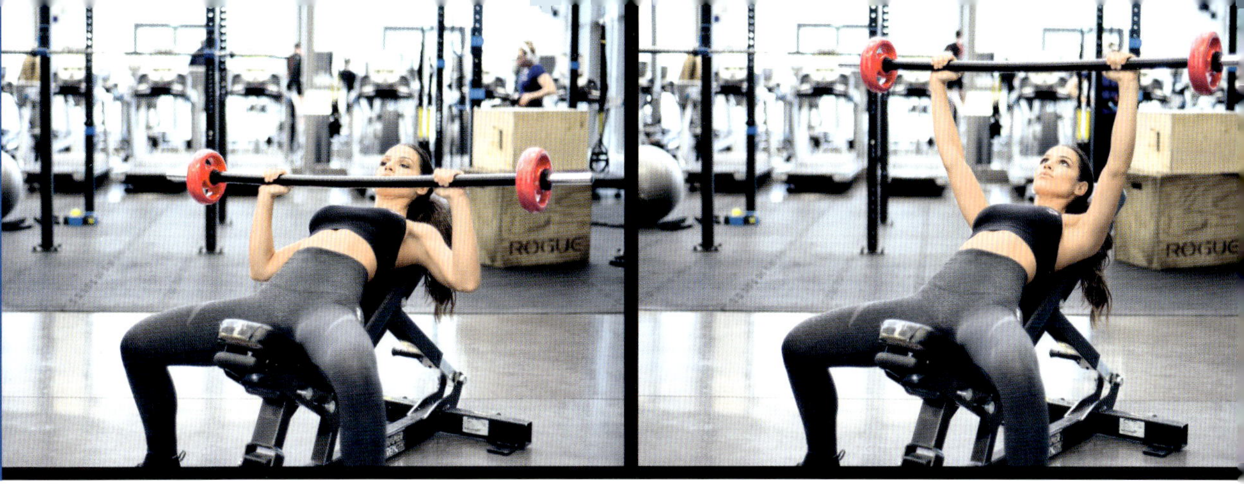

4 X 15 REPS

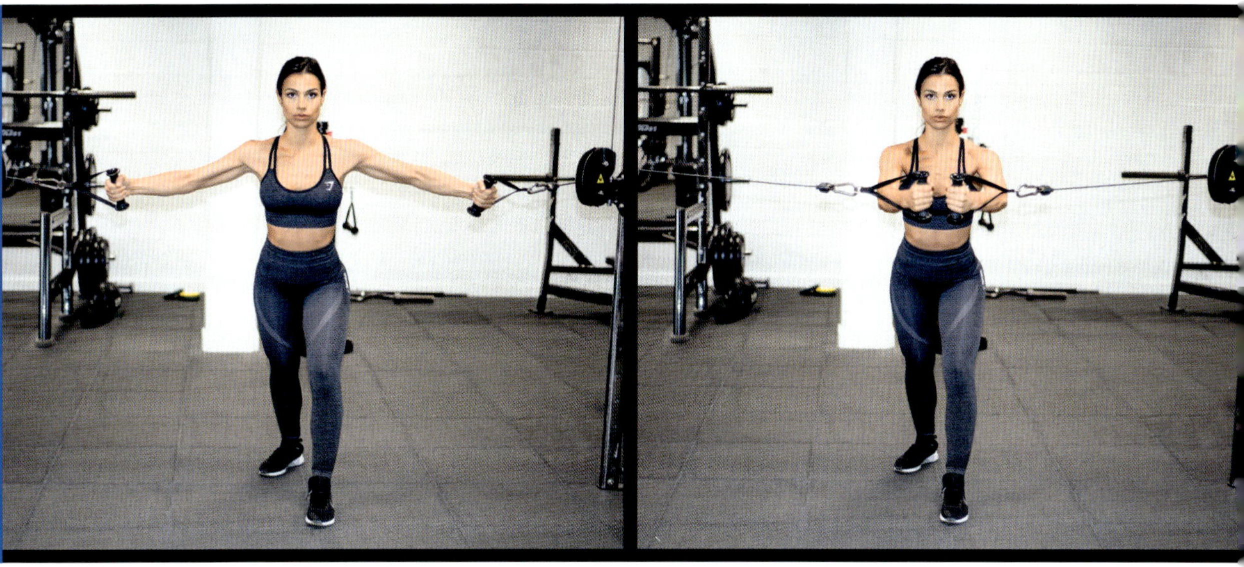

12-10-10-8 REPS

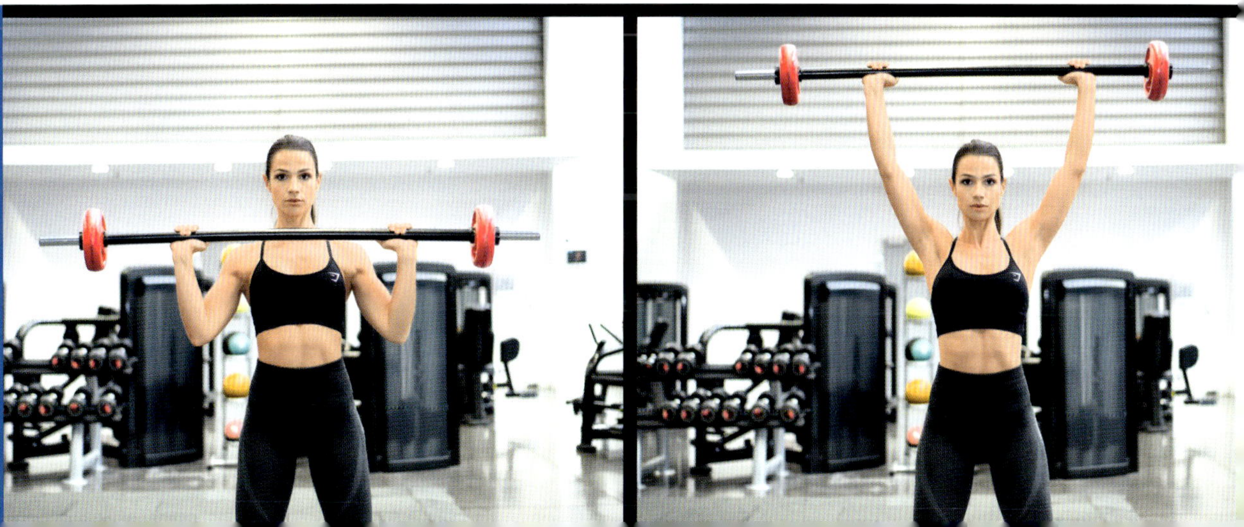

PHASE 2

SÉANCE 01 PECS/ ÉPAULES

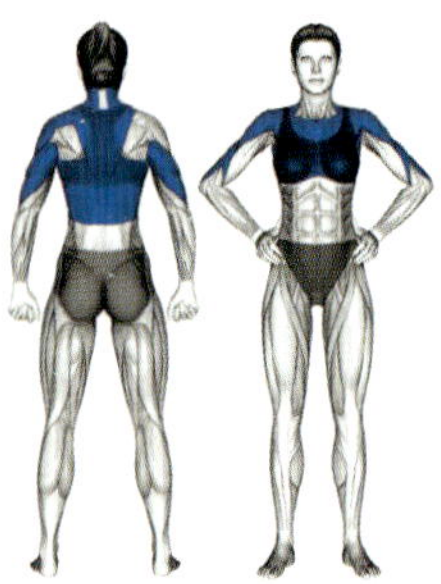

ÉLÉVATIONS HALTÈRES FRONTALES ET LATÉRALES ALTERNÉES 4 X 10 REPS

ÇA FAIT TRAVAILLER… Principalement l'avant et le côté des épaules. Mais aussi les deltoïdes postérieurs (arrière des épaules), le coraco-brachial (intérieur du bras, près de l'articulation de l'épaule) et la portion courte des biceps.

LET'S GO ! Debout, la sangle abdominale engagée, un haltère dans chaque main placée au niveau des cuisses. Inspirez, à l'expiration montez les bras tendus, paumes de mains face au sol, jusqu'à ramener les haltères à hauteur des yeux. Alternez sans temps de repos avec les élévations latérales en faisant monter les haltères en contrôle sur le côté, bras tendus, jusqu'à ce qu'ils soient dans l'alignement des épaules.

CE QU'IL NE FAUT PAS FAIRE… Déconnecter les omoplates et faire monter les épaules vers les oreilles : vous crisperiez les trapèzes. Oublier d'alterner les élévations frontales et latérales.

DÉVELOPPÉS ARNOLD HALTÈRES 4 X 10 REPS

ÇA FAIT TRAVAILLER… Principalement les épaules, surtout l'avant. En muscles secondaires, le deltoïde externe (côté de l'épaule), les triceps (arrière des bras), les trapèzes (muscles de l'épaule, de la nuque et du tronc) et le haut des pectoraux.

LET'S GO ! Debout, placez les haltères l'un contre l'autre, paumes de mains face à vous niveau poitrine, les coudes proches des côtes. Inspirez, à l'expiration poussez les haltères vers le haut en ouvrant les coudes vers l'extérieur pour finir bras tendus au-dessus de la tête à la fin du mouvement, avec les paumes de mains tournées vers l'extérieur.

CE QU'IL NE FAUT PAS FAIRE… Relâcher la sangle abdominale et arrondir le dos. Cambrer le dos sur la montée pour compenser une charge trop lourde. Évitez également de faire rebondir les charges.

4 X 10 REPS

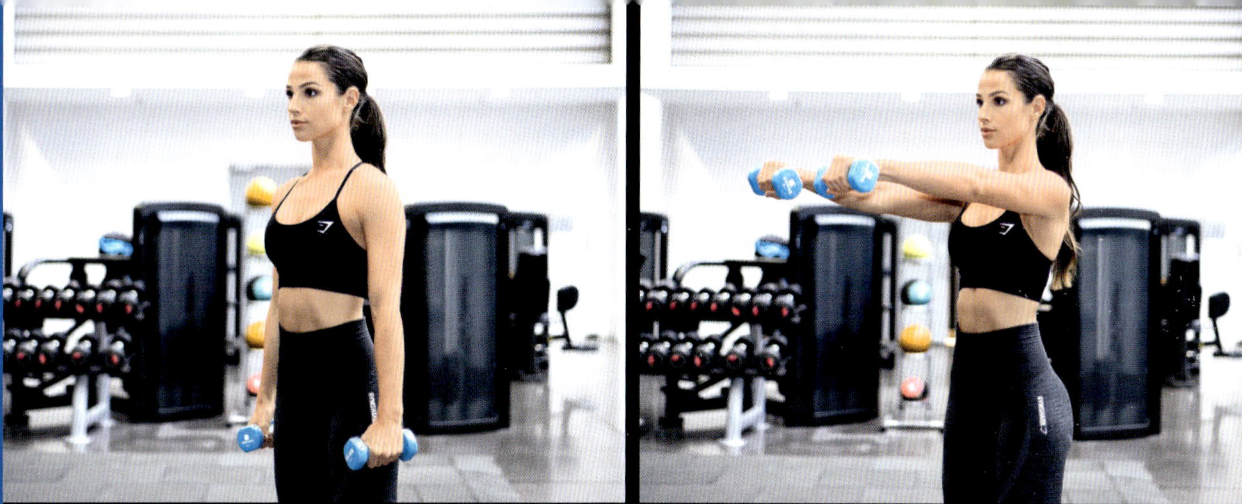

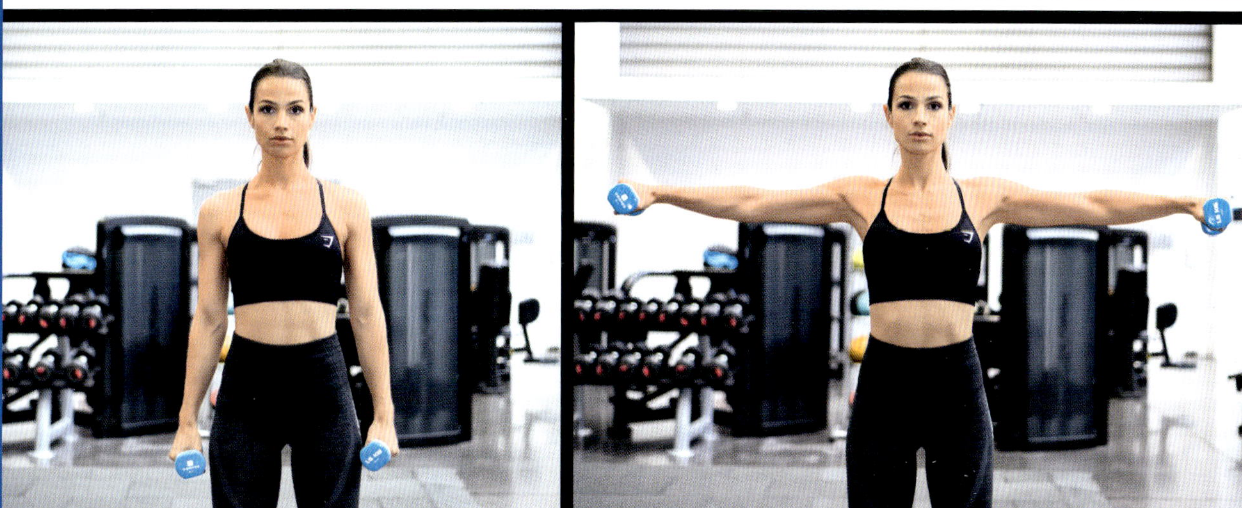

4 X 10 REPS

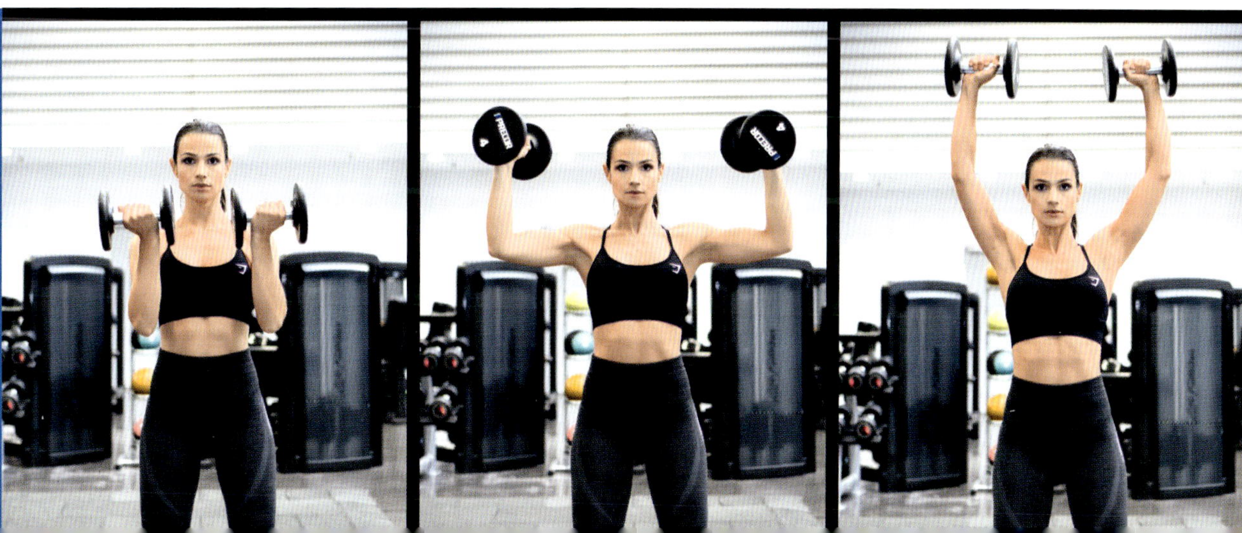

PHASE 2

SÉANCE 02 LEGS

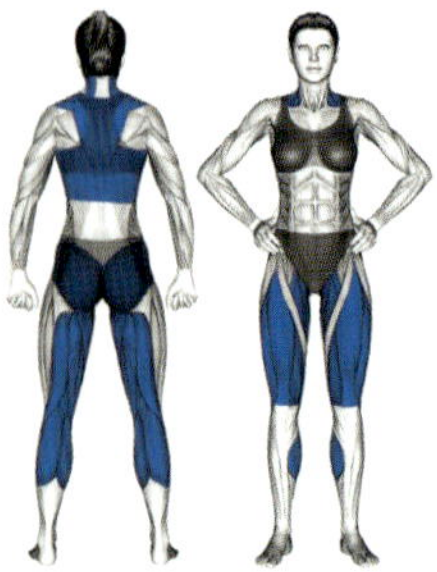

REPOS
> 1 min à 1 min 30 entre les séries

SQUATS AVEC UNE BARRE LIBRE 4 X 10 REPS

ÇA FAIT TRAVAILLER… Les quadriceps (avant des cuisses), les ischios-jambiers (arrière des cuisses), les lombaires (bas du dos), les mollets et les fessiers.

LET'S GO ! Debout, pieds écartés de la largeur des épaules, placez la barre sur les trapèzes. Inspirez en fléchissant les hanches, genoux et chevilles. Poussez les fesses vers l'arrière et gardez le poids du corps dans les talons. Les genoux ne doivent pas dépasser les pointes de vos pieds. À l'expiration, remontez en poussant avec les jambes jusqu'à ce qu'elles soient presque tendues. Contractez volontairement vos fessiers sur la phase de remontée et gardez un dos droit et les abdos engagés sur tout le mouvement.

CE QU'IL NE FAUT PAS FAIRE… Arrondir le dos, relâcher les abdos, sous peine de compenser avec les lombaires. Placer le poids du corps sur les pointes de pieds.

SOULEVÉS DE TERRE SUMO 4 X 10 REPS

ÇA FAIT TRAVAILLER… Les adducteurs (intérieur des cuisses), les ischios-jambiers (arrière des cuisses), les moyens et grands fessiers. Mais aussi les quadriceps (avant des cuisses), les trapèzes (muscles de l'épaule, de la nuque et du tronc), le grand dorsal (muscle qui se situe sur la majeure partie du dos) et le grand rhomboïde (muscle de l'omoplate et de la colonne).

LET'S GO ! Debout, pieds écartés plus large que les épaules et pointes de pied en ouverture vers l'extérieur. Penchez-vous en fléchissant les jambes, le dos droit, pour ramasser la barre en prise inversée (une main en pronation, une main en supination). Inspirez, à l'expiration redressez-vous avec la barre.

Commencez l'exercice : inspirez, fléchissez les jambes en ouvrant les genoux vers l'extérieur et en poussant les fesses vers l'arrière pour descendre. Allez jusqu'au bout du mouvement de manière à faire rebondir la barre au sol. Le poids du corps est principalement dans vos talons. Expirez, poussez avec les jambes pour vous redresser en contractant les fessiers. Gardez les épaules basses et la sangle abdominale engagée tout le mouvement de manière à avoir le dos le plus droit possible.

CE QU'IL NE FAUT PAS FAIRE… Arrondir le dos, relâcher les abdos sous peine de compenser avec vos lombaires.

Suite de la séance page suivante ▼

4 X 10 REPS

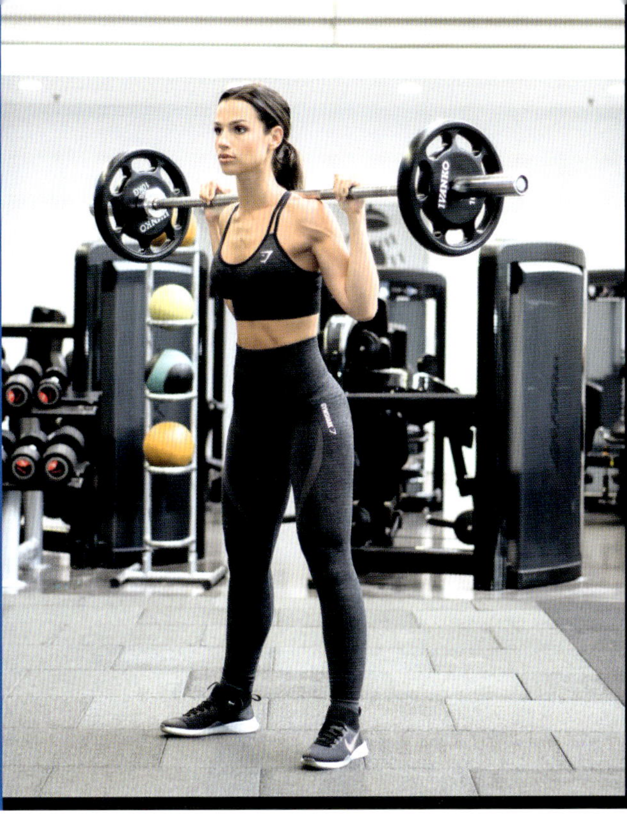

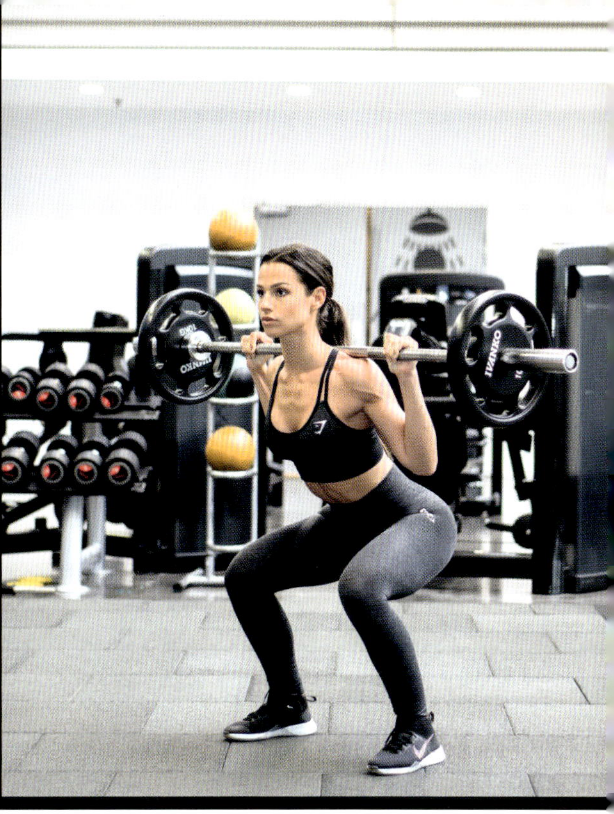

4 X 10 REPS

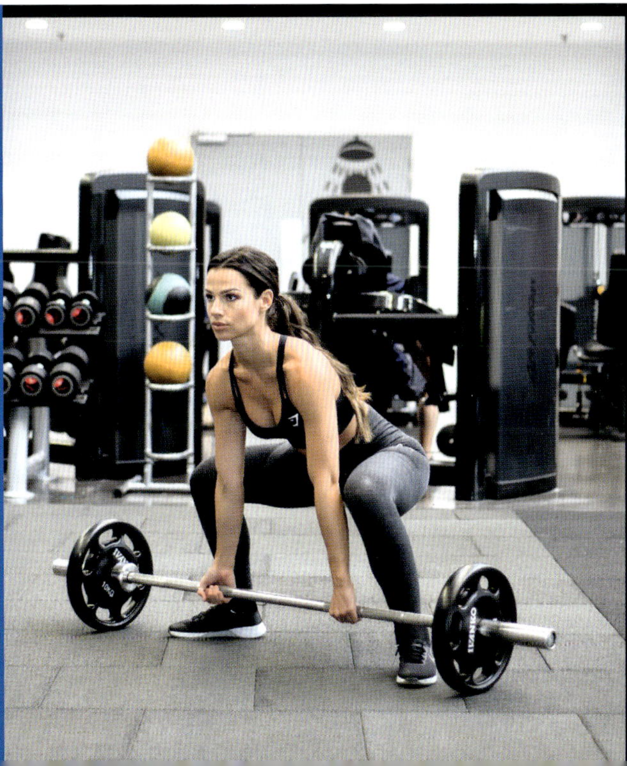

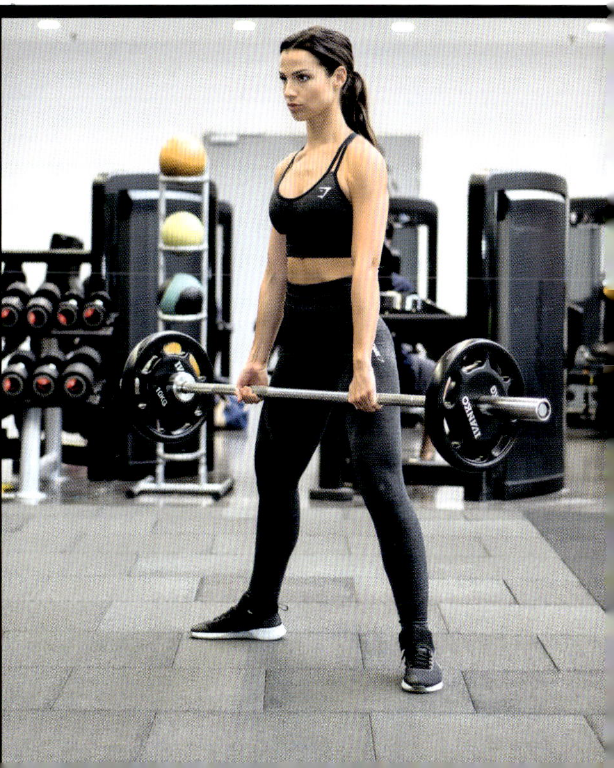

PHASE 2

SÉANCE 02 LEGS

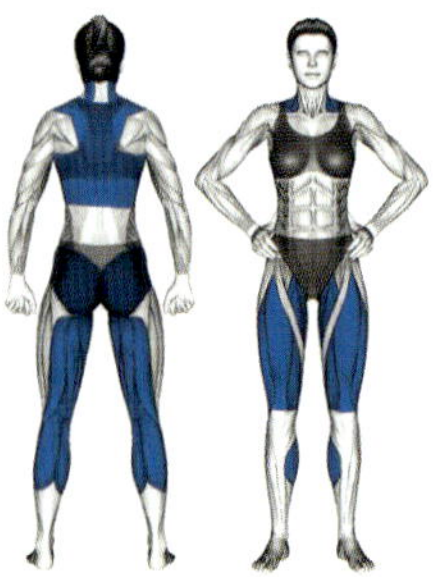

LEG PRESS INCLINÉE 4 X 10 REPS

ÇA FAIT TRAVAILLER… Les quadriceps, mais aussi les ischios-jambiers (avant et arrière des cuisses), les fessiers, les adducteurs (intérieur des jambes) et les mollets.

LET'S GO ! Assis au fond du siège, le dos collé au siège, placez les pieds sur la plateforme, écartés plus large que les hanches. Enlevez la sécurité pour laisser la plateforme lestée venir à vous en fléchissant les jambes. Inspirez, à l'expiration poussez la plateforme jusqu'à tendre les jambes tout en gardant les genoux légèrement déverrouillés. Engagez votre sangle abdominale.

CE QU'IL NE FAUT PAS FAIRE… Relâcher les abdominaux, décoller le dos du siège pour compenser une charge lourde. Avoir les jambes trop tendues ou les genoux qui se touchent sur la poussée.

FENTES GUIDÉES (À LA MACHINE) 3 X 15 REPS

ÇA FAIT TRAVAILLER… Les quadriceps, les ischios-jambiers (avant et arrière des cuisses) et les fessiers.

LET'S GO ! Debout, pieds largeur du bassin, la barre sur les trapèzes. Reculez la jambe gauche et gardez seulement la pointe de pied en contact avec le sol. Avancez légèrement le pied droit. Inspirez, à l'expiration fléchissez les deux jambes à 90° en plaçant le poids du corps dans le talon avant. Reproduisez le même mouvement avec la jambe gauche. Gardez les abdos engagés pendant tout le mouvement.

CE QU'IL NE FAUT PAS FAIRE… Relâcher les abdos, avoir le poids du corps dans les pointes de pieds, sous peine de perdre l'alignement genou/pointe de pied. Pencher le buste vers l'avant.

RELEVÉS DE BASSIN SUR UNE JAMBE 4 X 10 REPS SUR CHAQUE JAMBE

ÇA FAIT TRAVAILLER… Principalement les muscles des fessiers (le grand fessier). Mais également les quadriceps et les ischios-jambiers (avant et arrière des cuisses) et les abdominaux.

LET'S GO ! Placez le haut du dos (omoplates) sur le banc et les pieds sur un step, les bras en croix de chaque côté du buste. Tendez la jambe gauche parallèle au sol. Inspirez et descendez le bassin en contrôlant le mouvement. À l'expiration, levez votre bassin en poussant dans le talon droit en appui sur le step jusqu'à l'aligner avec votre poitrine. Contractez les fessiers sur la montée. Répétez ce mouvement avec l'autre jambe.

CE QU'IL NE FAUT PAS FAIRE… Décoller les talons du sol, relâcher les abdos et hausser les épaules.

4 X 10 REPS

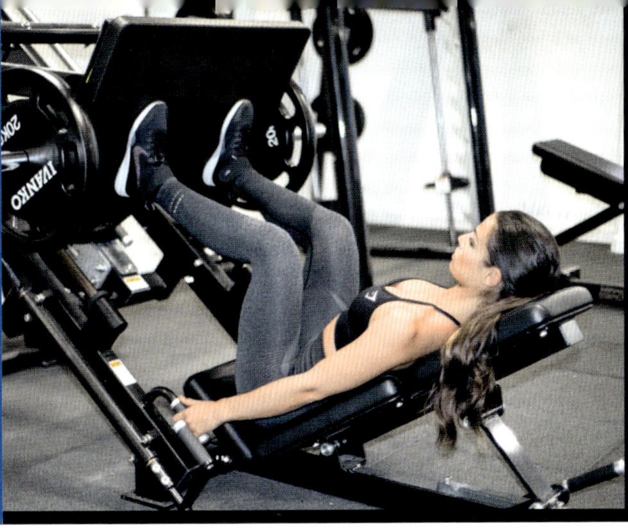

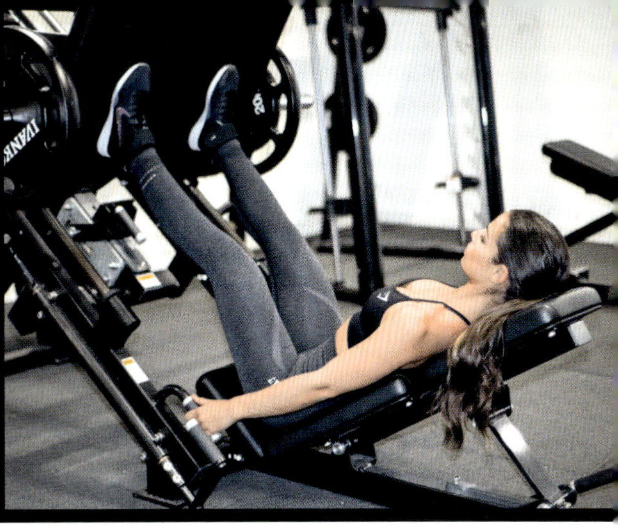

3 X 15 REPS

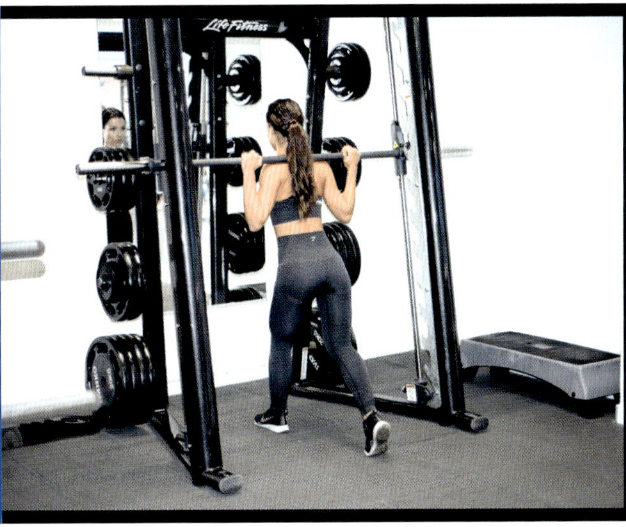

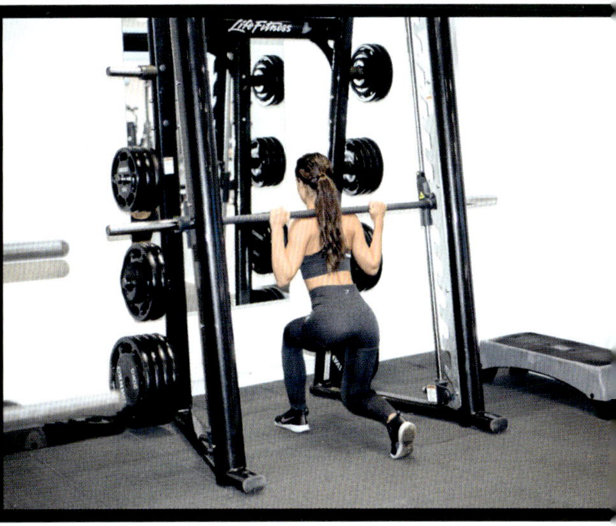

4 X 10 REPS

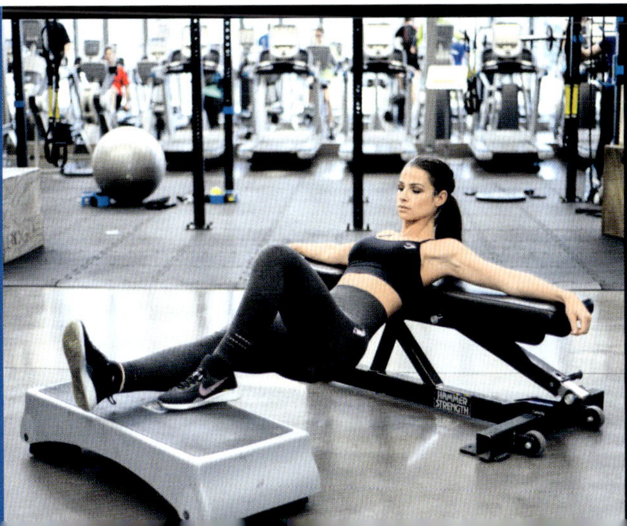

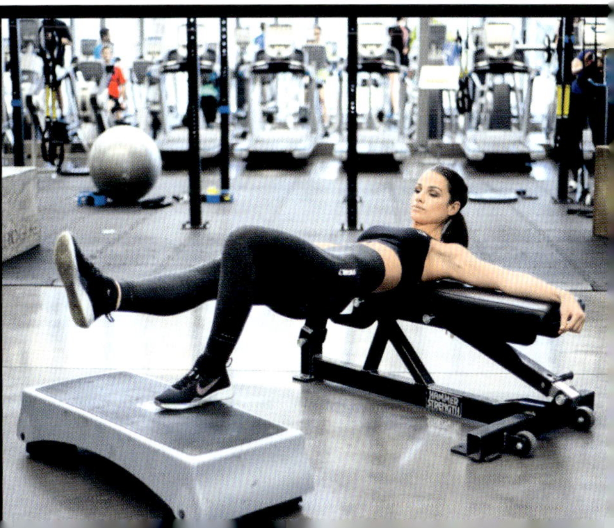

PHASE 2

SÉANCE 03 DOS

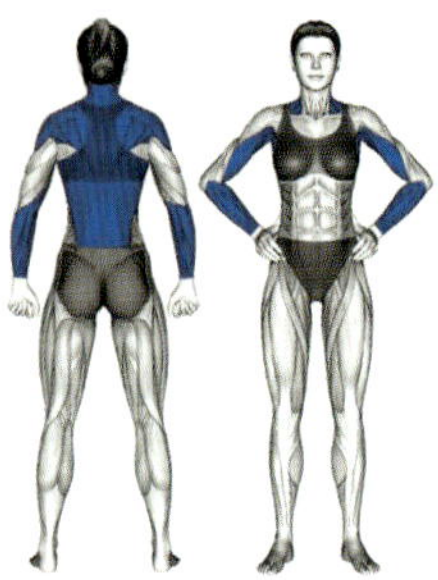

REPOS
> 1 min à 1 min 30 entre les séries

TIRAGE VERTICAL 12-10-8-6 REPS

ÇA FAIT TRAVAILLER... Principalement le grand dorsal (muscle qui s'étend sur la majeure partie du dos), le grand rond et le petit rond (muscles de l'omoplate) et le bas des trapèzes (partie tronc). En muscles secondaires, les rhomboïdes (muscles de l'omoplate et de la colonne), les deltoïdes postérieurs (arrière des épaules), les biceps et les avant-bras.

LET'S GO ! Assis le dos droit, les abdos bien engagés. Attrapez la barre en pronation (paumes vers l'avant), les mains plus largement écartées que les épaules. Inspirez et inclinez légèrement le buste vers l'arrière, connectez vos omoplates. À l'expiration, tirez la barre vers la poitrine en engageant le dos.

CE QU'IL NE FAUT PAS FAIRE... Se laisser aller sans contrôler le mouvement, déconnecter les omoplates, arrondir le dos.

ROWING BARRE 12-10-8-6 REPS

ÇA FAIT TRAVAILLER... Principalement le grand dorsal (muscle qui s'étend sur la majeure partie du dos), les grands ronds (muscles de l'omoplate), les faisceaux moyens des trapèzes (partie nuque et tronc). En muscles secondaires, les deltoïdes postérieurs (arrière des épaules), les rhomboïdes (muscles de l'omoplate et de la colonne) et les biceps (avant du bras).

LET'S GO ! Debout, la barre prise en pronation (paumes face à vous), les mains écartées plus large que les épaules. Inspirez et inclinez le buste vers l'avant en faisant glisser la barre le long des cuisses. Expirez, tirez la barre vers le nombril en engageant le dos. Gardez les abdos engagés sur tout le mouvement et connectez les omoplates pour optimiser le travail.

CE QU'IL NE FAUT PAS FAIRE... Ne pas contrôler le mouvement, déconnecter les omoplates, arrondir le dos. Relâcher la sangle abdominale sous peine de compenser avec vos lombaires.

Suite de la séance page suivante ▼

12-10-8-6 REPS

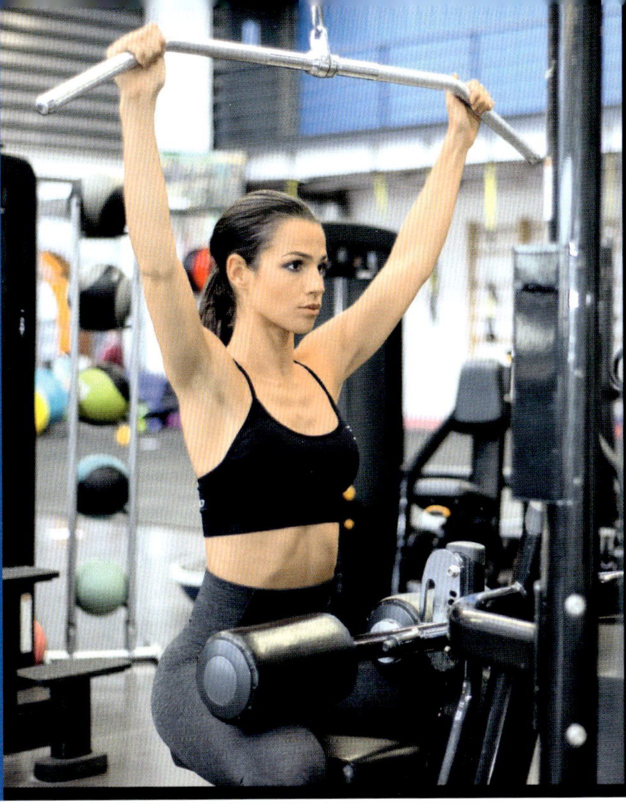

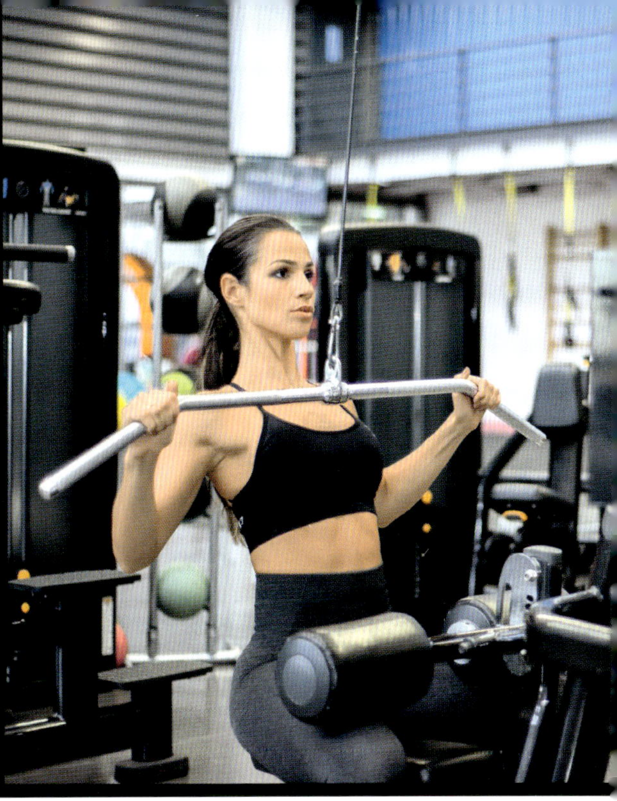

12-10-8-6 REPS

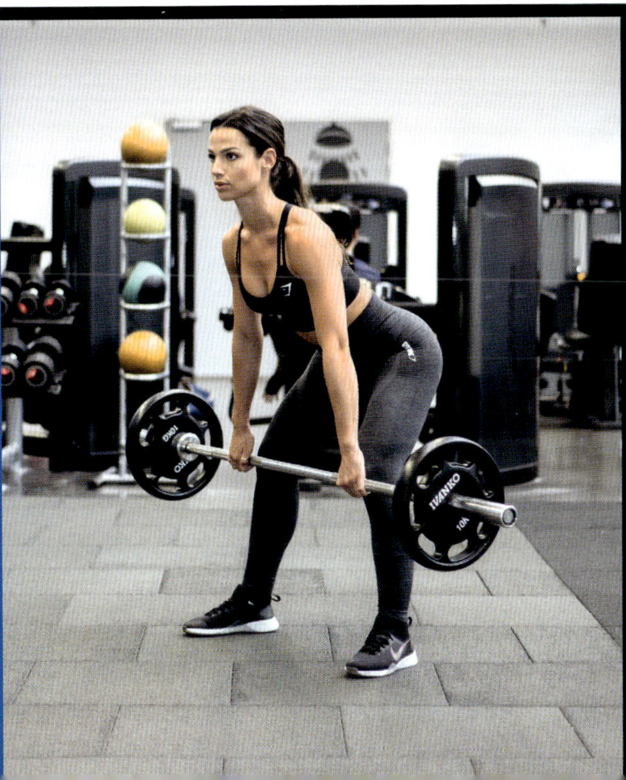

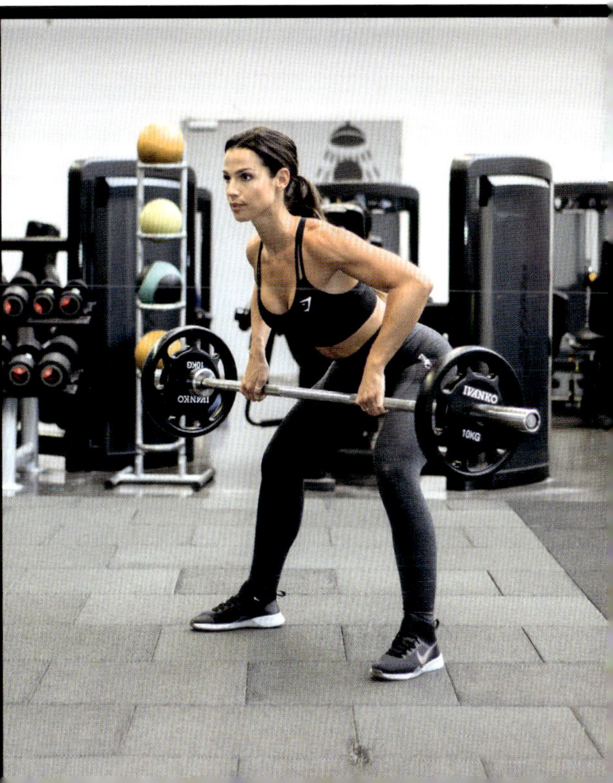

PHASE 2

SÉANCE 03 DOS

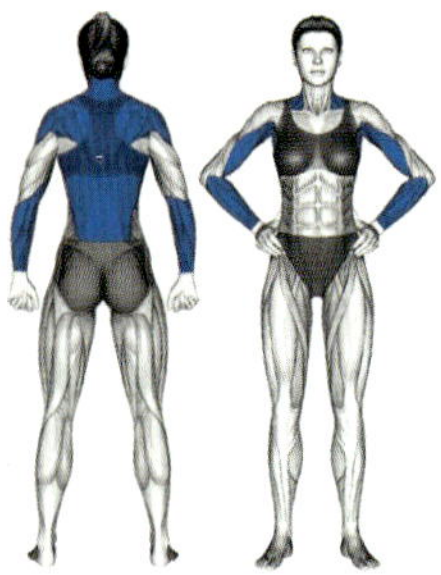

MACHINE TIRAGE UPPER BACK 12-10-8-6 REPS

ÇA FAIT TRAVAILLER… Le grand dorsal (muscle qui s'étend sur la majeure partie du dos), le grand rond et l'infra-épineux (muscles de l'omoplate) et les trapèzes moyens et inférieurs (partie nuque et tronc). Mais aussi les biceps (avant des bras) et les deltoïdes postérieurs (arrière des épaules).

LET'S GO ! En position assise, réglez le poids avec lequel vous souhaitez travailler et attrapez les poignées. Inspirez, à l'expiration tirez les poignées vers vous en engageant le dos. Veillez à garder les abdos engagés sur tout le mouvement et à connecter les omoplates pour optimiser le travail.

CE QU'IL NE FAUT PAS FAIRE… Ne pas contrôler le mouvement, déconnecter les omoplates et arrondir le dos. Relâcher la sangle abdominale.

TIRAGE HORIZONTAL PRISE LARGE AVEC LA BARRE 4 X 10 REPS

ÇA FAIT TRAVAILLER… Le grand dorsal (muscle qui s'étend sur la majeure partie du dos), le grand rond et l'infra-épineux (muscles de l'omoplate) et les trapèzes moyens et inférieurs (partie nuque et tronc). En muscles secondaires, les biceps (avant des bras) et les deltoïdes postérieurs (arrière des épaules).

LET'S GO ! Attrapez la barre de chaque côté, prise large en pronation (paumes vers le sol). Assis, le dos droit, les deux pieds calés dans le support, inspirez, et à l'expiration tirez la poulie en direction de votre poitrine en engageant le dos. Gardez les épaules toujours éloignées des oreilles.

CE QU'IL NE FAUT PAS FAIRE… Relâcher les abdos, ne pas contrôler le mouvement et cambrer le dos.

LOMBAIRES-FESSIERS 4 X 10 REPS

ÇA FAIT TRAVAILLER… Principalement les lombaires (bas du dos), le carré des lombes (muscle profond de la région lombaire). Mais aussi les grands fessiers (arrière des fessiers) et les ischios-jambiers (arrière des cuisses).

LET'S GO ! Placez vos pieds sur les appui-pieds face à la machine, le haut des cuisses en contact avec le support et le bassin au-dessus du banc. Inspirez, les bras en croix sur le buste, fléchissez le buste vers l'avant en gardant la courbure naturelle de la colonne vertébrale. À l'expiration, remontez le buste avec une extension en contractant les abdominaux et les fessiers. Contrôlez votre mouvement.

CE QU'IL NE FAUT PAS FAIRE… Relâcher la sangle abdominale, remonter le buste avec des à-coups ou remonter le buste trop haut.

12-10-8-6 REPS

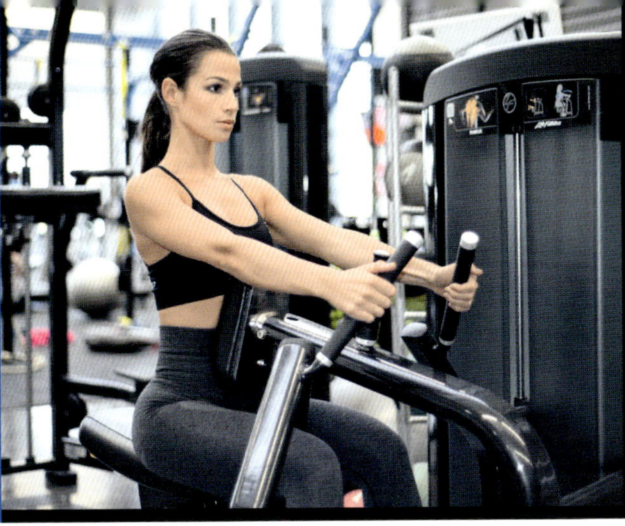

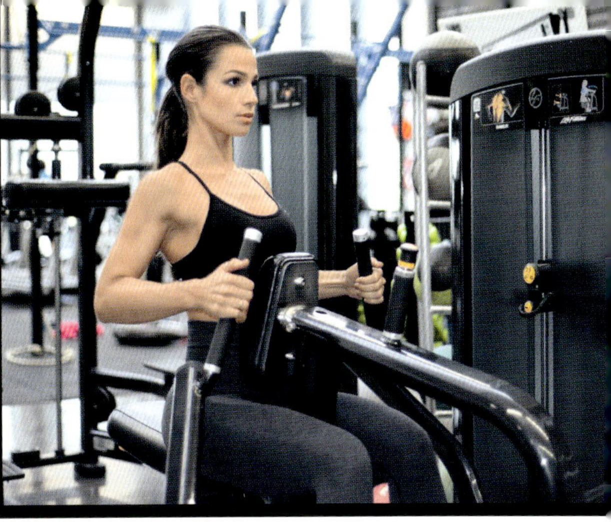

4 X 10 REPS

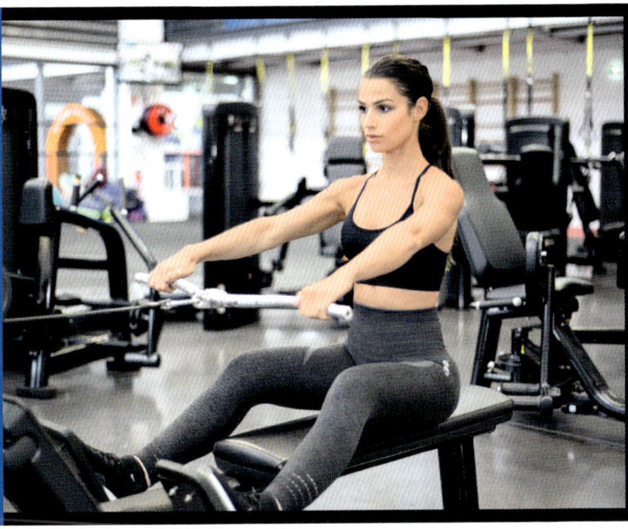

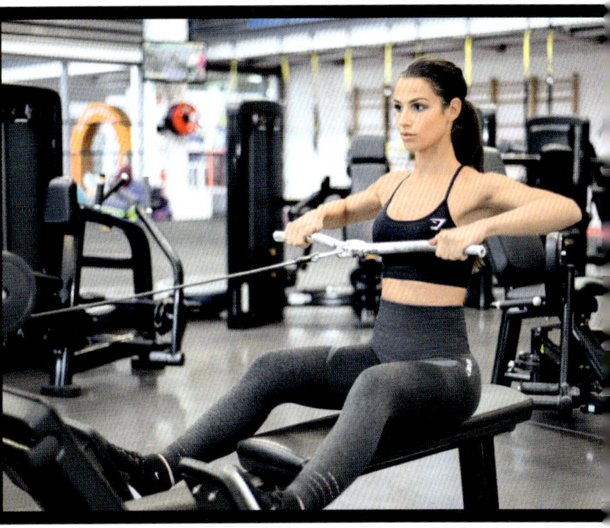

4 X 10 REPS

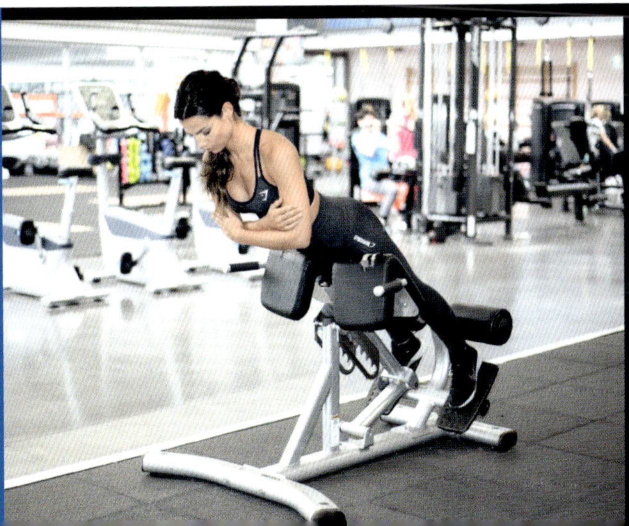

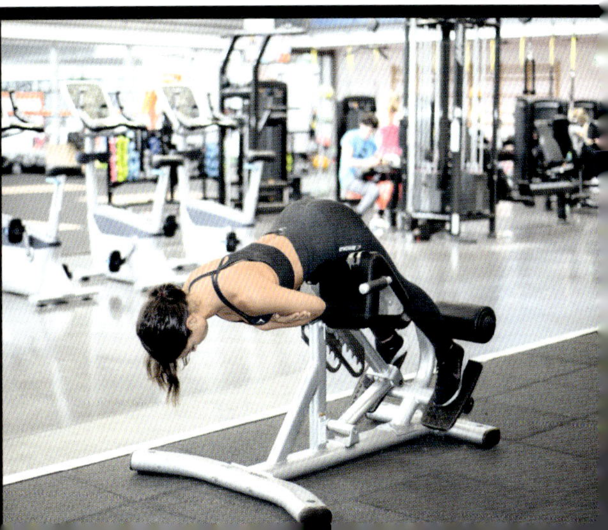

PHASE 2

SÉANCE 04 ÉPAULES/ BRAS

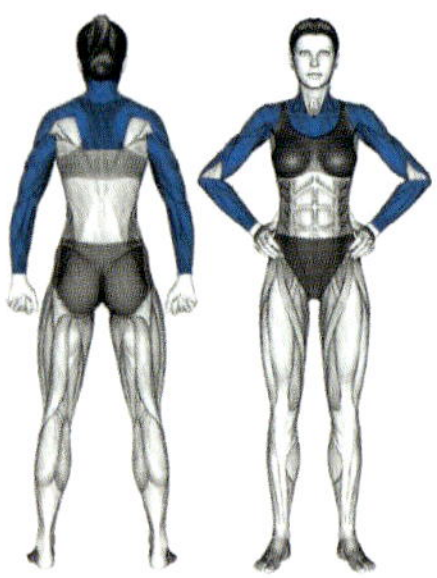

REPOS

> 1 min à 1 min 30 entre les séries

> Pas de repos entre les exercices des supersets, seulement après l'enchaînement des deux exercices

SUPERSET

CRUCIFIX POULIE 4 X 15 REPS

ÇA FAIT TRAVAILLER… Les 3 faisceaux des épaules. En muscles secondaires, les trapèzes (muscles de l'épaule, de la nuque et du tronc), les biceps, le haut des pectoraux et le dentelé antérieur (situé à l'arrière du dos au niveau des côtes).

LET'S GO ! Placez la poulie à hauteur du bassin et croisez les câbles. Une poignée dans chaque main. Inspirez, à l'expiration tirez les câbles vers le haut, bras tendus de manière à former un V avec les bras.

CE QU'IL NE FAUT PAS FAIRE… Relâcher la sangle abdominale, cambrer le bas du dos pour compenser une charge lourde. Hausser les épaules sur le tirage en déconnectant les omoplates.

ÉLÉVATIONS LATÉRALES AVEC CHARGE LÉGÈRE 4 X 30 REPS

ÇA FAIT TRAVAILLER… Principalement le côté des épaules. En muscles secondaires, le haut des trapèzes (partie épaules et nuque), les biceps et les avant-bras.

LET'S GO ! Debout, les haltères en mains, bras le long du corps et paumes de main face aux hanches, inspirez. À l'expiration, faites monter les haltères sur les côtés en contrôle, bras tendus, jusqu'à ce qu'ils soient alignés avec les épaules. Inspirez de nouveau sur la descente. Gardez vos abdos engagés sur tout le mouvement.

CE QU'IL NE FAUT PAS FAIRE… Monter les haltères plus haut que les épaules, relâcher le centre et compenser avec un élan sur la montée.

ÉLÉVATIONS LATÉRALES AVEC UNE CHARGE PLUS LOURDE 4 X 15 REPS

ÇA FAIT TRAVAILLER… Principalement le côté des épaules. En muscles secondaires, les trapèzes supérieurs (partie épaules, nuque), les biceps et les avant-bras.

LET'S GO ! Debout, les haltères en mains, bras le long du corps et paumes de main face aux hanches. Inspirez, à l'expiration faire monter avec contrôle les haltères, bras tendus, jusqu'à ce qu'ils soient perpendiculaires au buste dans l'alignement des épaules. Inspirez de nouveau sur la descente. Gardez vos abdos engagés sur tout le mouvement.

CE QU'IL NE FAUT PAS FAIRE… Monter les haltères plus haut que les épaules, relâcher le centre et compenser avec un élan sur la montée.

Suite de la séance page suivante ▼

4 X 15 REPS

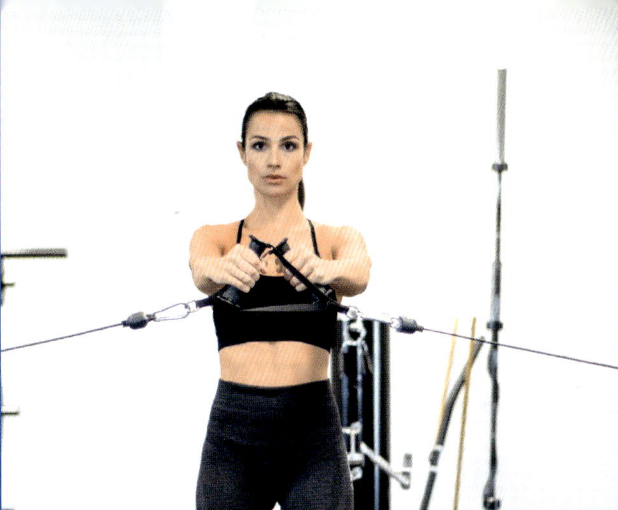

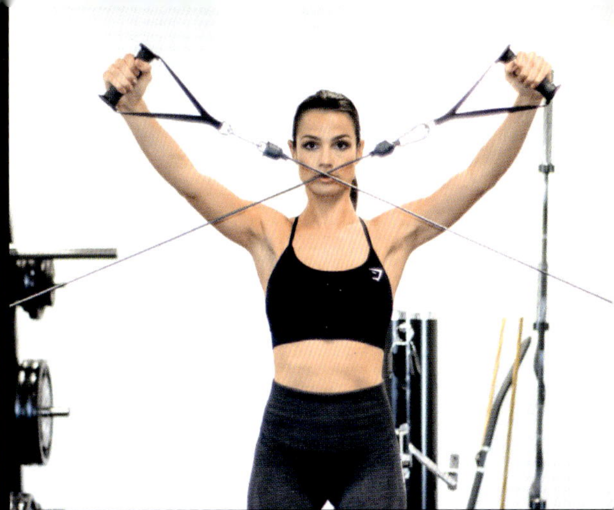

4 X 30 REPS

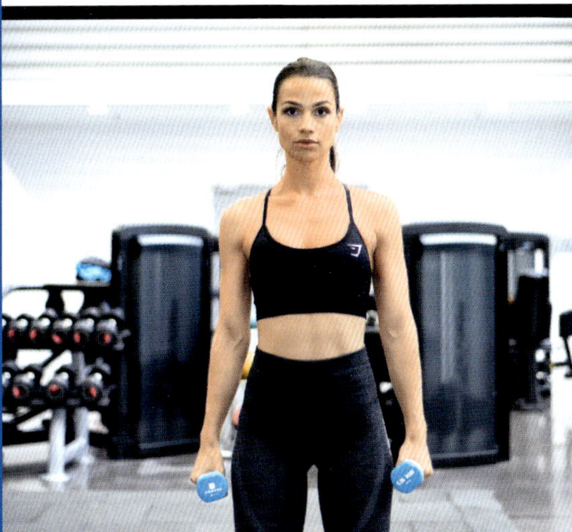

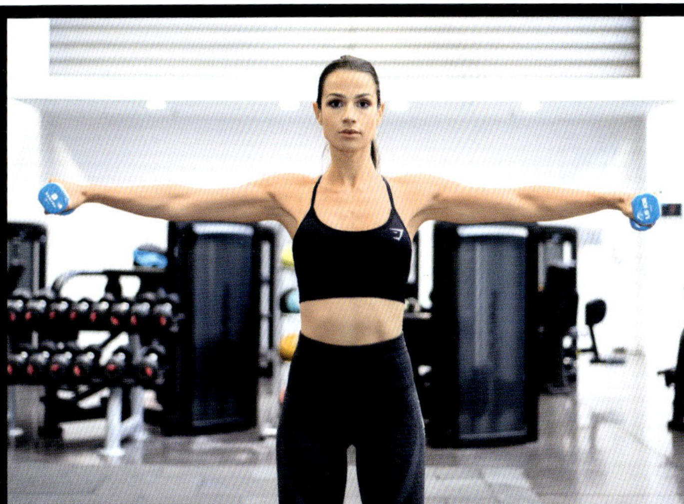

4 X 15 REPS

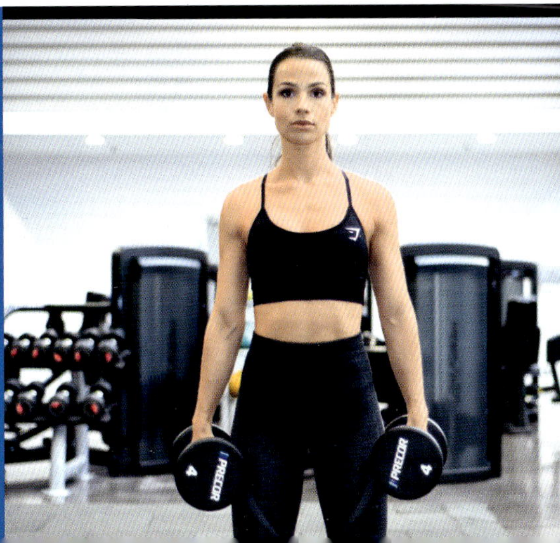

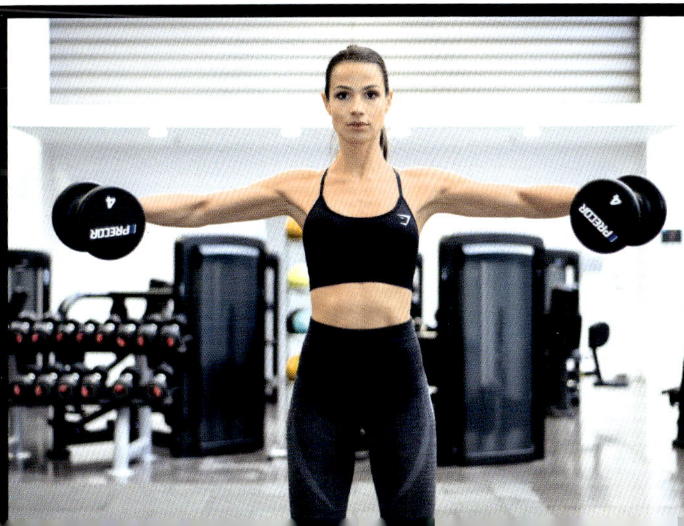

SÉANCE 04 ÉPAULES/BRAS

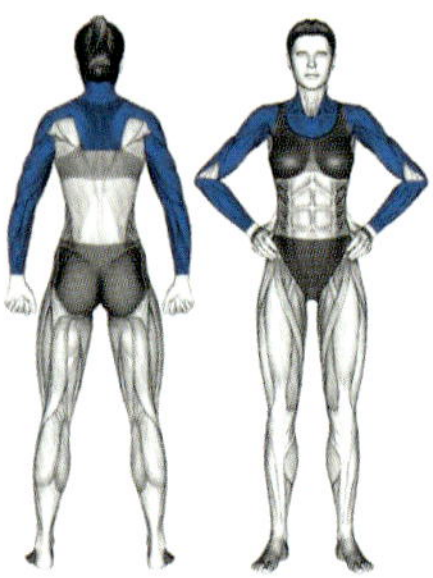

DÉVELOPPÉS HALTÈRES ASSIS
12-10-8-6 REPS

ÇA FAIT TRAVAILLER… Les 3 faisceaux des épaules. En muscles secondaires, les trapèzes (muscles de l'épaule, de la nuque et du tronc), les triceps (arrière des bras), le haut des pectoraux et le dentelé antérieur (situé à l'arrière du dos au niveau des côtes).

LET'S GO ! Assis sur un banc, les abdos engagés, ouvrez les bras perpendiculaires au buste et pliés à 90° en plaçant les haltères à hauteur de la tête, paumes de mains tournées vers l'avant. Inspirez, à l'expiration montez les haltères au-dessus de la tête. Gardez les épaules éloignées des oreilles et les abdos engagés sur tout le mouvement.

CE QU'IL NE FAUT PAS FAIRE… Creuser le dos, relâcher les abdos et compenser avec un élan sur la montée.

SUPERSET

TRICEPS POULIE À LA CORDE
12-10-8-6 REPS

ÇA FAIT TRAVAILLER… Principalement les triceps (arrière des bras) et l'anconé (petit muscle du triceps situé vers le coude).

LET'S GO ! Réglez la poulie en position haute. Debout, une extrémité de la corde dans chaque main, le buste incliné, les avant-bras fléchis, inspirez, et à l'expiration tendez les avant-bras en tirant la corde vers le sol. Gardez les coudes tournés vers l'intérieur et les abdos engagés durant tout le mouvement.

CE QU'IL NE FAUT PAS FAIRE… Relâcher les abdos, arrondir le dos ou cambrer le bas du dos sur la descente des bras.

BICEPS POULIE AVEC BARRE EZ
12-10-8-6 REPS

ÇA FAIT TRAVAILLER… Principalement les biceps, mais aussi les avant-bras.

LET'S GO ! Placez la poulie en position basse. Debout, face à la poulie, prenez la barre EZ en supination (paumes de mains vers le plafond), mains écartées de la largeur des épaules. La barre au niveau des cuisses, inspirez. À l'expiration, tirez la barre vers vous de manière à l'amener vers les épaules. Gardez les abdos engagés sur tout le mouvement.

CE QU'IL NE FAUT PAS FAIRE… Relâcher la sangle abdominale et arrondir le dos. Cambrer le dos pour compenser une charge lourde.

Suite de la séance page suivante ▼

12-10-8-6 REPS

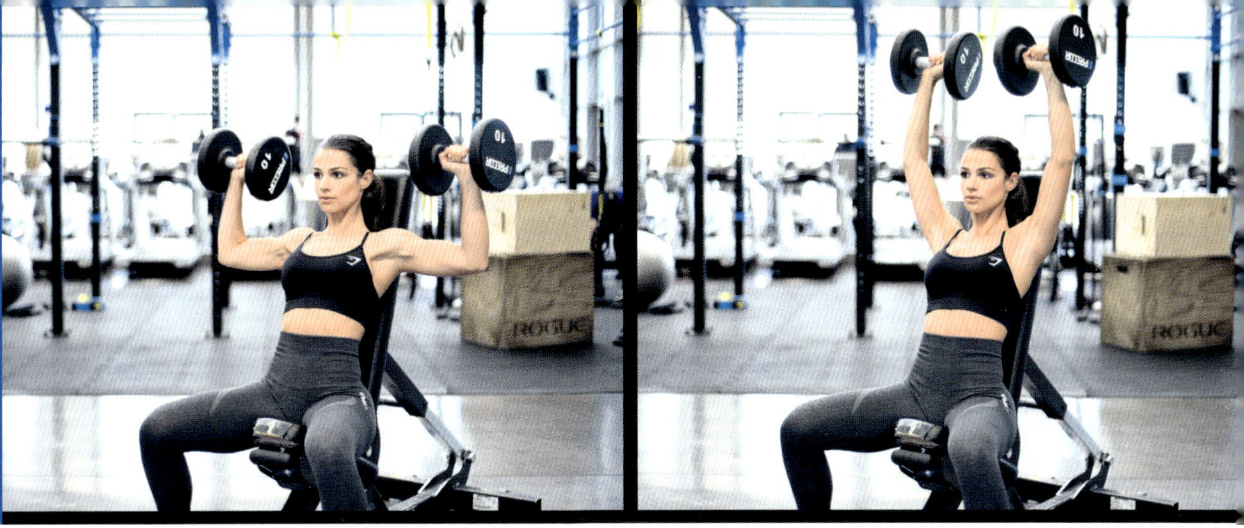

12-10-8-6 REPS

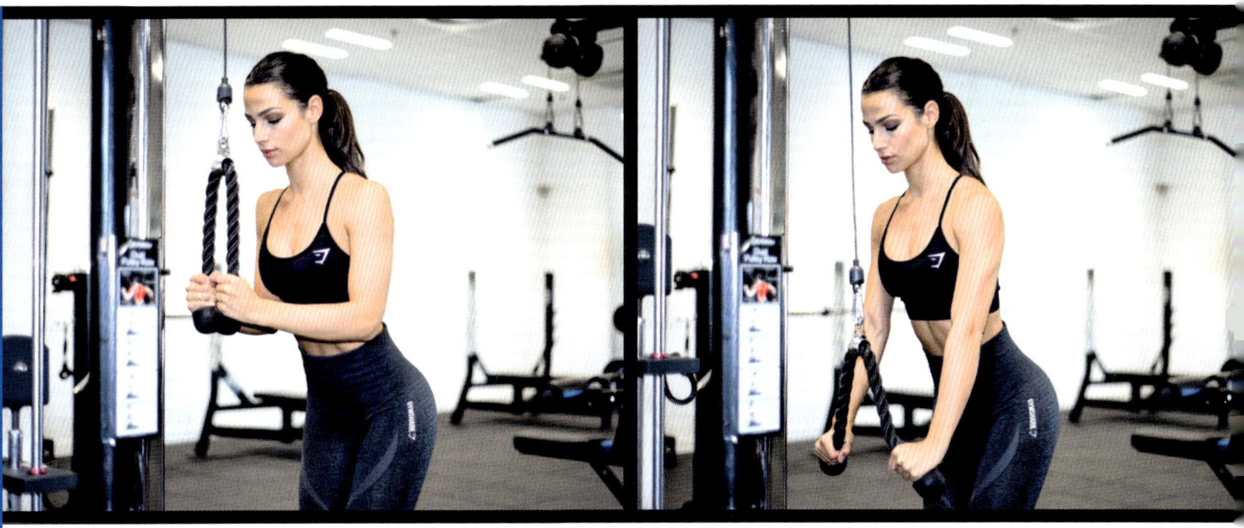

12-10-8-6 REPS

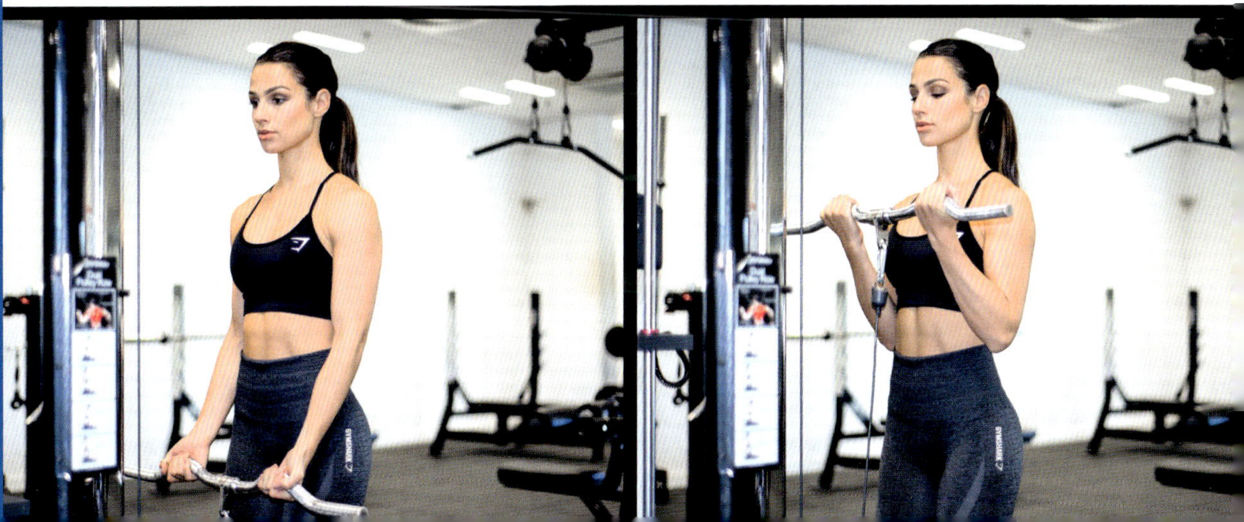

PHASE 2

SÉANCE 04 ÉPAULES/ BRAS

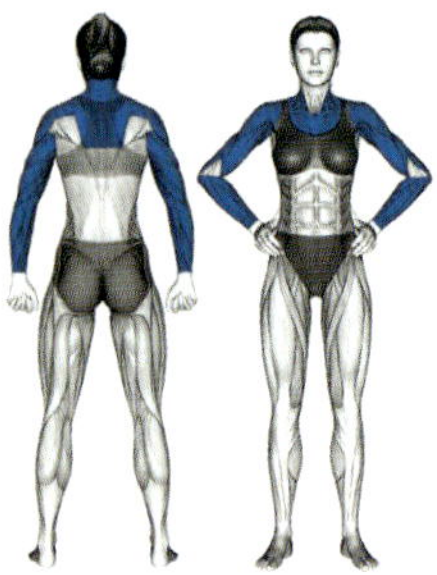

SUPERSET

MOUVEMENTS « BARRE FRONT »
12-10-8-6 REPS

ÇA FAIT TRAVAILLER... Principalement les triceps (arrière des bras), mais aussi l'anconé (petit muscle du triceps situé vers le coude).

LET'S GO ! Allongé sur un banc, les bras tendus et les mains largeur des épaules sur la barre. Engagez les abdos. Inspirez, fléchissez les avant-bras de manière à amener la barre près du front, coudes tournés vers l'intérieur. Expirez, tendez de nouveau les avant-bras au-dessus de la poitrine.

CE QU'IL NE FAUT PAS FAIRE... Relâcher les abdos, cambrer le dos, laisser les coudes partir vers l'extérieur sur le mouvement.

BICEPS CURL PRISE MARTEAU ALTERNÉS
12-10-8-6 REPS

ÇA FAIT TRAVAILLER... Principalement les biceps, mais aussi le brachio-radial (l'un des muscles de l'avant-bras).

LET'S GO ! Debout, les bras le long du corps, un haltère dans chaque main au niveau des cuisses, paumes de mains face à face (prise marteau). Inspirez, à l'expiration fléchissez l'avant-bras droit pour ramener l'haltère vers l'épaule, puis alternez avec l'avant-bras gauche en gardant les paumes de mains face à face. Gardez le dos droit et les abdos engagés tout le mouvement.

CE QU'IL NE FAUT PAS FAIRE... Ne pas contrôler le mouvement et compenser une charge lourde avec un élan en cambrant le dos.

12-10-8-6 REPS

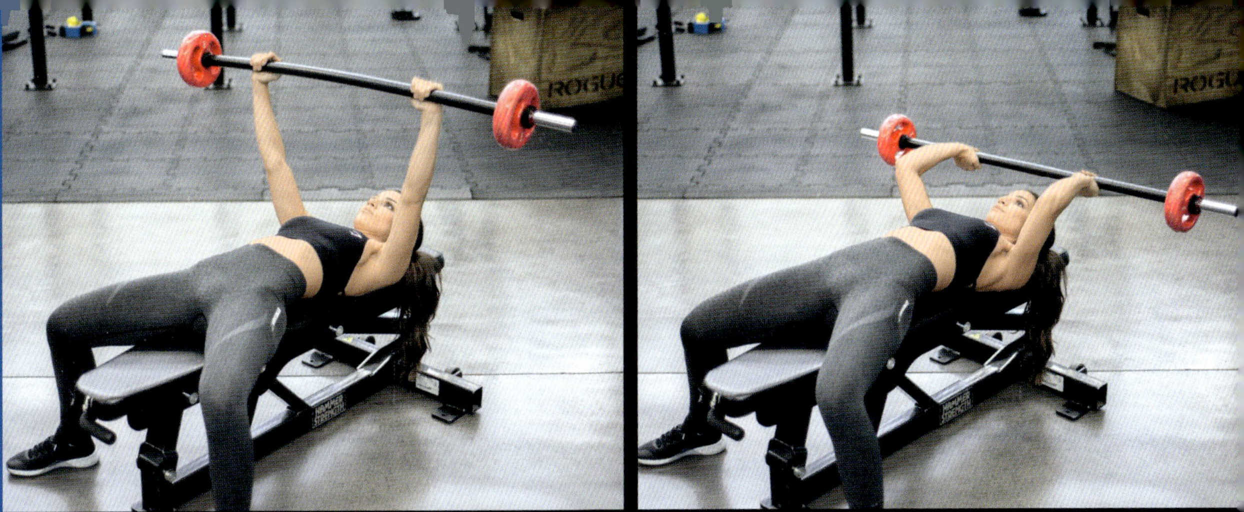

12-10-8-6 REPS

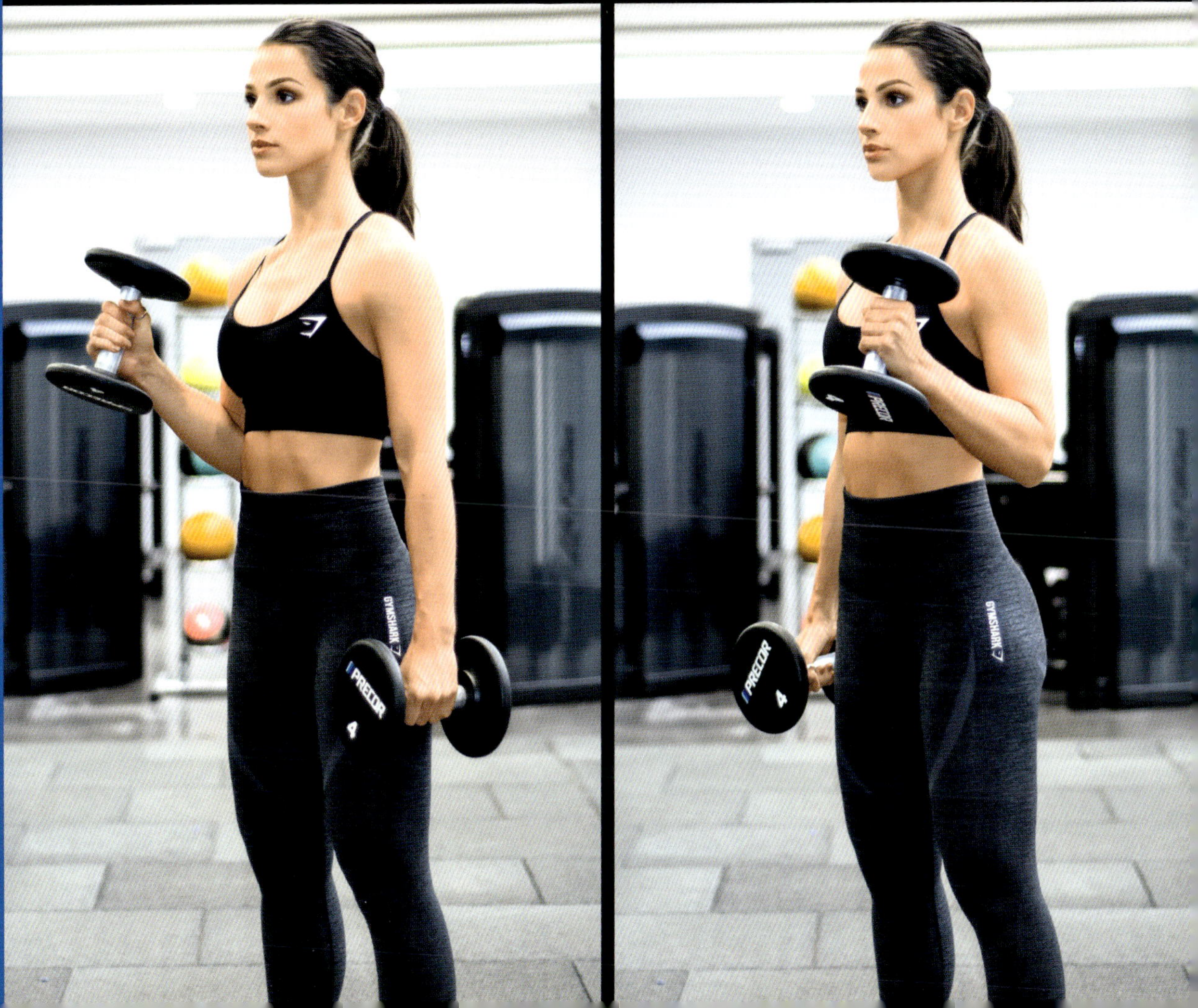

PHASE 2

SÉANCE 05 LEGS

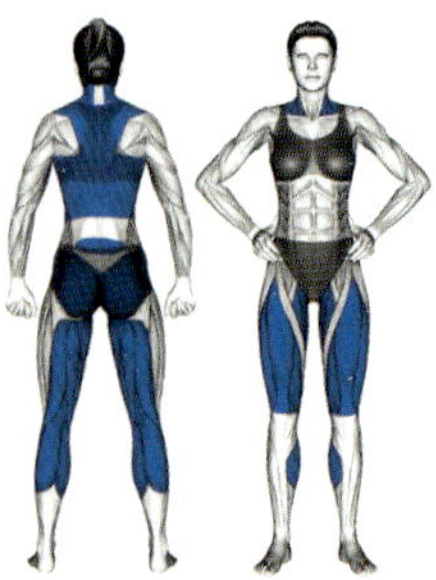

REPOS

> 1 min à 1 min 30 entre les séries

> Pas de repos entre les exercices du superset, seulement après l'enchaînement des deux exercices

SUPERSET

LEG EXTENSION 15-12-12-12 REPS

ÇA FAIT TRAVAILLER… Principalement les quadriceps (avant des cuisses).

LET'S GO ! Après avoir réglé la machine à votre convenance, asseyez-vous au fond du siège et placez les pieds en dessous du boudin. Le boudin doit se situer entre les cous-de-pied et les chevilles. Inspirez, à l'expiration repoussez le poids vers le haut jusqu'à tendre les jambes.

CE QU'IL NE FAUT PAS FAIRE… Donner un à-coup sur la montée, relâcher la sangle abdominale.

LEG CURL 15-12-12-12 REPS

ÇA FAIT TRAVAILLER… Principalement les ischios-jambiers (arrière des cuisses) et les mollets.

LET'S GO ! Après avoir réglé la machine à votre convenance (poids/amplitude/boudin selon votre taille), asseyez-vous au fond du siège et placez vos cuisses sous le boudin du haut et les chevilles sur le boudin du bas. Inspirez, à l'expiration ramenez les talons en direction de vos fessiers en poussant le boudin vers le bas. Contrôlez le mouvement en engageant la sangle abdominale et en retenant le poids à la remontée.

CE QU'IL NE FAUT PAS FAIRE… Cambrer le dos pour compenser une charge trop lourde. Ne pas contrôler le mouvement.

LEG PRESS INCLINÉE 4 X 10 REPS

ÇA FAIT TRAVAILLER… Les quadriceps, mais aussi les ischios-jambiers (avant et arrière des cuisses), les fessiers, les adducteurs (intérieur des jambes) et les mollets.

LET'S GO ! Assis au fond du siège, le dos collé au siège, placez les pieds sur la plateforme, écartés plus large que les hanches. Enlevez la sécurité pour laisser la plateforme lestée venir à vous en fléchissant les jambes. Inspirez, à l'expiration poussez la plateforme jusqu'à tendre les jambes tout en gardant les genoux légèrement déverrouillés. Engagez votre sangle abdominale.

CE QU'IL NE FAUT PAS FAIRE… Relâcher les abdominaux, décoller le dos du siège pour compenser une charge lourde. Avoir les jambes trop tendues ou les genoux qui se touchent sur la poussée.

Suite de la séance page suivante ▼

15-12-12-12 REPS

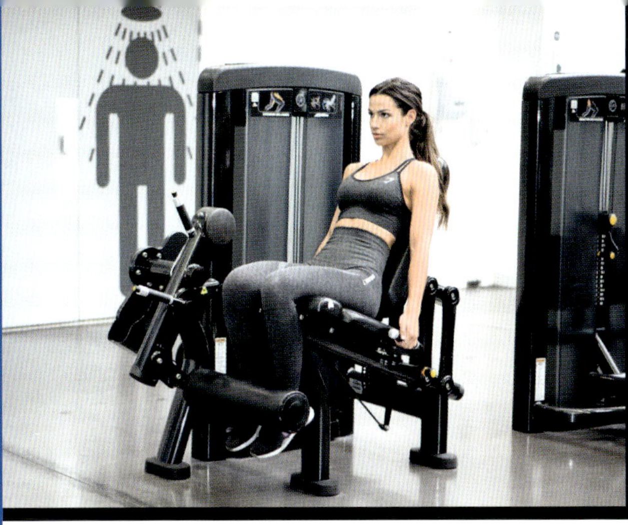

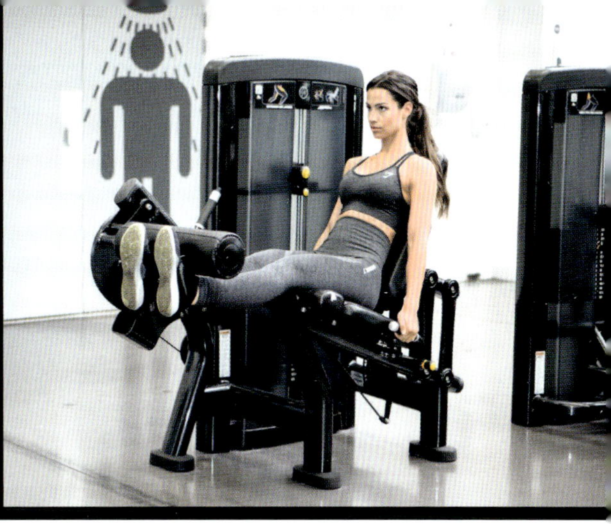

15-12-12-12 REPS

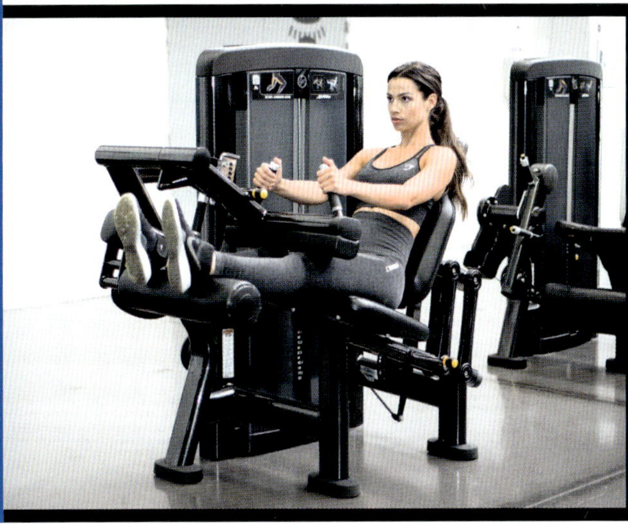

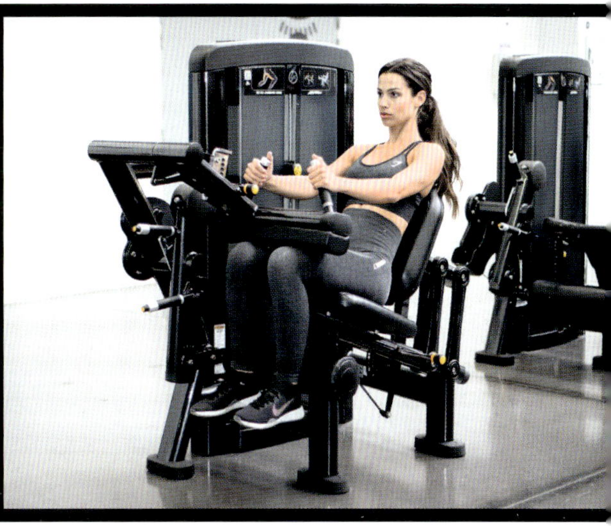

4 X 10 REPS

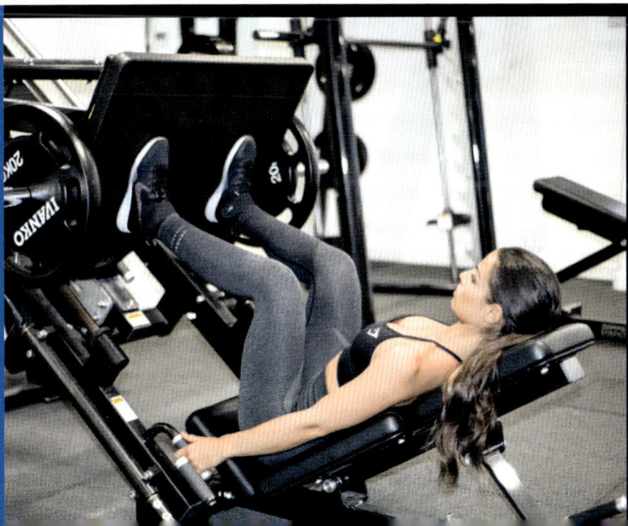

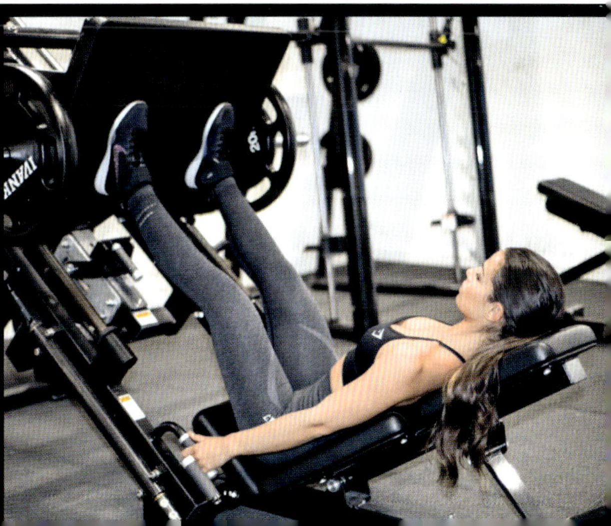

PHASE 2

SÉANCE 05 LEGS

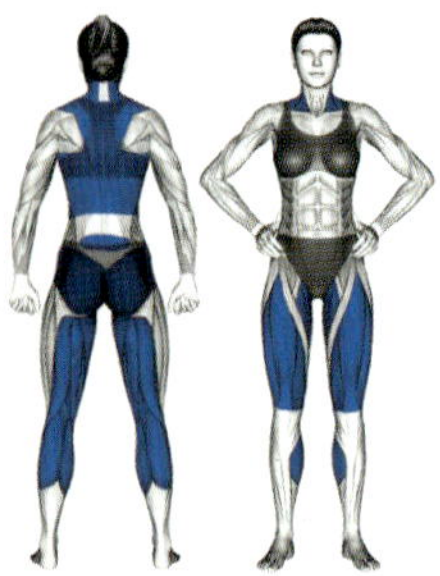

SOULEVÉS DE TERRE SUMO 4 X 10 REPS

ÇA FAIT TRAVAILLER… Les adducteurs, les ischios-jambiers, les moyens et grands fessiers. Mais aussi les quadriceps, les trapèzes, le grand dorsal et le grand rhomboïde.

LET'S GO ! Debout, pieds écartés plus large que les épaules et pointes de pied en ouverture vers l'extérieur. Penchez-vous en fléchissant les jambes, le dos droit, pour ramasser la barre en prise inversée (une main en pronation, une main en supination). Inspirez, à l'expiration redressez-vous avec la barre.

Commencez l'exercice : inspirez, fléchissez les jambes en ouvrant les genoux vers l'extérieur et en poussant les fesses vers l'arrière pour descendre. Faites rebondir la barre au sol. Le poids du corps est principalement dans vos talons. Expirez, poussez avec les jambes pour vous redresser en contractant les fessiers.

CE QU'IL NE FAUT PAS FAIRE… Arrondir le dos, relâcher les abdos.

SQUATS SUMO AVEC KETTLEBELL 4 X 15 REPS

ÇA FAIT TRAVAILLER… Les quadriceps et tous les muscles de l'intérieur de la hanche, mais aussi les fessiers, les ischios-jambiers et les abdominaux.

LET'S GO ! Debout, pieds écartés plus large que les épaules et pointes de pieds en ouverture vers l'extérieur, un Kettlebell entre les mains, bras tendus. Sur l'inspiration, fléchissez les jambes, le dos droit en poussant les fesses vers l'arrière. À l'expiration, redressez-vous en poussant dans les talons de manière à contracter les fessiers sur la montée. Sur les 5 dernières répétitions, effectuez une demi-flexion en bas avant de remonter. Gardez les omoplates connectées et la sangle abdominale engagée pendant tout le mouvement.

CE QU'IL NE FAUT PAS FAIRE… Arrondir le dos, relâcher les abdos.

DONKEY KICKS SUR MACHINE 4 X 15 REPS

ÇA FAIT TRAVAILLER… Principalement le grand fessier, mais aussi les ischios-jambiers.

LET'S GO ! Réglez la machine en fonction de votre taille et du poids avec lequel vous souhaitez travailler. Placez le pied droit sur l'appui-pied et l'autre jambe sur le plateau de la machine. Placez les mains sur les poignées et engagez la sangle abdominale. Inspirez, à l'expiration repoussez l'appui-pied vers l'arrière avec votre jambe droite en engageant le fessier. Reproduisez le même mouvement avec la jambe gauche.

CE QU'IL NE FAUT PAS FAIRE… Relâcher la sangle abdominale et cambrer le bas du dos sur l'extension de la jambe.

4 X 10 REPS

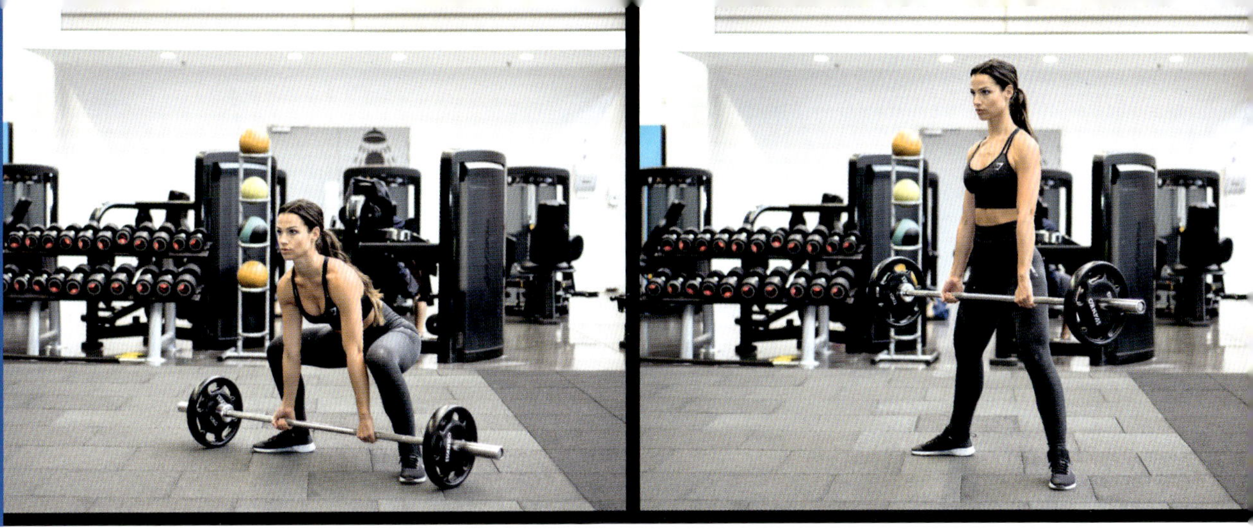

4 X 15 REPS

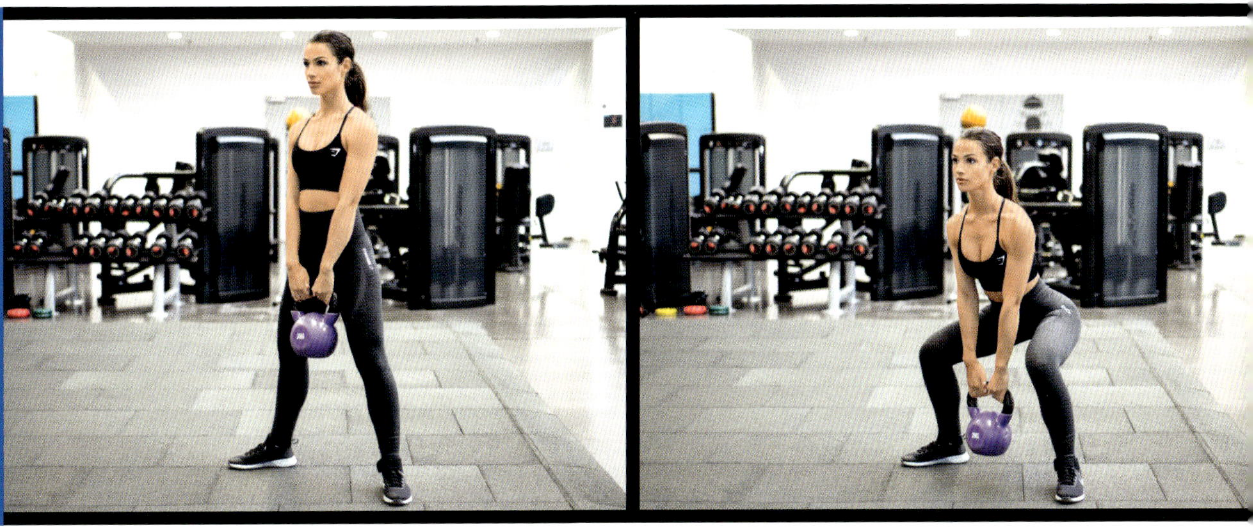

4 X 15 REPS

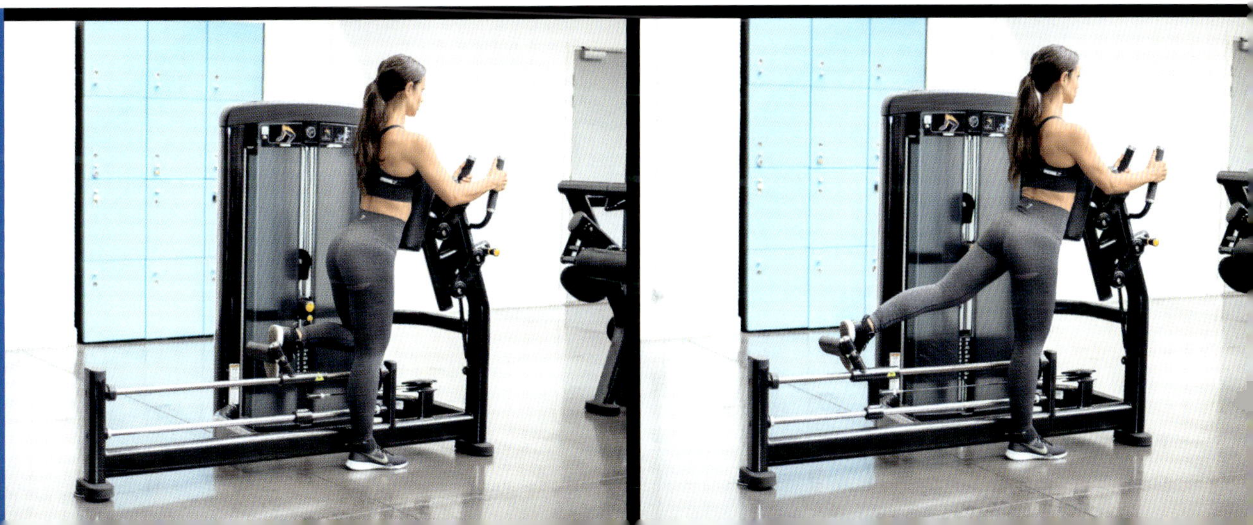

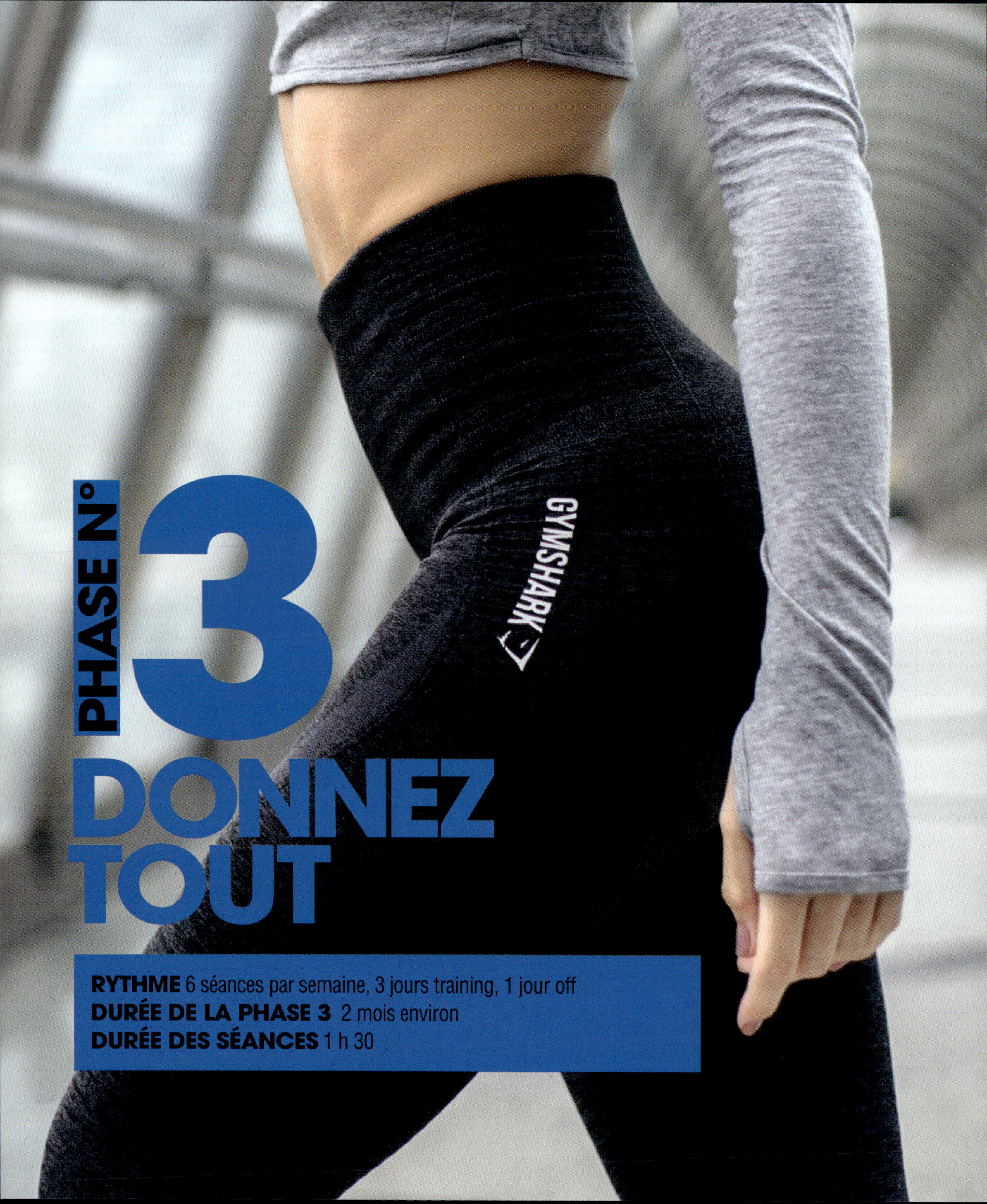

PHASE N° 3
DONNEZ TOUT

RYTHME 6 séances par semaine, 3 jours training, 1 jour off
DURÉE DE LA PHASE 3 2 mois environ
DURÉE DES SÉANCES 1 h 30

Plus long, plus intense, plus éprouvant. On ne s'entraîne plus 5 fois par semaine mais 6, avec un jour de repos tous les 3 jours. Cela permet d'augmenter le rythme mais surtout de travailler tous les groupes musculaires presque 2 fois par semaine. Les séances sont riches en méthodes d'intensification diverses pour toujours progresser. Un conseil : restez focus durant toute la séance, même si elle est plus longue.

EN SÉANCE 01 PECS/EPAULES

3 exercices polyarticulaires à la barre élèvent l'intensité dès le départ. Vous travaillez tous les faisceaux des pectoraux pour tonifier la poitrine et les bras. Pour finir, 3 exercices libres avec poulies et haltères cibleront les 3 faisceaux des épaules.

EN SÉANCE 02 DOS/BRAS

Le dos d'abord, sur 6 exercices : 2 en poulie pour travailler de manière précise et les 4 derniers en 2 supersets pour élever l'intensité du training et mieux dessiner la musculature. Pour poursuivre en intensité, vous finirez la séance sur 2 supersets agoniste/antagoniste bras avec haltères et poulie, pour bien dessiner vos bras et travailler de manière complète.

EN SÉANCE 03 LEGS

On part directement en intensité avec 1 exercice polyarticulaire principalement ciblé legs. On augmente encore l'intensité en enchaînant sur 2 supersets : un legs, un arrière des cuisses et fessiers. Pour compléter, les 2 exercices de fin bosseront l'intérieur des cuisses et les côtés des fessiers.

EN SÉANCE 04 PECS/EPAULES

Vous débutez avec 4 exercices pectoraux, dont 3 avec haltères ou barre libre travaillant les différents faisceaux musculaires, et le dernier guidé pour cibler précisément le haut des pecs. Vous terminez la séance avec 2 supersets + 1 triset pour élever l'intensité du training tout en focalisant sur tous les faisceaux des épaules.

EN SÉANCE 05 DOS/BRAS

Une séance très intense composée uniquement de supersets ! Les 2 premiers axés sur le dos, et utilisant tous les matériels : poulie, poids libre et machine guidée, pour un travail en globalité et en précision sur le dos. Vous terminez la séance avec 2 supersets bras alternant muscle agoniste/antagoniste avec poulie et haltères pour un travail complet.

EN SÉANCE 06 LEGS

La totale supersets. Le premier superset travaille en agoniste/antagoniste sur les legs, le second augmente l'intensité avec des exercices polyarticulaires legs, et le dernier cible plutôt l'arrière des cuisses et les fessiers. Un 2e training legs complet pour fuseler vos jambes et galber vos fessiers.

PHASE 3

SÉANCE 01 PECS/ÉPAULES

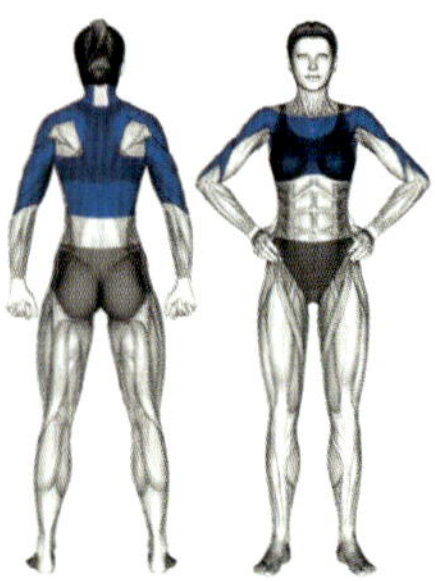

REPOS
> 1 min à 1 min 30 entre les séries

DÉVELOPPÉS INCLINÉS BARRE
12-10-8-6 REPS

ÇA FAIT TRAVAILLER… Principalement les pectoraux, l'avant des épaules et les triceps. En muscles secondaires, le grand dorsal (muscle qui s'étend sur la majeure partie du dos), le grand rond (muscle de l'omoplate), les trapèzes (muscles de l'épaule, de la nuque et du tronc) et les biceps.

LET'S GO ! Allongé sur un banc incliné, les abdos bien engagés, placez la barre face aux pectoraux, bras tendus, les mains plus écartées que la largeur des épaules. Inspirez, descendez la barre vers la poitrine en contrôle. À l'expiration, repoussez la barre vers le haut, bras tendus.

CE QU'IL NE FAUT PAS FAIRE… Relâcher les abdominaux, cambrer et compenser avec le dos.

DÉVELOPPÉS COUCHÉS
4 X 10 REPS

ÇA FAIT TRAVAILLER… Principalement les pectoraux, l'avant des épaules, les triceps. En muscles secondaires, le grand dorsal (muscle qui s'étend sur la majeure partie du dos), le grand dentelé (les côtes) ; les abdominaux et les lombaires (bas du dos) interviennent pour maintenir l'équilibre pendant le mouvement.

LET'S GO ! Allongé sur un banc, les abdos bien engagés et les omoplates connectées. Placez la barre au-dessus de vous, face aux pectoraux, bras tendus, les mains plus écartées que la largeur des épaules. Inspirez, descendez la barre en contrôle en direction de la poitrine. À l'expiration, repoussez la barre vers le haut.

CE QU'IL NE FAUT PAS FAIRE… Relâcher les abdominaux, cambrer et compenser avec le dos.

GUILLOTINE 20-15-12 REPS

ÇA FAIT TRAVAILLER… Principalement le haut des pectoraux (faisceau claviculaire), le grand pectoral, les deltoïdes antérieurs (avant des épaules), les triceps.

LET'S GO ! Allongé sur le banc incliné à 30° d'une machine guidée, les abdos bien engagés et les omoplates connectées. Placez la barre au-dessus de vous, face aux pectoraux, bras tendus, les mains plus écartées que la largeur des épaules. Inspirez, descendez la barre jusqu'au cou. À l'expiration, repoussez la barre vers le haut.

CE QU'IL NE FAUT PAS FAIRE… Relâcher les abdominaux, cambrer et compenser avec le dos une charge trop lourde.

Suite de la séance page suivante ▼

12-10-8-6 REPS

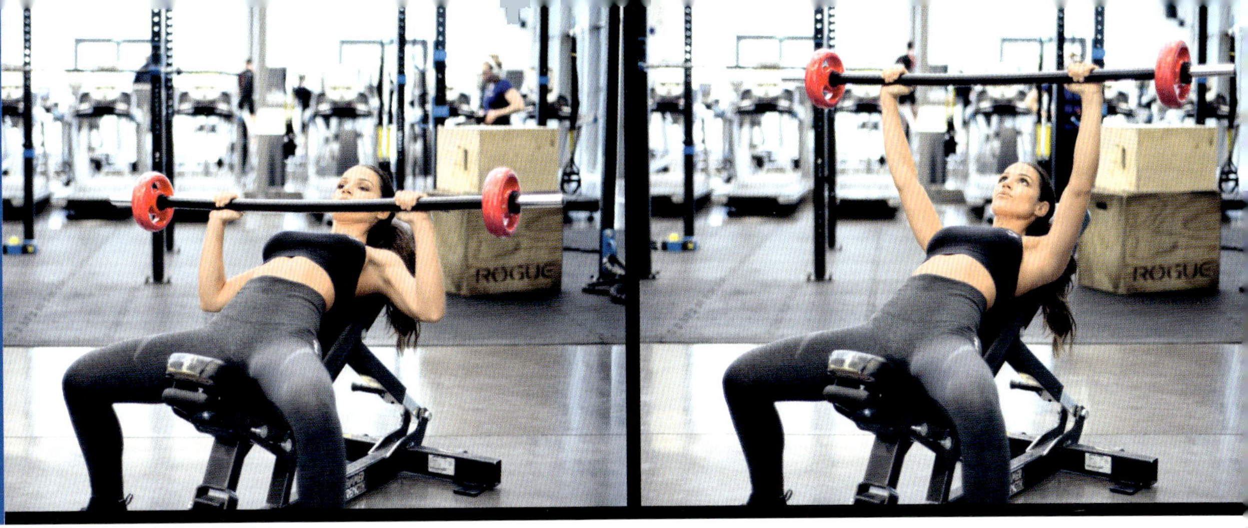

4 X 10 REPS

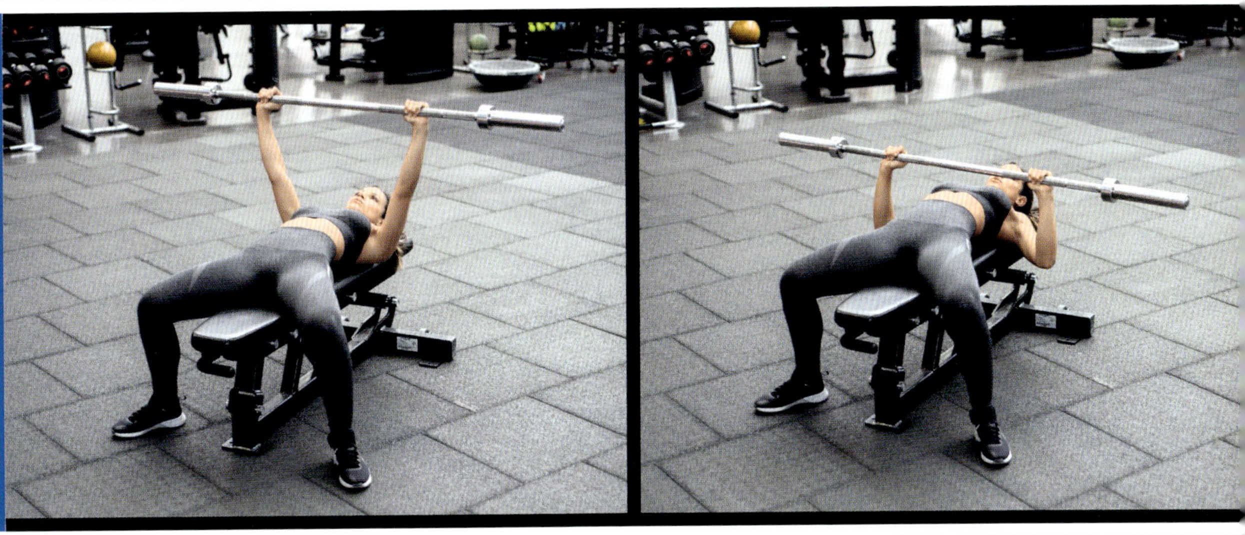

20-15-12 REPS

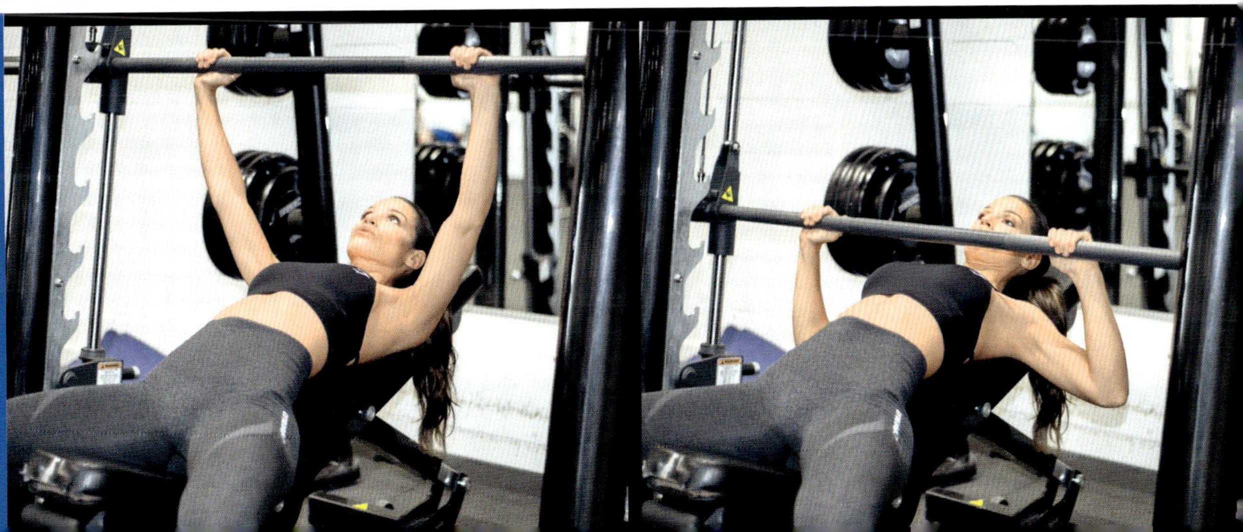

PHASE 3

SÉANCE 01 PECS/ÉPAULES

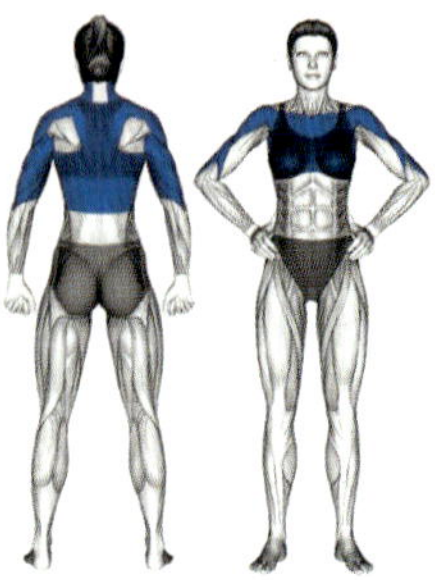

DÉVELOPPÉS MILITAIRES 12-10-8-6 REPS

ÇA FAIT TRAVAILLER… Principalement les épaules, surtout l'avant et le côté de l'épaule. Mais aussi les trapèzes supérieurs (partie épaule et nuque), le haut des pectoraux et les triceps.

LET'S GO ! Debout, les abdos engagés. Prenez la barre en pronation (paumes tournées à l'opposé du buste), les mains plus écartées que la largeur des épaules. Placez la barre au niveau du haut des pectoraux. Inspirez, à l'expiration poussez la barre, bras tendus, au-dessus de la tête en gardant les coudes légèrement fléchis.

CE QU'IL NE FAUT PAS FAIRE… Relâcher la sangle abdominale, cambrer le dos et compenser avec le dos une charge trop lourde.

ÉLÉVATIONS LATÉRALES AVEC HALTÈRES 24-20-16-12 REPS

ÇA FAIT TRAVAILLER… Principalement le côté des épaules. En muscles secondaires, le haut des trapèzes (partie épaule et nuque), les biceps et les avant-bras.

LET'S GO ! Debout, les haltères en mains, bras le long du corps et paumes de mains face aux hanches, inspirez. À l'expiration, faites monter les haltères sur les côtés en contrôle, bras tendus, jusqu'à ce qu'ils soient alignés avec les épaules. Inspirez de nouveau sur la descente. Gardez vos abdos engagés sur tout le mouvement.

CE QU'IL NE FAUT PAS FAIRE… Monter les haltères plus haut que les épaules, relâcher le centre et compenser avec un élan sur la montée.

L'OISEAU À LA POULIE 20-15-12 REPS

ÇA FAIT TRAVAILLER… Les côtés et l'arrière de l'épaule. En muscles secondaires, les trapèzes (muscles de l'épaule, de la nuque et du tronc), biceps et avant-bras.

LET'S GO ! Debout, la poulie en position haute. Attrapez les sangles en croisant les bras, les paumes de mains en pronation (paumes tournées vers le sol). Inspirez, à l'expiration tirez les câbles latéralement et vers le bas de manière à placer les paumes de mains face au sol. Gardez les abdos engagés et, au tirage, connectez les omoplates. Contrôlez le mouvement.

CE QU'IL NE FAUT PAS FAIRE… Déconnecter les omoplates et laisser le dos s'arrondir, relâcher les abdos.

12-10-8-6 REPS

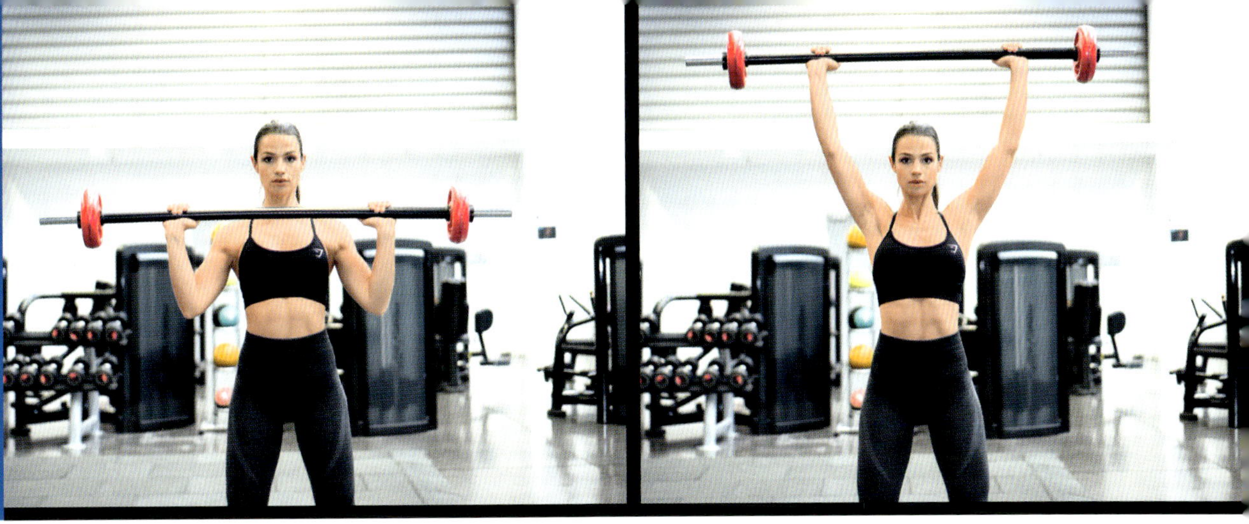

24-20-16-12 REPS

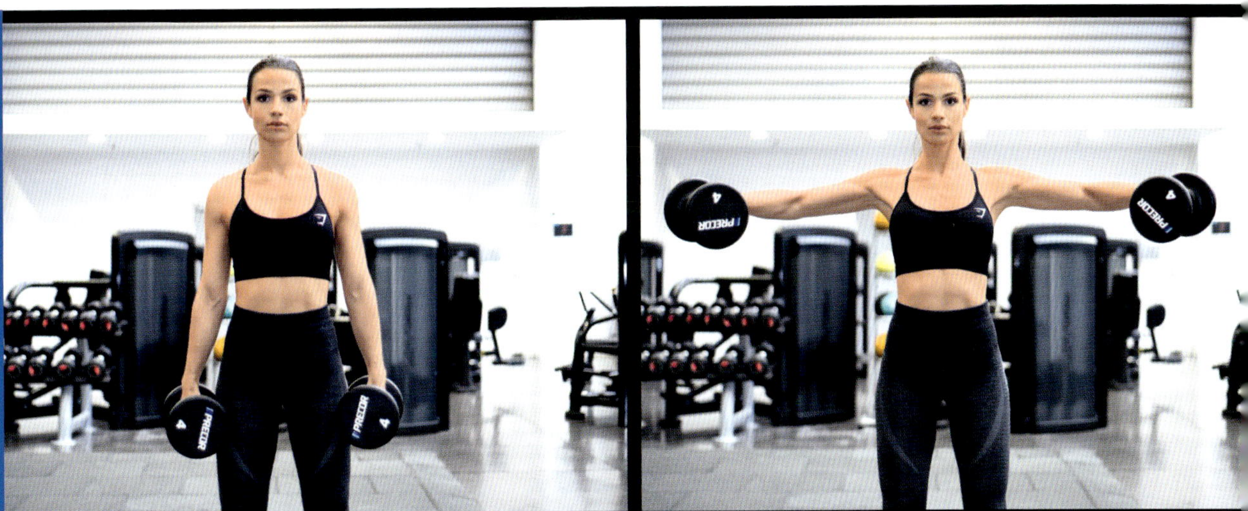

20-15-12 REPS

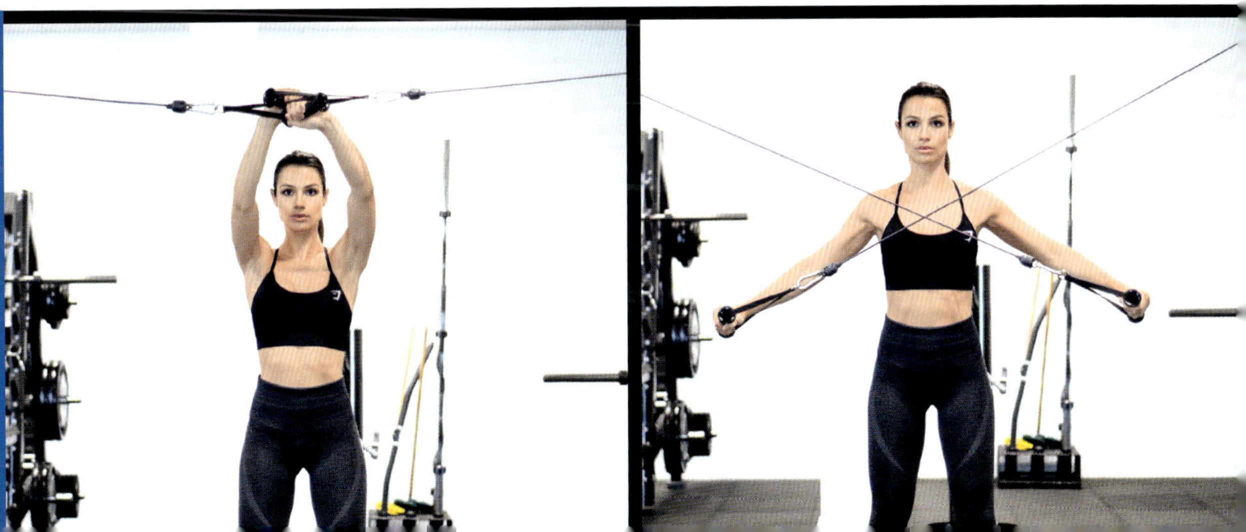

PHASE 3

SÉANCE 02 DOS/ BRAS

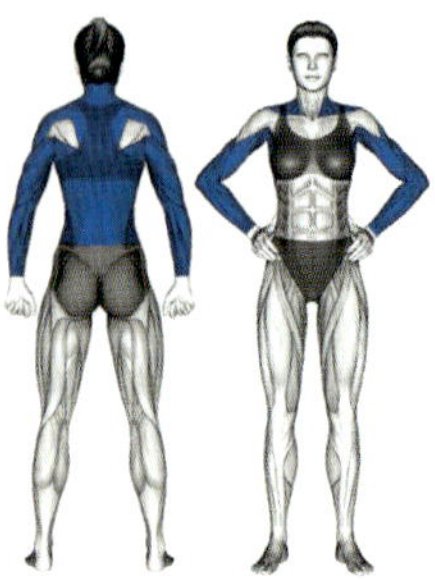

REPOS

> 1 min à 1 min 30 entre les séries

> Pas de repos entre les exercices du superset, seulement après l'enchaînement des deux exercices

SUPERSET

TIRAGE VERTICAL 12-10-8-6 REPS

ÇA FAIT TRAVAILLER... Principalement le grand dorsal (muscle qui s'étend sur la majeure partie du dos), le grand rond et le petit rond (muscles de l'omoplate) et le bas du trapèze (partie du dos). En muscles secondaires, les rhomboïdes (muscles de l'omoplate), les deltoïdes postérieurs (arrière des épaules), les biceps et les avant-bras.

LET'S GO ! Assis le dos droit, les abdos bien engagés. Attrapez la barre en pronation (paumes à l'opposé de vous), les mains plus écartées que les épaules. Inspirez et inclinez légèrement le buste vers l'arrière, connectez vos omoplates. À l'expiration, tirez la barre vers la poitrine en engageant le dos.

CE QU'IL NE FAUT PAS FAIRE... Se laisser aller sans contrôler le mouvement, déconnecter les omoplates, arrondir le dos.

TIRAGE LARGE À LA POULIE AVEC LA CORDE 4 X 10 REPS

ÇA FAIT TRAVAILLER... Principalement le grand dorsal (muscle qui s'étend sur la majeure partie du dos), le grand rond (muscle de l'omoplate) et les deltoïdes postérieurs (arrière des épaules). En muscles secondaires, les rhomboïdes (muscles de l'omoplate et de la colonne), les trapèzes supérieurs (partie épaules et nuque) et les biceps.

LET'S GO ! Réglez la poulie en position haute. Placez-vous face à la poulie. Attrapez chaque extrémité de la corde. Debout, le dos droit et les abdominaux engagés, inspirez, et à l'expiration tirez la corde en direction de la poitrine en écartant les bras, les coudes à hauteur des épaules. Engagez le dos et connectez les omoplates sur tout le mouvement.

CE QU'IL NE FAUT PAS FAIRE... Ne pas contrôler le mouvement, relâcher les abdos, arrondir le dos ou cambrer le bas du dos.

Suite de la séance page suivante ▼

12-10-8-6 REPS

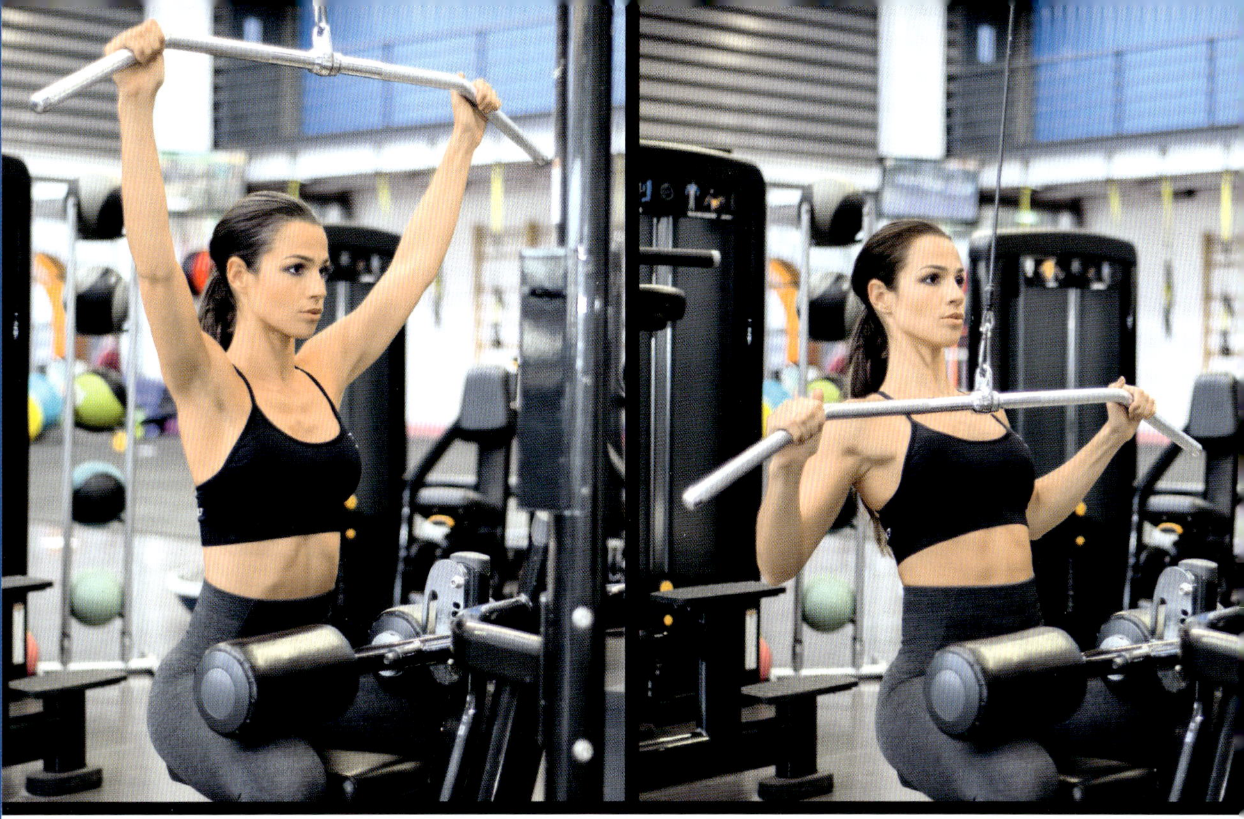

4 X 10 REPS

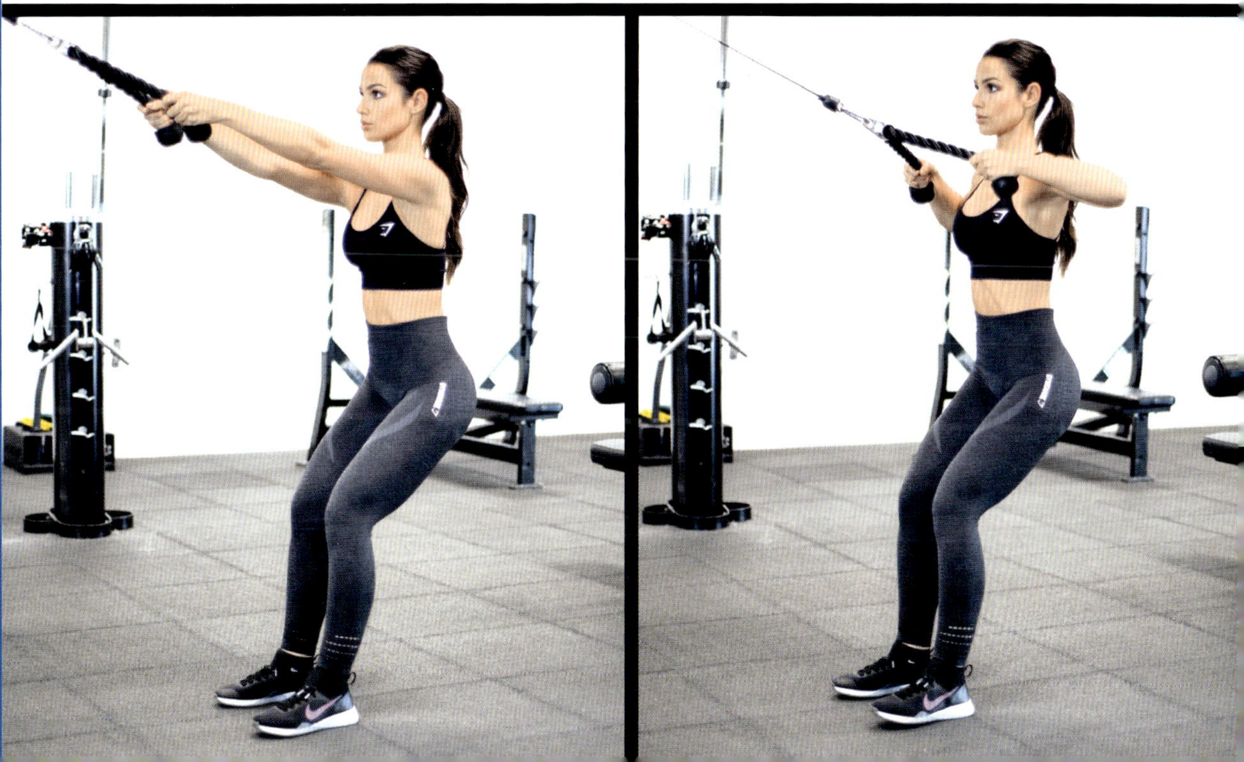

PHASE 3

SÉANCE 02 DOS/BRAS

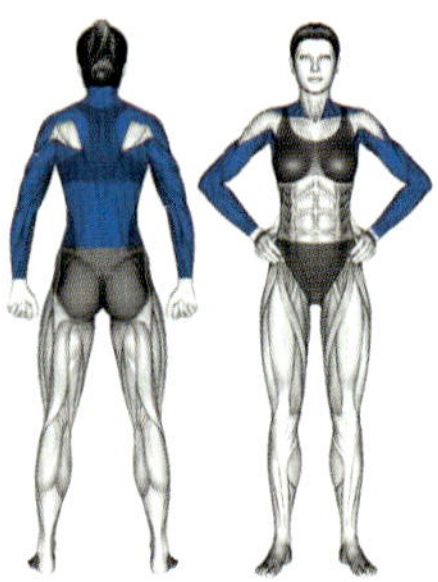

SUPERSET

ROWING À LA BARRE 12-10-8-6 REPS

ÇA FAIT TRAVAILLER… Principalement le grand dorsal (muscle qui s'étend sur la majeure partie du dos) et les grands ronds (muscles de l'omoplate), les faisceaux moyens des trapèzes (partie épaule, nuque et tronc). En muscles secondaires, les deltoïdes postérieurs (arrière des épaules), les rhomboïdes (muscles de l'omoplate) et les biceps.

LET'S GO ! Debout, la barre prise en pronation (paumes contre le corps), les mains plus écartées que la largeur des épaules. Inspirez et inclinez le buste vers l'avant en faisant glisser la barre le long des cuisses. Expirez, tirez la barre vers le nombril en engageant le dos. Gardez les abdos serrés sur tout le mouvement et connectez les omoplates pour optimiser le travail.

CE QU'IL NE FAUT PAS FAIRE… Ne pas contrôler le mouvement, déconnecter les omoplates, arrondir le dos. Relâcher la sangle abdominale sous peine de compenser avec vos lombaires.

TIRAGE HORIZONTAL DEBOUT À LA POULIE AVEC LA BARRE 4 X 10 REPS

ÇA FAIT TRAVAILLER… Principalement le grand dorsal (muscle qui s'étend sur la majeure partie du dos), le grand rond et le petit rond (muscles de l'omoplate) et le bas du trapèze (partie dos). En muscles secondaires, les rhomboïdes (muscles de l'omoplate), les deltoïdes postérieurs (arrière des épaules), les biceps et les avant-bras.

LET'S GO ! Réglez la poulie à hauteur des hanches. Debout face à la poulie, les genoux déverrouillés, la barre prise en supination (paumes vers le haut), inspirez. À l'expiration, tirez la poulie vers le nombril en rapprochant les coudes près du buste. Gardez les abdos serrés et connectez les omoplates sur la phase de tirage.

CE QU'IL NE FAUT PAS FAIRE… Se laisser aller sans contrôler le mouvement, déconnecter les omoplates, arrondir le dos.

Suite de la séance page suivante ▼

12-10-8-6 REPS

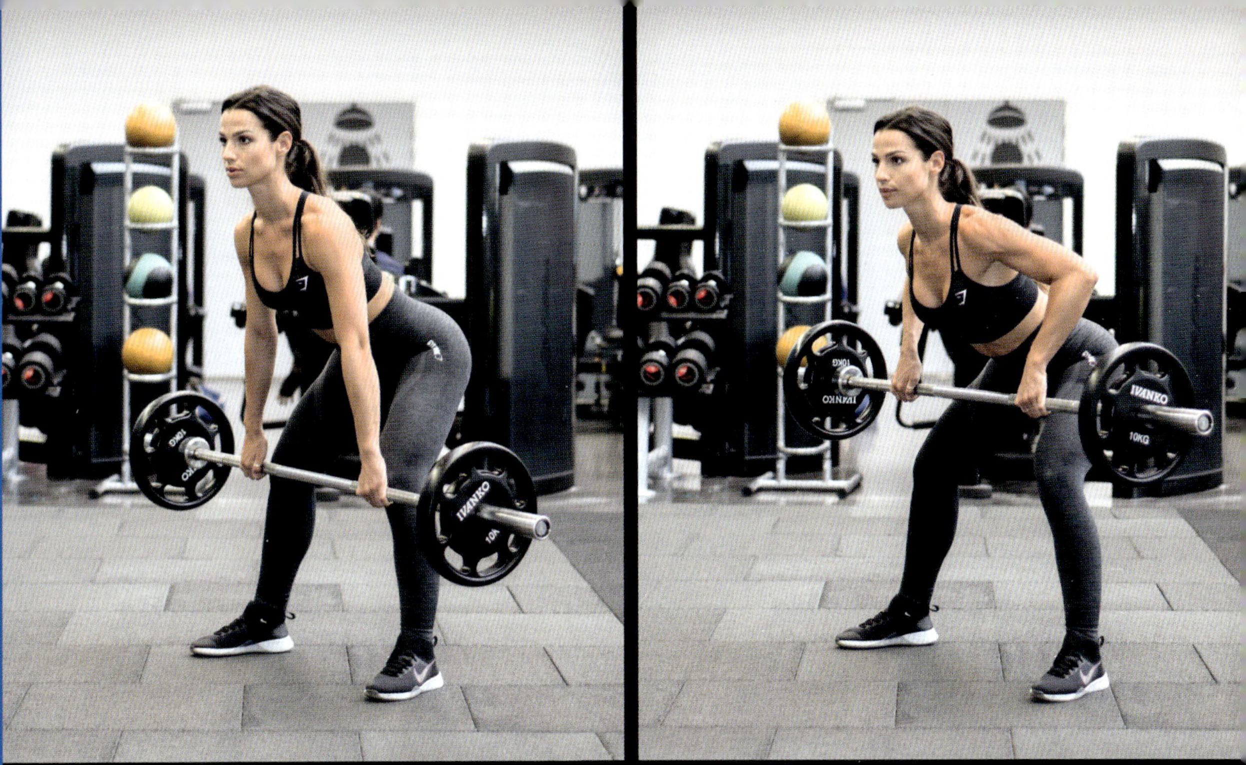

4 X 10 REPS

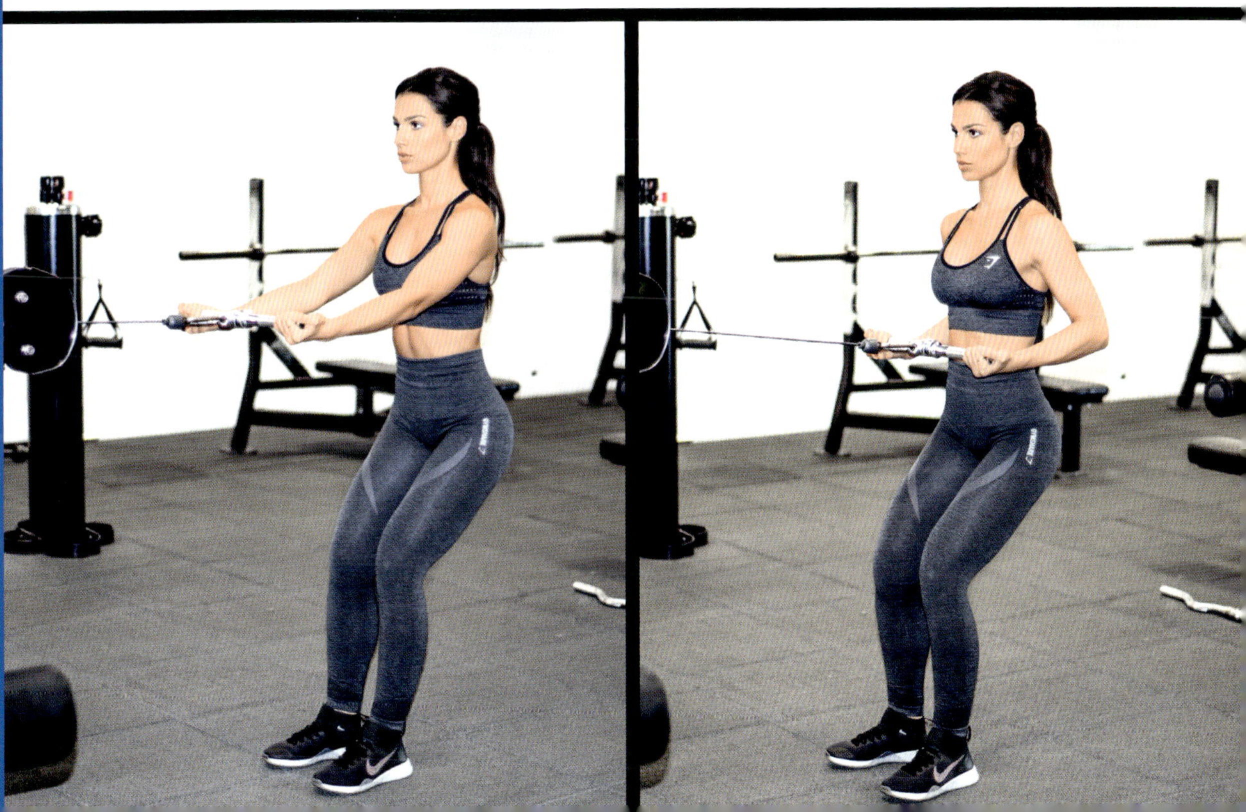

SÉANCE 02 DOS/BRAS

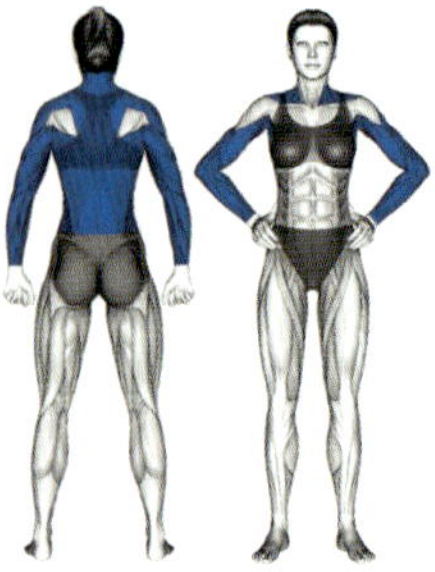

SUPERSET

MACHINE TIRAGE UPPER BACK 4 X 15 REPS

ÇA FAIT TRAVAILLER… Le grand dorsal (muscle qui s'étend sur la majeure partie du dos), le grand rond, l'infra-épineux (muscles de l'omoplate) et les trapèzes moyens et inférieurs (partie tronc, nuque et épaule). Mais aussi, les biceps et les deltoïdes postérieurs (arrière des épaules).

LET'S GO ! En position assise, attrapez les poignées. Inspirez, à l'expiration, tirez les poignées vers vous en engageant le dos. Veillez à garder les abdos serrés et à connecter les omoplates sur tout le mouvement pour optimiser le travail.

CE QU'IL NE FAUT PAS FAIRE… Ne pas contrôler le mouvement, déconnecter les omoplates et arrondir le dos. Relâcher la sangle abdominale.

TIRAGE SERRÉ À LA POULIE AVEC LA CORDE 4 X 10 REPS

ÇA FAIT TRAVAILLER… Principalement le grand dorsal (muscle qui s'étend sur la majeure partie du dos), les grands ronds (muscles de l'omoplate), les trapèzes (muscles de l'épaule, de la nuque et du tronc), les biceps. En muscles secondaires, les triceps et les épaules. Les lombaires, fessiers et ischios-jambiers (arrière des cuisses) interviennent dans la phase retour du mouvement lorsqu'on redresse le buste.

LET'S GO ! Placez la poulie à hauteur du bassin et prenez une extrémité de la corde dans chaque main. Inspirez et laissez le buste s'incliner avec le poids de la poulie, les bras tendus en gardant les omoplates connectées. À l'expiration, redressez le buste en tirant la corde vers le nombril, les coudes proches du buste, en engageant le dos.

CE QU'IL NE FAUT PAS FAIRE… Déconnecter les omoplates et laisser les épaules monter vers les oreilles, ce qui crée des tensions dans les trapèzes et la nuque. Relâcher les abdos et compenser avec les lombaires.

Suite de la séance page suivante ▼

4 X 15 REPS

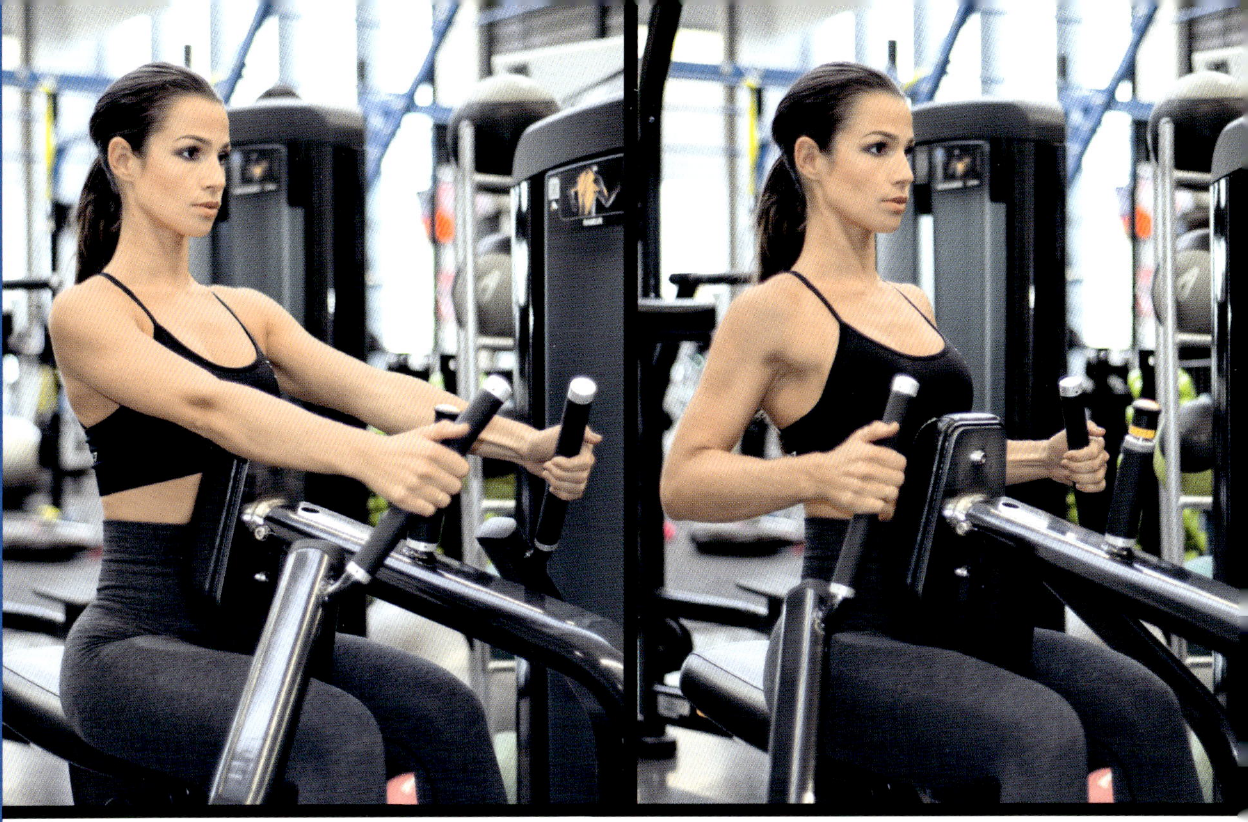

4 X 10 REPS

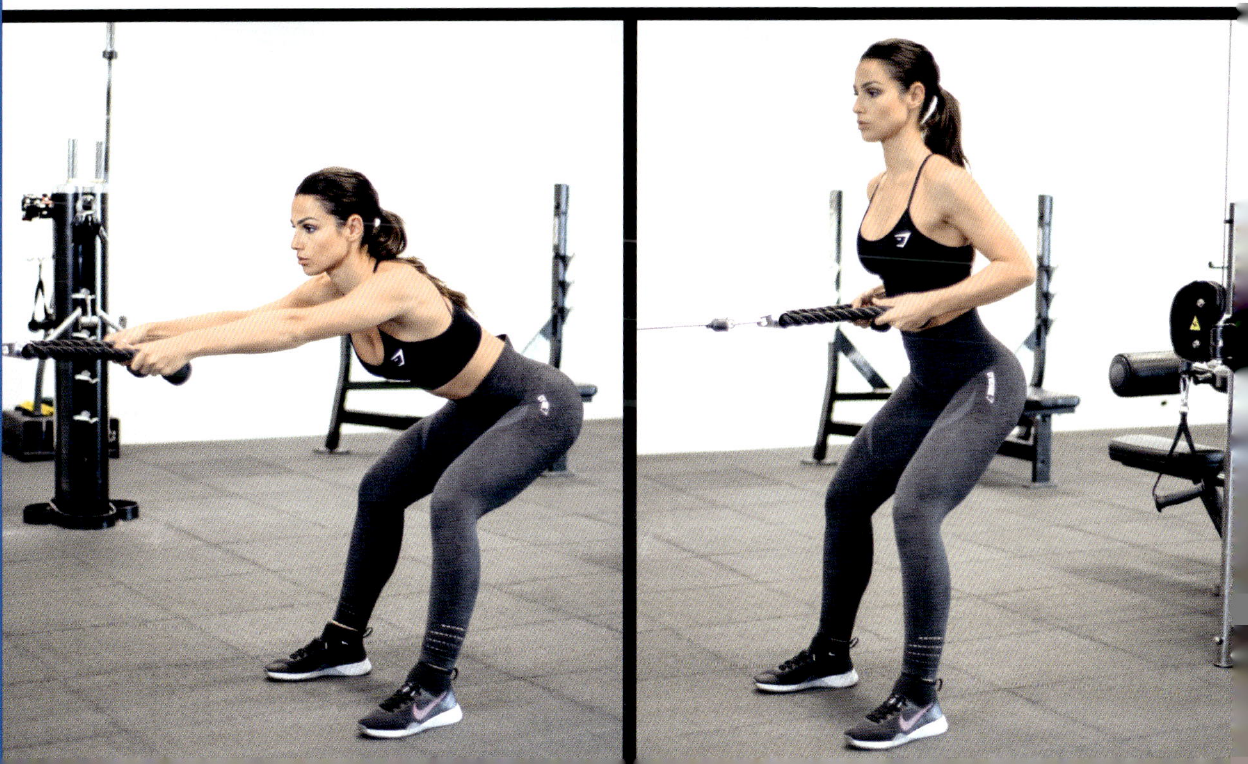

PHASE 3

SÉANCE 02 DOS/ BRAS

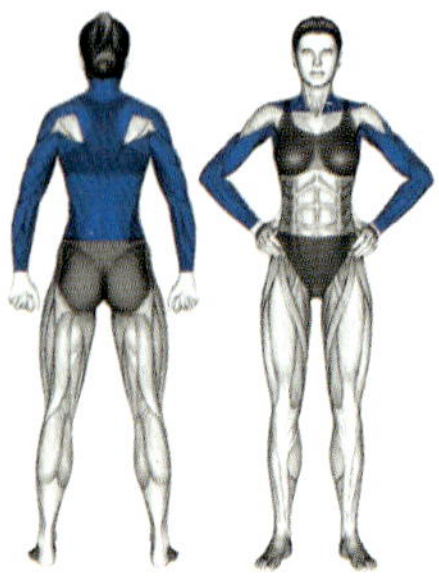

SUPERSET

TRICEPS POULIE HAUTE AVEC LA BARRE EZ 12-10-8-6 REPS

ÇA FAIT TRAVAILLER... Les triceps et l'anconé (petit muscle vers le coude).

LET'S GO ! Placez une barre EZ sur la poulie. Debout, face à la poulie, mains positionnées de la largeur des épaules, inclinez légèrement le buste vers l'avant, les avant-bras fléchis, la barre au niveau de la poitrine. Inspirez, à l'expiration tendez les bras pour pousser la poulie, bras tendus, vers le bas. Gardez les bras toujours proches du buste.

CE QU'IL NE FAUT PAS FAIRE... Relâcher les abdos, cambrer le dos, faire monter les épaules vers les oreilles sous peine de ressentir des tensions dans les trapèzes.

BICEPS CURL HALTÈRES ALTERNÉS 12-10-8-6 REPS

ÇA FAIT TRAVAILLER... Principalement les biceps, et pour les muscles secondaires, les avant-bras.

LET'S GO ! Debout, un haltère dans chaque main, en prise neutre, placez-vous les bras le long du corps, les haltères au niveau des cuisses, paumes face aux jambes. Inspirez, à l'expiration ramenez les haltères en alternance vers les épaules en fléchissant les bras, paume face à l'épaule en position finale. Gardez les abdominaux engagés durant tout le mouvement.

CE QU'IL NE FAUT PAS FAIRE... Relâcher la posture, arrondir le dos et compenser avec un élan à cause d'une charge trop lourde.

Suite de la séance page suivante ▼

12-10-8-6 REPS

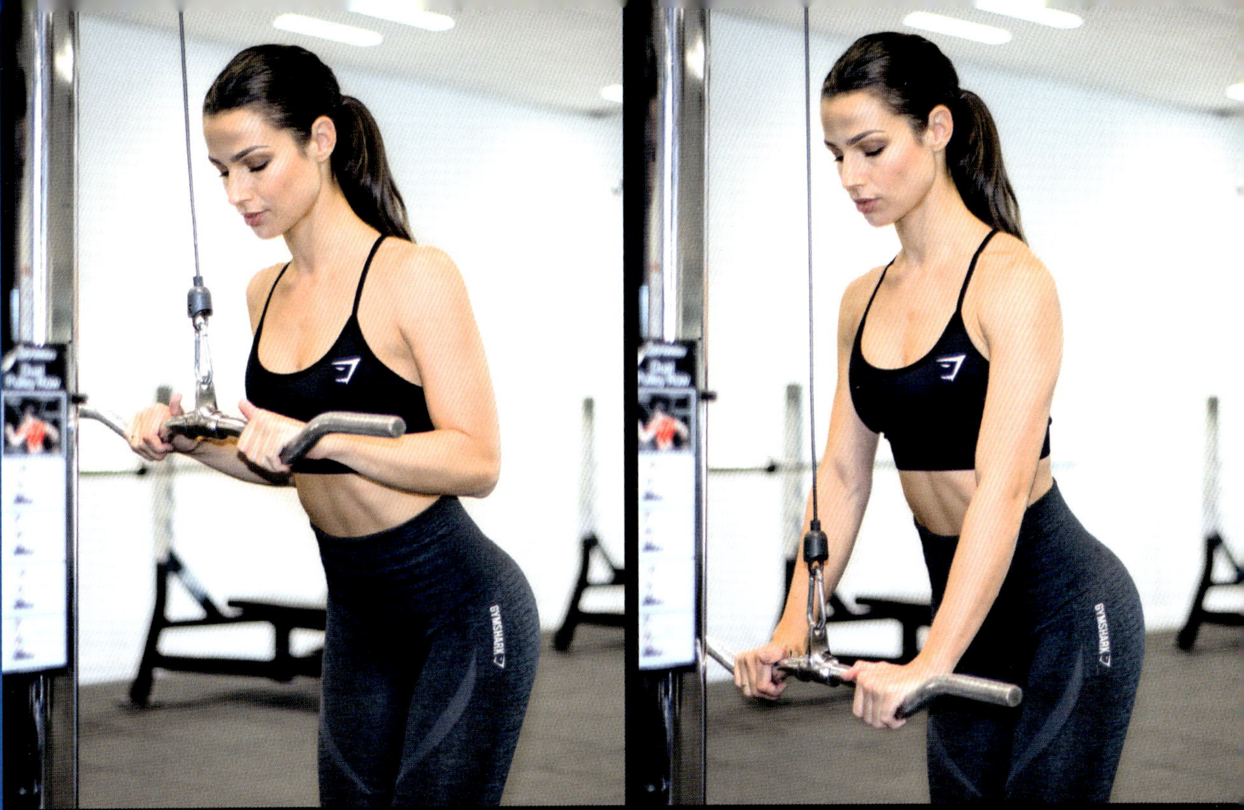

12-10-8-6 REPS

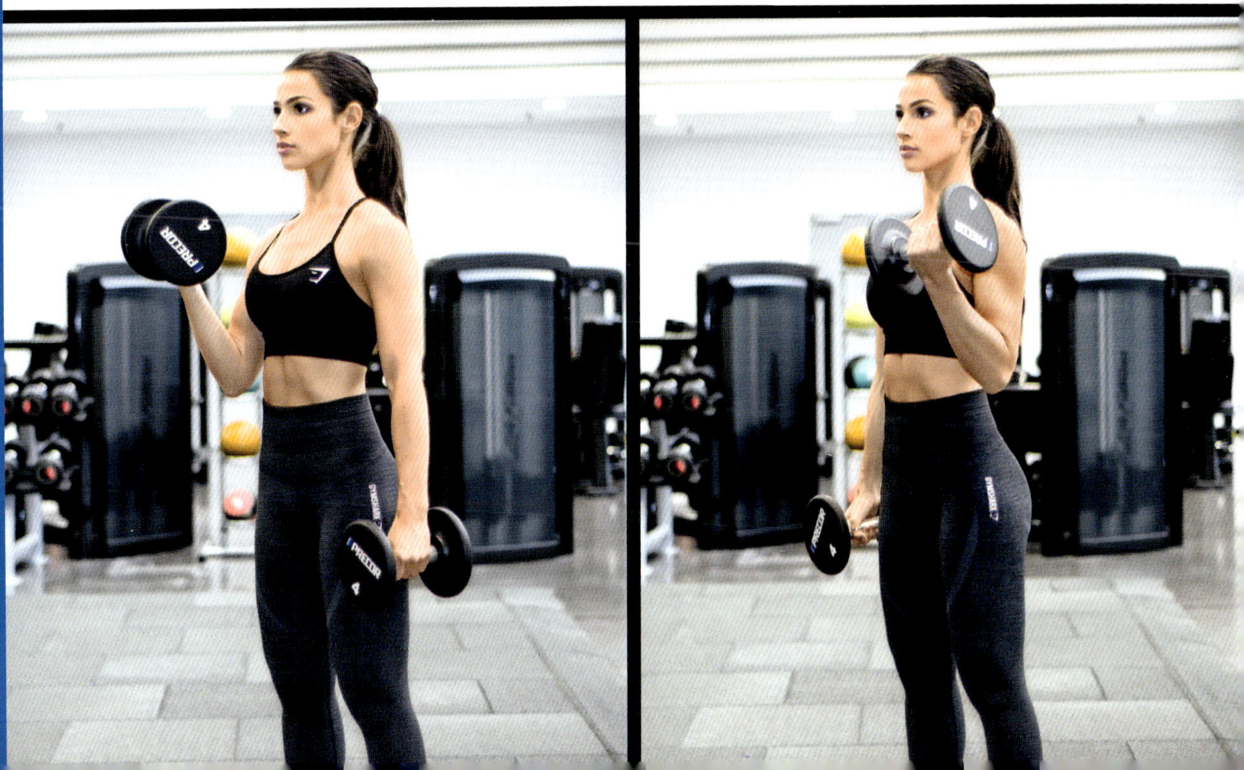

PHASE 3

SÉANCE 02 DOS/ BRAS

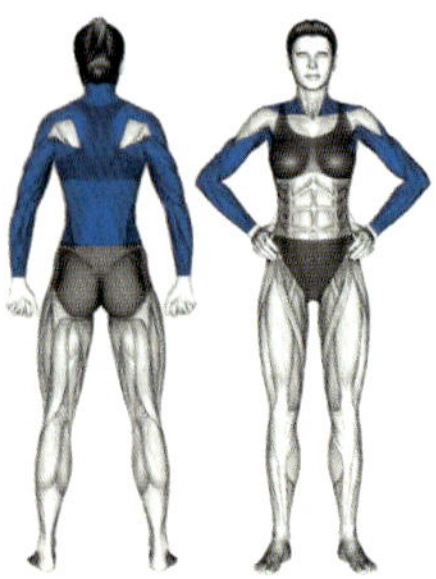

SUPERSET

TRICEPS POULIE À LA CORDE 12-10-8-6 REPS

ÇA FAIT TRAVAILLER… Principalement les triceps et l'anconé (petit muscle vers le coude).

LET'S GO ! Réglez la poulie en position haute. Debout, une extrémité de la corde dans chaque main, le buste incliné, les avant-bras fléchis, inspirez, et à l'expiration tendez les avant-bras en tirant la corde vers le sol. Gardez les coudes proches des côtes et les abdos engagés durant tout le mouvement.

CE QU'IL NE FAUT PAS FAIRE… Relâcher les abdos, cambrer le bas du dos sur la descente des bras ou arrondir le dos sur la montée des bras.

BICEPS POULIE AVEC BARRE EZ 12-10-8-6 REPS

ÇA FAIT TRAVAILLER… Principalement les biceps, mais aussi les avant-bras.

LET'S GO ! Placez la poulie en position basse. Debout, face à la poulie, prenez la barre EZ en supination (paumes de mains vers le plafond), mains écartées de la largeur des épaules. La barre au niveau des cuisses, inspirez. À l'expiration, tirez la barre vers vous de manière à l'amener vers les épaules. Gardez les abdos engagés sur tout le mouvement.

CE QU'IL NE FAUT PAS FAIRE… Relâcher la sangle abdominale et arrondir le dos. Cambrer le dos pour compenser une charge lourde.

12-10-8-6 REPS

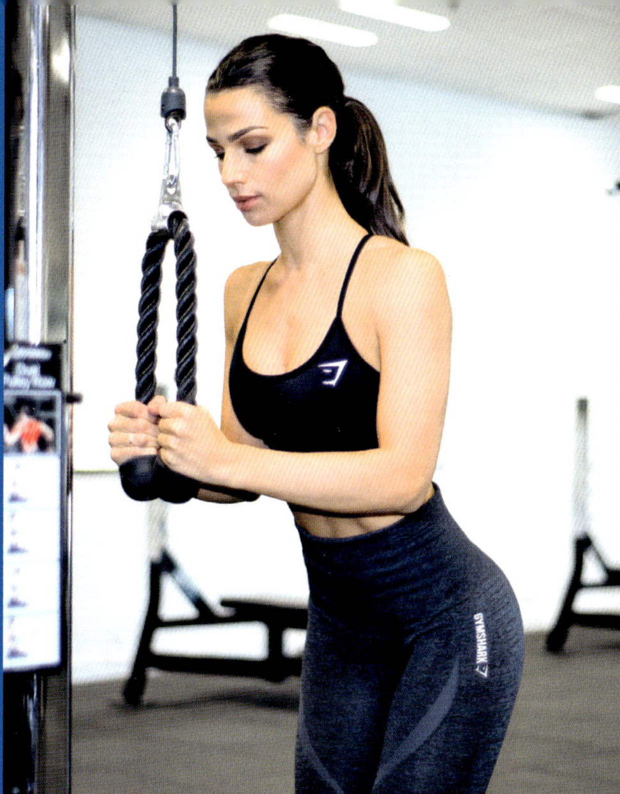

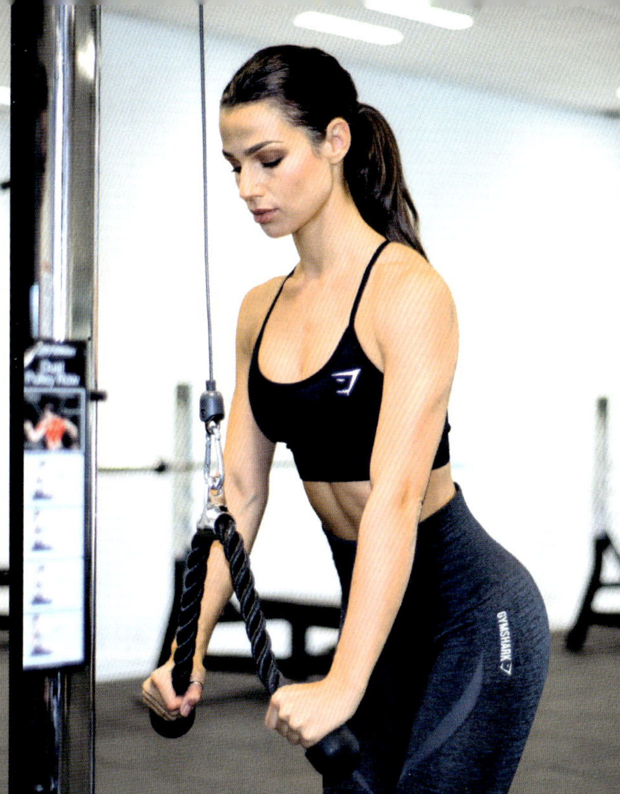

12-10-8-6 REPS

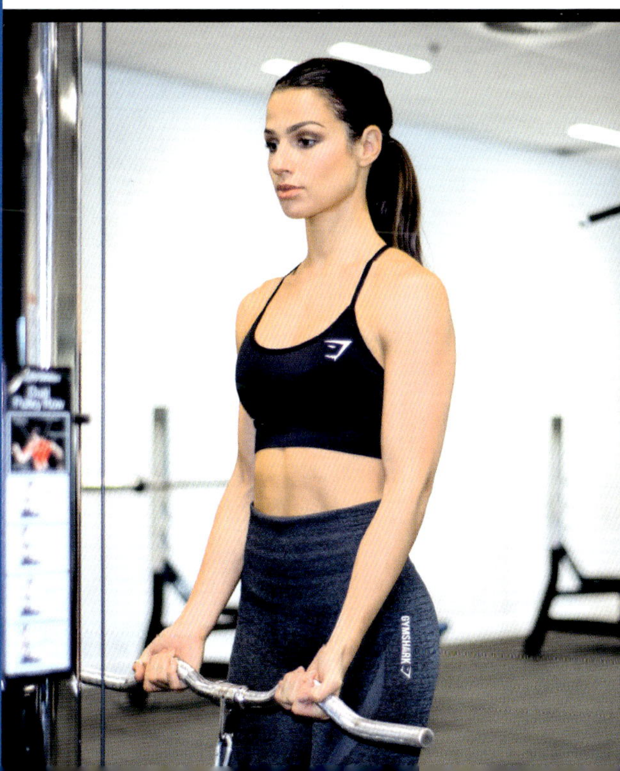

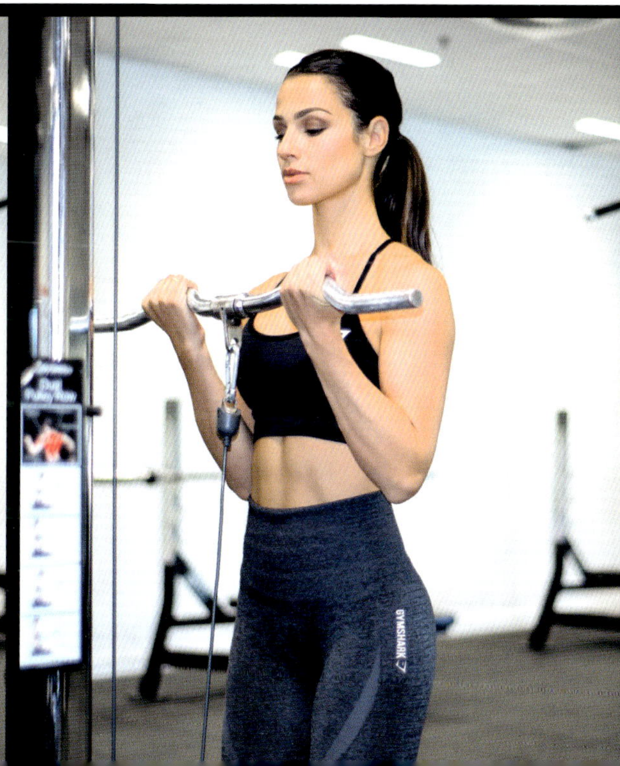

PHASE 3

SÉANCE 03 LEGS

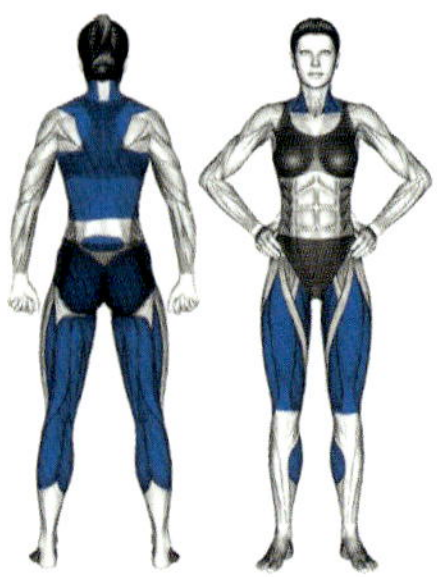

REPOS

> 1 min à 1 min 30 entre les séries

> Pas de repos entre les exercices des supersets, seulement après l'enchaînement des deux exercices

SQUATS À LA BARRE LIBRE 12-10-8-6 REPS

ÇA FAIT TRAVAILLER… Les quadriceps (avant des cuisses), les ischios-jambiers (arrière des cuisses), les lombaires, les mollets et les fessiers.

LET'S GO ! Debout, pieds écartés de la largeur des épaules, placez la barre sur les trapèzes. Inspirez en fléchissant les hanches, genoux et chevilles. Poussez les fesses vers l'arrière et gardez le poids du corps dans les talons. Les genoux ne doivent pas dépasser les pointes de vos pieds. À l'expiration, remontez en poussant avec les jambes jusqu'à ce qu'elles soient presque tendues. Contractez volontairement vos fessiers sur la phase de remontée et gardez un dos droit et les abdos engagés sur tout le mouvement.

CE QU'IL NE FAUT PAS FAIRE… Arrondir le dos, relâcher les abdos, sous peine de compenser avec les lombaires. Placer le poids du corps sur les pointes de pieds.

SUPERSET

LEG PRESS INCLINÉE 12-10-8-6 REPS

ÇA FAIT TRAVAILLER… Les quadriceps, mais aussi les ischios-jambiers (avant et arrière des cuisses), les fessiers, les adducteurs (intérieur des cuisses) et les mollets.

LET'S GO ! Assis au fond du siège, le dos collé au siège, placez les pieds sur la plateforme écartés plus large que les hanches. Enlevez la sécurité pour laisser la plateforme lestée venir à vous en fléchissant les jambes. Inspirez, à l'expiration poussez la plateforme jusqu'à tendre les jambes tout en gardant les genoux légèrement déverrouillés. Engagez votre sangle abdominale.

CE QU'IL NE FAUT PAS FAIRE… Relâcher les abdominaux, décoller le dos du siège pour compenser une charge lourde. Avoir les jambes trop tendues ou les genoux qui se touchent sur la poussée.

SQUATS AVEC TALONS RELEVÉS 4 X 20 REPS

ÇA FAIT TRAVAILLER… Principalement les quadriceps (avant des cuisses), mais également les ischios-jambiers (arrière des cuisses), les fessiers et les mollets.

LET'S GO ! Posez un disque au sol et placez vos talons dessus, pointes au sol et pieds écartés de la largeur du bassin. Inspirez en fléchissant les hanches, genoux et chevilles, puis poussez les fesses vers l'arrière, poids du corps dans les talons. À l'expiration, remontez en poussant sur les jambes jusqu'à ce qu'elles soient presque tendues. Gardez un dos droit et les abdos engagés sur tout le mouvement.

CE QU'IL NE FAUT PAS FAIRE… Arrondir le dos, relâcher les abdos sous peine de compenser avec les lombaires.

Suite de la séance page suivante ▼

12-10-8-6 REPS

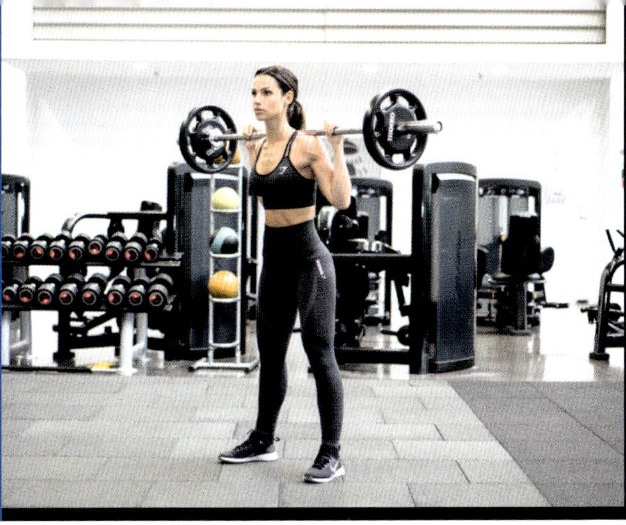

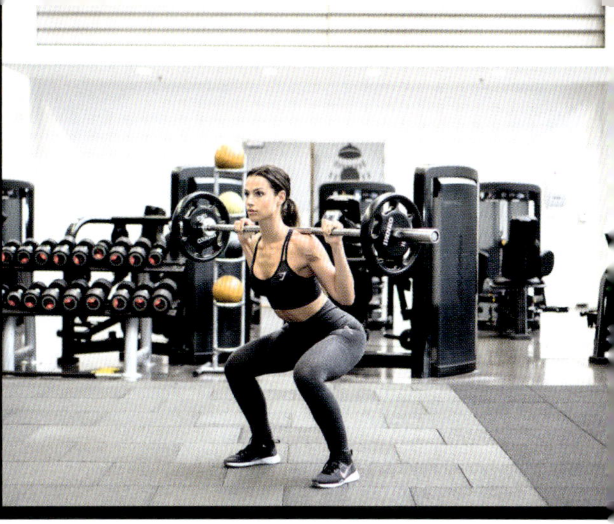

12-10-8-6 REPS

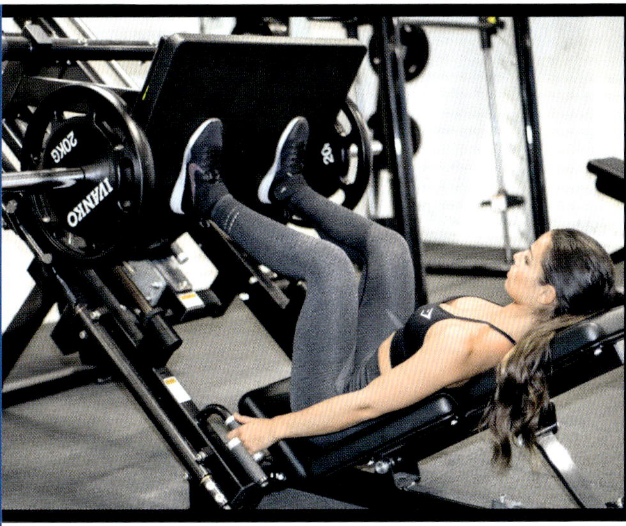

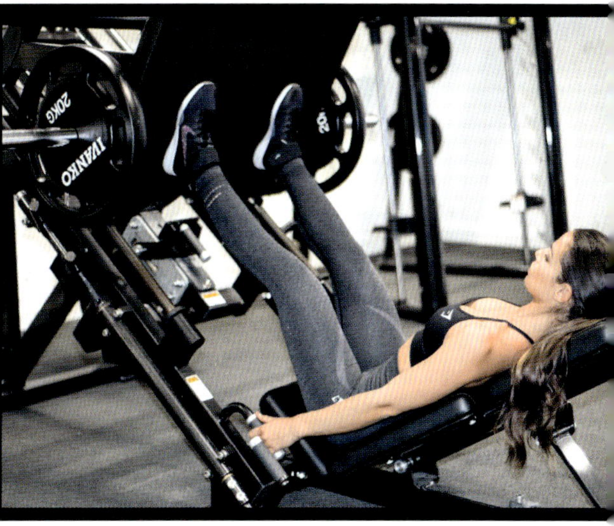

4 X 20 REPS

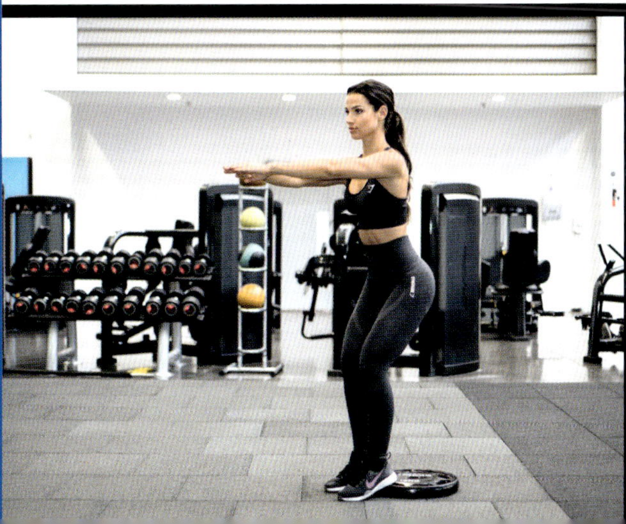

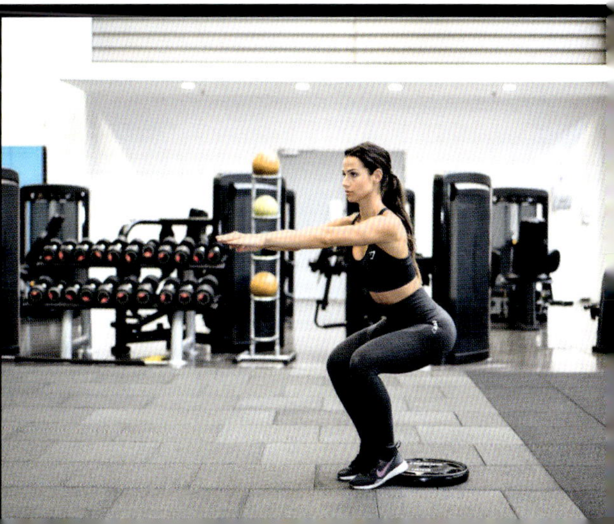

SÉANCE 03 LEGS

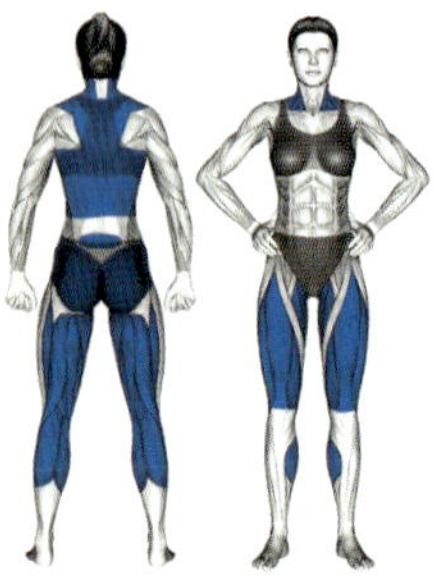

SUPERSET

FENTES AVEC UNE BARRE LIBRE 4 X 8 REPS SUR CHAQUE JAMBE

ÇA FAIT TRAVAILLER… Les quadriceps (avant des cuisses), les ischios-jambiers (arrière des cuisses) et les fessiers.

LET'S GO ! Debout, la barre sur les trapèzes, inspirez, reculez la jambe droite vers l'arrière, pied sur la pointe. Expirez, fléchissez les deux jambes à 90° en plaçant le poids du corps principalement dans le talon de la jambe avant. Reproduisez le même mouvement avec la jambe gauche. Gardez les abdos engagés sur tout le mouvement.

CE QU'IL NE FAUT PAS FAIRE… Relâcher les abdos, avoir le poids du corps dans les pointes de pieds et perdre l'alignement genou/pointe de pied. Pencher le buste vers l'avant.

SOULEVÉS DE TERRE UNE JAMBE AVEC KETTLEBELL 4 X 15 REPS SUR CHAQUE JAMBE

ÇA FAIT TRAVAILLER… Principalement, les fessiers, les ischios-jambiers (arrière des cuisses) et les lombaires. En muscles secondaires, les muscles du dos.

LET'S GO ! Debout, le Kettlebell dans les deux mains, décollez la jambe droite du sol. Inspirez et inclinez le buste vers l'avant en prenant appui sur la jambe gauche (poids du corps principalement dans le talon), et en même temps tendez la jambe droite vers l'arrière, dans le prolongement du dos. Expirez, redressez le buste en poussant essentiellement dans le talon et en contractant le fessier gauche. Gardez le dos droit sur tout le mouvement. Répétez avec l'autre jambe.

CE QU'IL NE FAUT PAS FAIRE… Relâcher les abdominaux et arrondir le dos, sous peine de subir la charge dans les lombaires.

Suite de la séance page suivante ▼

4 X 8 REPS

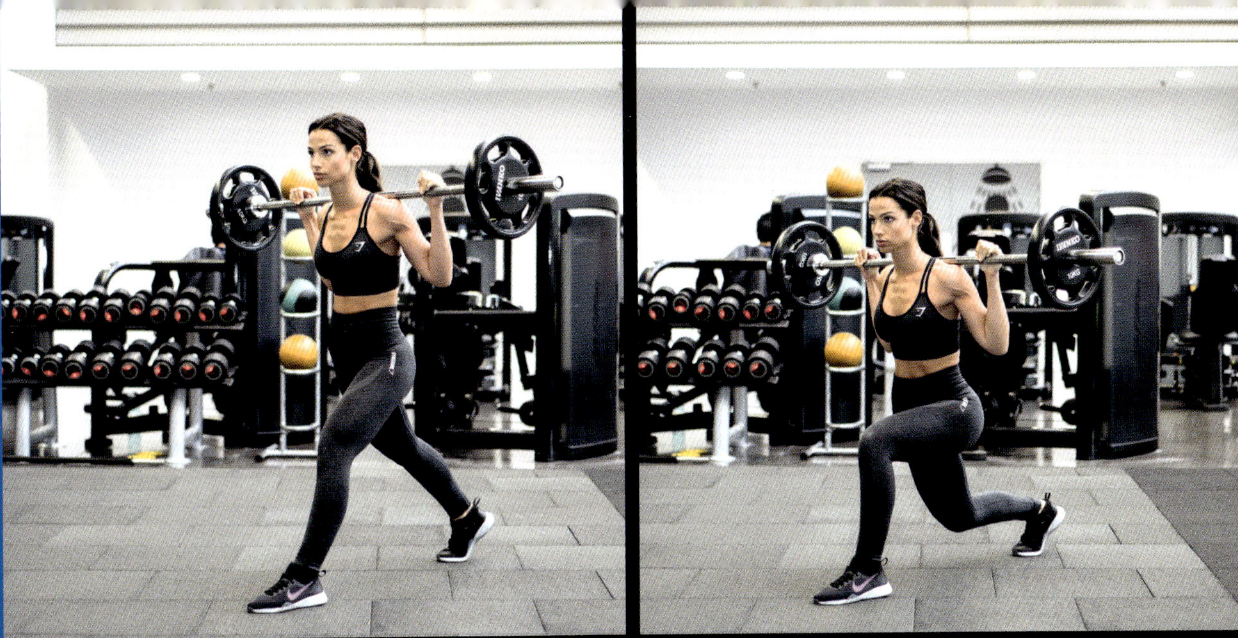

4 X 15 REPS

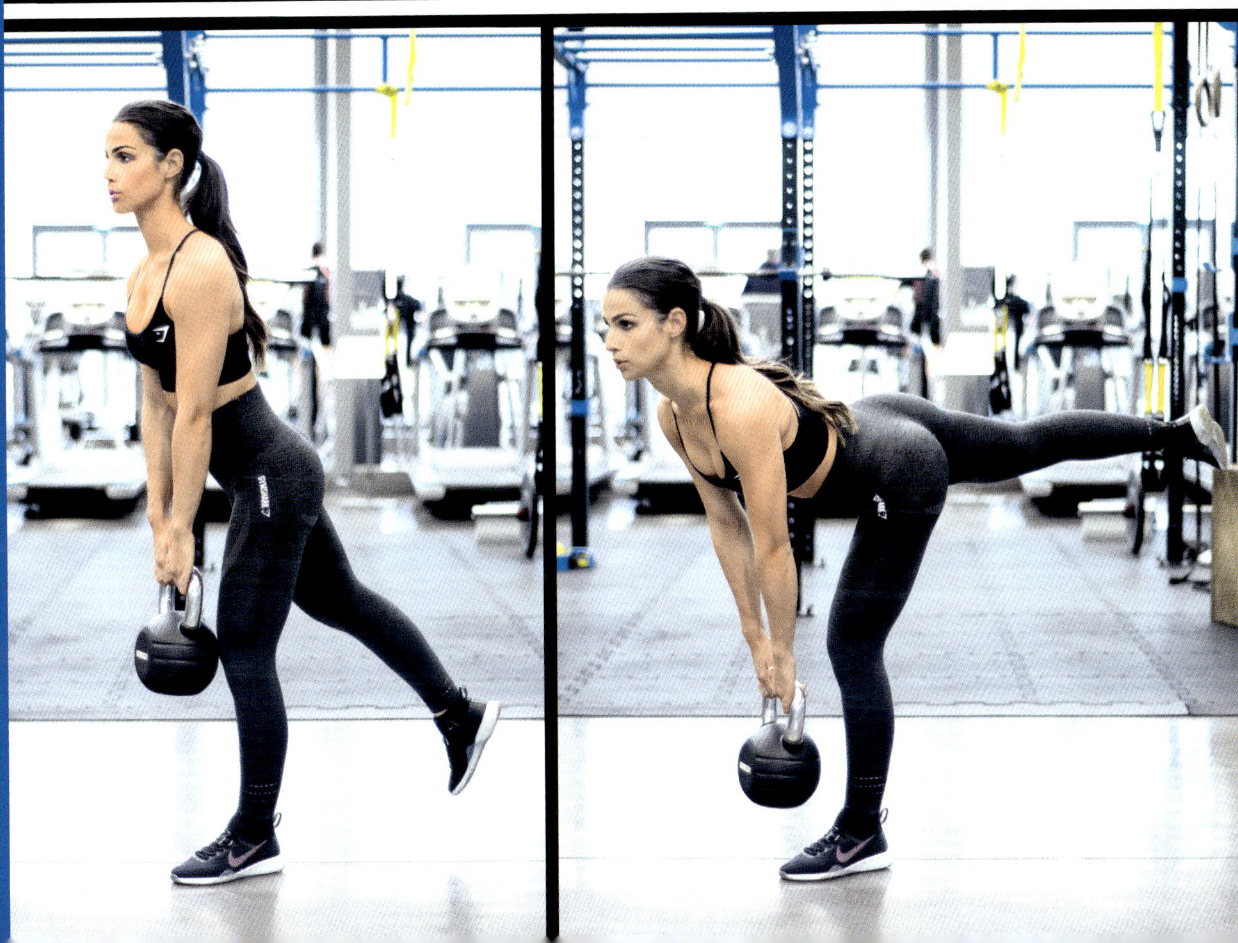

PHASE 3

SÉANCE 03 LEGS

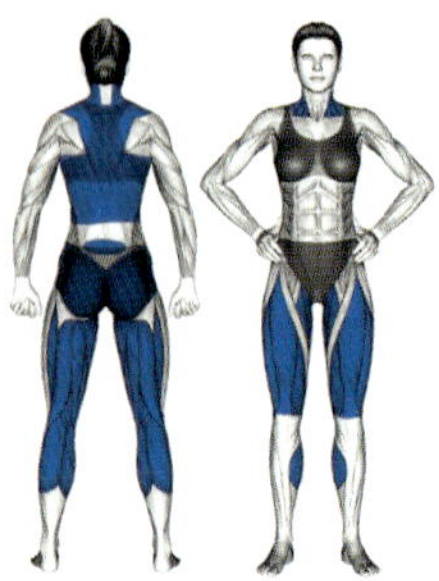

SOULEVÉS DE TERRE SUMO 12-10-8-6 REPS

ÇA FAIT TRAVAILLER… Les adducteurs (intérieur des cuisses), les ischios-jambiers (arrière des cuisses), les moyens et grands fessiers (côté et arrière des fessiers). Mais aussi les quadriceps (avant des cuisses), les trapèzes (muscles de l'épaule, de la nuque et du tronc), le grand dorsal (muscle qui s'étend sur la majeure partie du dos) et le grand rhomboïde (muscle de l'omoplate).

LET'S GO ! Debout, pieds écartés plus large que les épaules et pointes de pied en ouverture vers l'extérieur. Penchez-vous en fléchissant les jambes, le dos droit, pour ramasser la barre en prise inversée (une main en pronation, une main en supination). Inspirez, à l'expiration redressez-vous avec la barre.

Commencez l'exercice : inspirez, fléchissez les jambes en ouvrant les genoux vers l'extérieur et en poussant les fesses vers l'arrière pour descendre. Allez jusqu'au bout du mouvement de manière à faire rebondir la barre au sol. Le poids du corps est principalement dans vos talons. Expirez, poussez avec les jambes pour vous redresser en contractant les fessiers. Gardez les épaules basses et la sangle abdominale engagée tout le mouvement de manière à avoir le dos le plus droit possible.

CE QU'IL NE FAUT PAS FAIRE… Arrondir le dos, relâcher les abdos sous peine de compenser avec vos lombaires.

ABDUCTION 4 X 15 REPS

ÇA FAIT TRAVAILLER… Principalement les muscles abducteurs des hanches (muscles extérieurs des hanches), les petit et moyen fessiers (les côtés des fessiers), le TFL (hanche). En muscle secondaire, le grand fessier.

LET'S GO ! Réglez la machine comme il vous convient. Placez-vous en position de chaise sans poser les fessiers sur le siège, le dos droit. Si vous pouvez, agrippez-vous aux côtés de la machine pour vous stabiliser pendant le mouvement. Inspirez, à l'expiration poussez le poids vers l'extérieur en ouvrant les hanches. Contractez vos fessiers sur chaque ouverture.

CE QU'IL NE FAUT PAS FAIRE… Relâcher les abdos, arrondir le dos pour compenser une charge trop lourde.

12-10-8-6 REPS

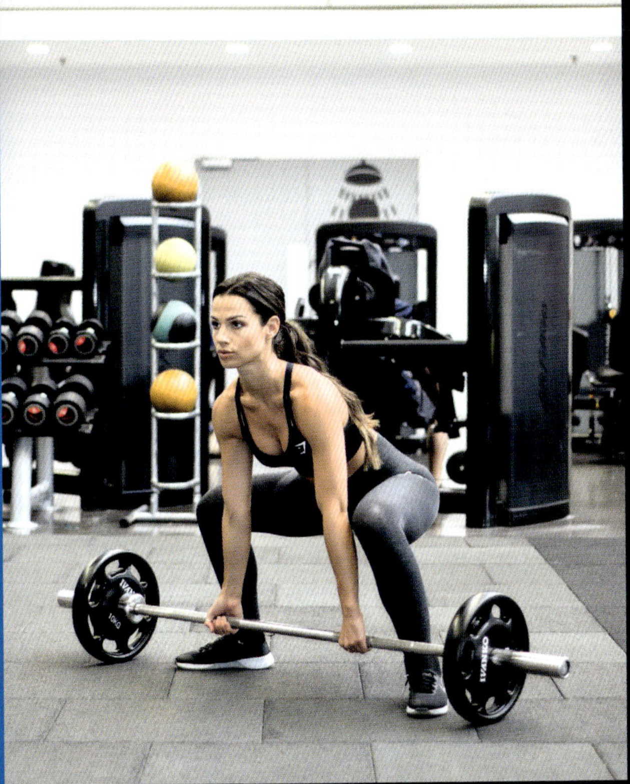

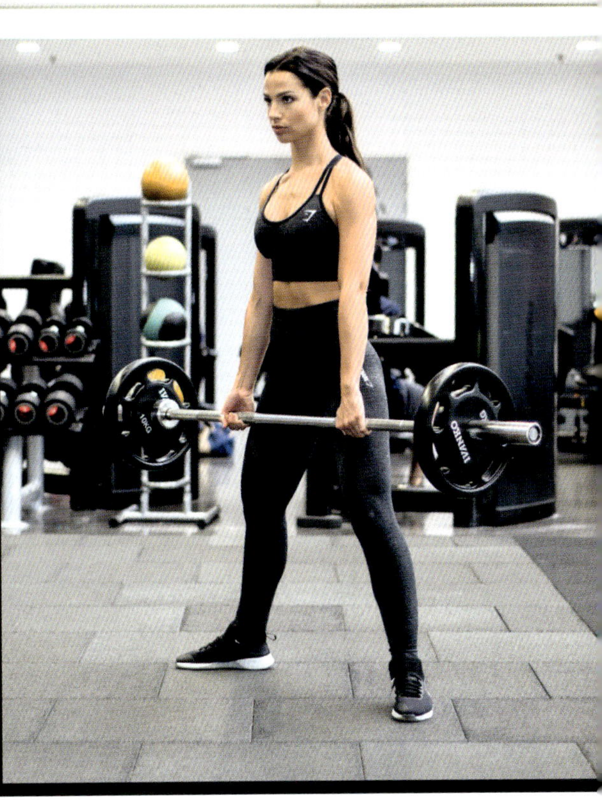

4 X 15 REPS

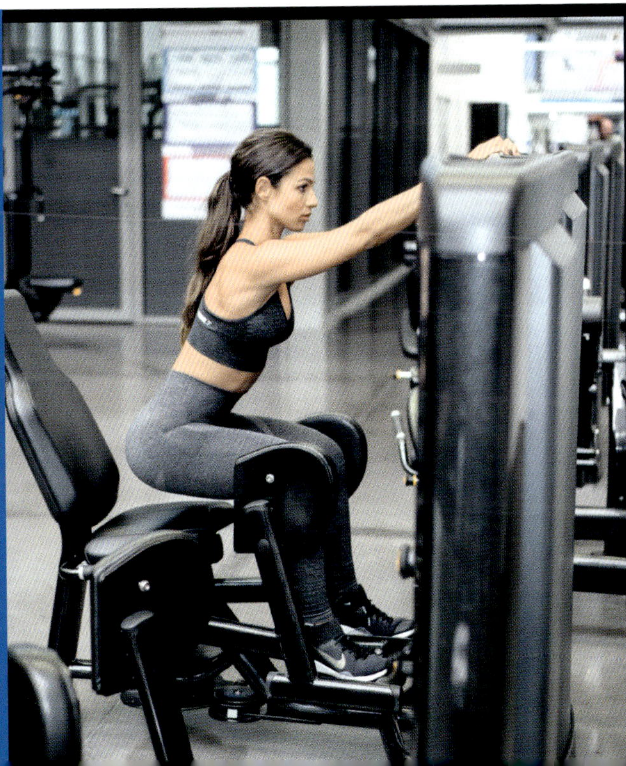

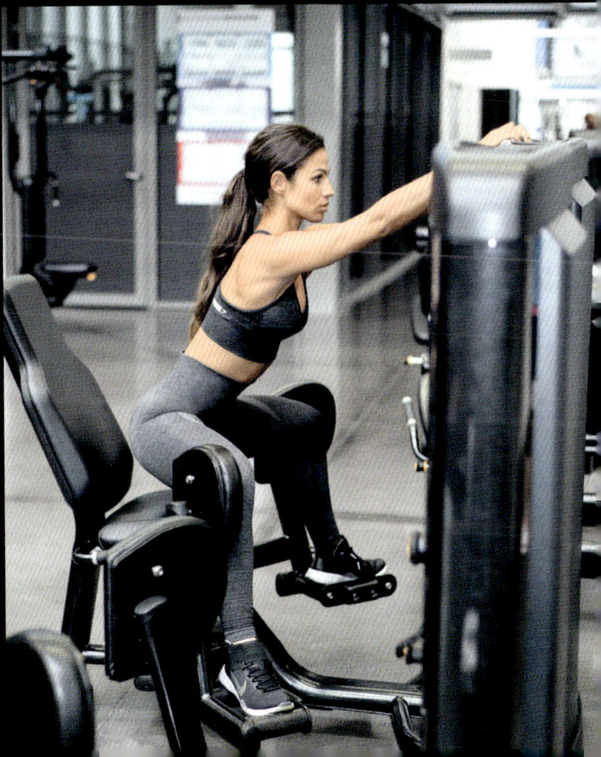

SÉANCE 04 PECS/ ÉPAULES

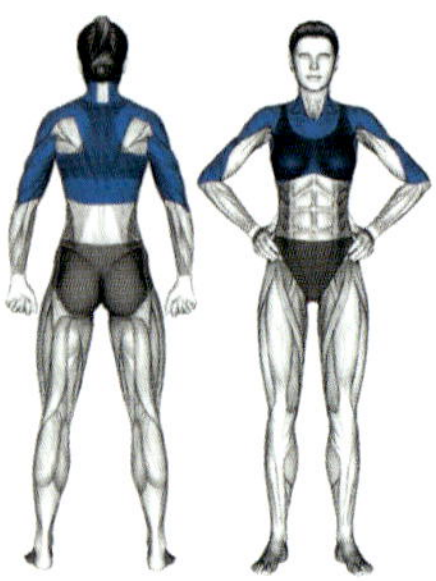

REPOS

> 1 min à 1 min 30 entre les séries

> Pas de repos entre les exercices des supersets et des trisets, seulement après l'enchaînement des deux exercices

ÉCHAUFFEMENT BÂTON 2 X 10 REPS DANS LES DEUX SENS

LET'S GO ! Debout, le bâton en mains face à la poitrine, en prise beaucoup plus large que les épaules, épaules basses. Effectuez de grands cercles, bras tendus, autour de vous.

DÉVELOPPÉS INCLINÉS HALTÈRES 20-15-12 REPS

ÇA FAIT TRAVAILLER... Principalement les pectoraux, les deltoïdes antérieurs (avant des épaules), et les triceps. En muscles secondaires, le grand dorsal (muscle qui s'étend sur la majeure partie du dos), le grand rond (muscles de l'omoplate), les trapèzes (muscles de l'épaule, de la nuque et du tronc) et les biceps.

LET'S GO ! Allongé sur un banc incliné à 30°, les abdos bien engagés, et les omoplates connectées. Placez les haltères à hauteur des pectoraux, bras pliés à angle droit, paumes de mains tournées vers l'avant. Inspirez, à l'expiration poussez les haltères vers le haut jusqu'à les rapprocher l'un de l'autre. Inspirez en ramenant les haltères au-dessus de la poitrine.

CE QU'IL NE FAUT PAS FAIRE... Relâcher les abdominaux, cambrer et compenser avec le dos.

ÉCARTÉS INCLINÉS HALTÈRES 20-15-12 REPS

ÇA FAIT TRAVAILLER... Principalement les pectoraux. En muscles secondaires, les deltoïdes antérieurs (avant des épaules), les triceps (arrière des bras) et les biceps.

LET'S GO ! Allongé sur un banc incliné à 30°, les abdominaux bien engagés et les omoplates connectées, bras tendus face à la poitrine, paumes de mains face à face. Inspirez, ouvrez les bras en fléchissant les coudes. À l'expiration, repoussez les haltères, bras tendus, face à la poitrine en gardant les paumes de mains face à face.

CE QU'IL NE FAUT PAS FAIRE... Relâcher les abdominaux, cambrer pour compenser une charge trop lourde avec le dos.

Suite de la séance page suivante ▼

2 X 10 REPS

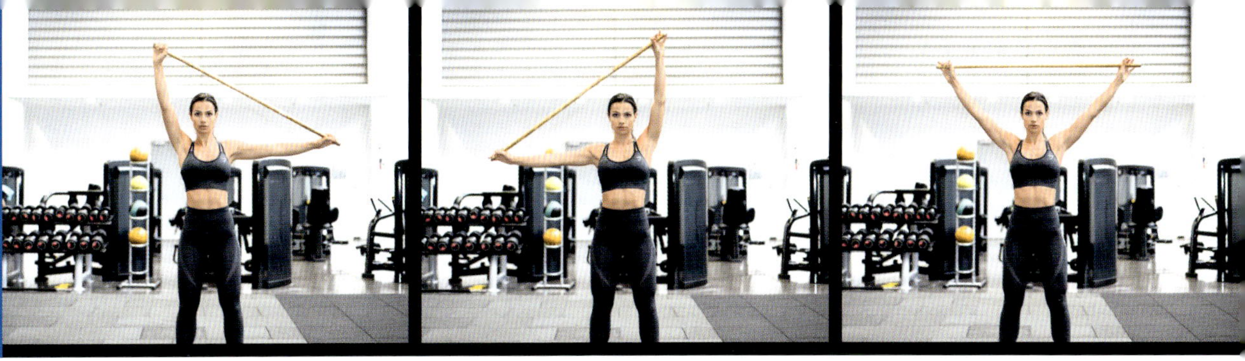

20-15-12 REPS

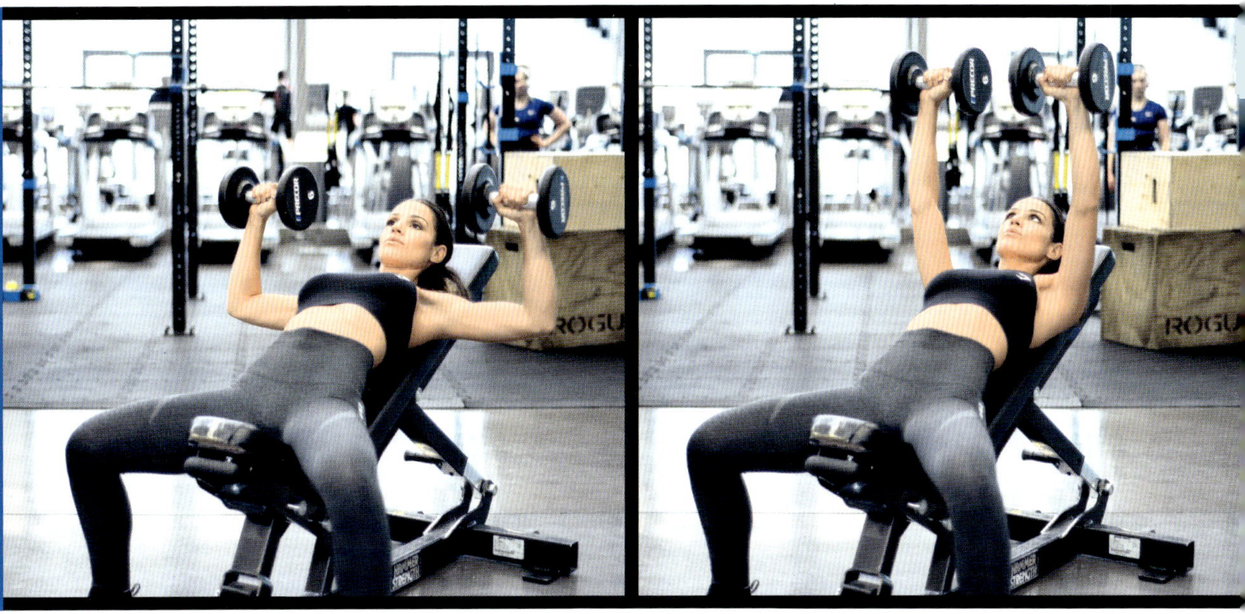

20-15-12 REPS

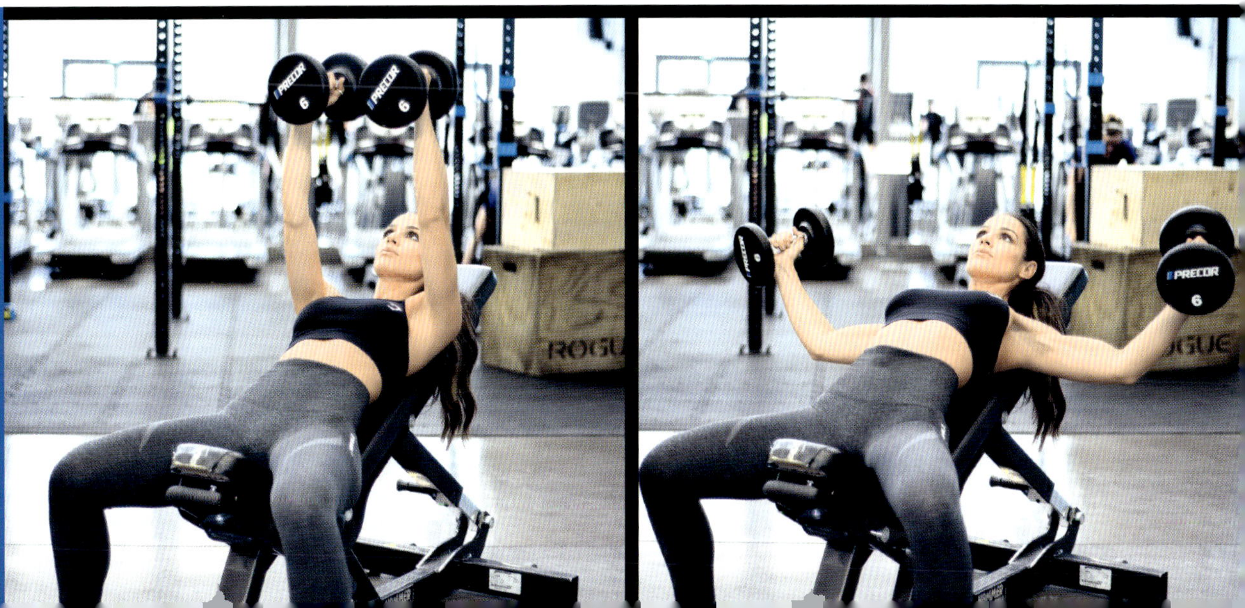

PHASE 3

SÉANCE 04 PECS/ ÉPAULES

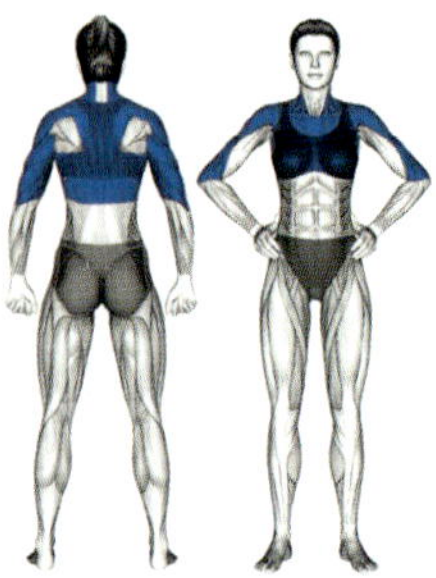

DÉVELOPPÉS COUCHÉS 20-15-12 REPS

ÇA FAIT TRAVAILLER… Principalement les pectoraux, les faisceaux antérieurs de l'épaule (avant des épaules), les triceps. En muscles secondaires, le grand dorsal (muscle qui s'étend sur la majeure partie du dos), le grand dentelé (côtes) ; les abdominaux et les lombaires interviennent pour maintenir l'équilibre pendant le mouvement.

LET'S GO ! Allongé sur un banc, les abdos bien engagés et les omoplates connectées. Placez la barre au-dessus de vous, face aux pectoraux, bras tendus, les mains plus écartées que la largeur des épaules. Inspirez, descendez la barre en contrôle en direction de la poitrine. À l'expiration, repoussez la barre vers le haut.

CE QU'IL NE FAUT PAS FAIRE… Relâcher les abdominaux, cambrer et compenser avec le dos.

GUILLOTINE 20-15-12 REPS

ÇA FAIT TRAVAILLER… Principalement le haut des pectoraux (faisceau claviculaire), le grand pectoral, les deltoïdes antérieurs (avant des épaules), les triceps.

LET'S GO ! Allongé sur le banc incliné à 30° d'une machine guidée, les abdos bien engagés et les omoplates connectées. Placez la barre au-dessus de vous, face aux pectoraux, bras tendus, les mains plus écartées que la largeur des épaules. Inspirez, descendez la barre jusqu'au cou. À l'expiration, repoussez la barre vers le haut.

CE QU'IL NE FAUT PAS FAIRE… Relâcher les abdominaux, cambrer et compenser avec le dos une charge trop lourde.

Suite de la séance page suivante ▼

20-15-12 REPS

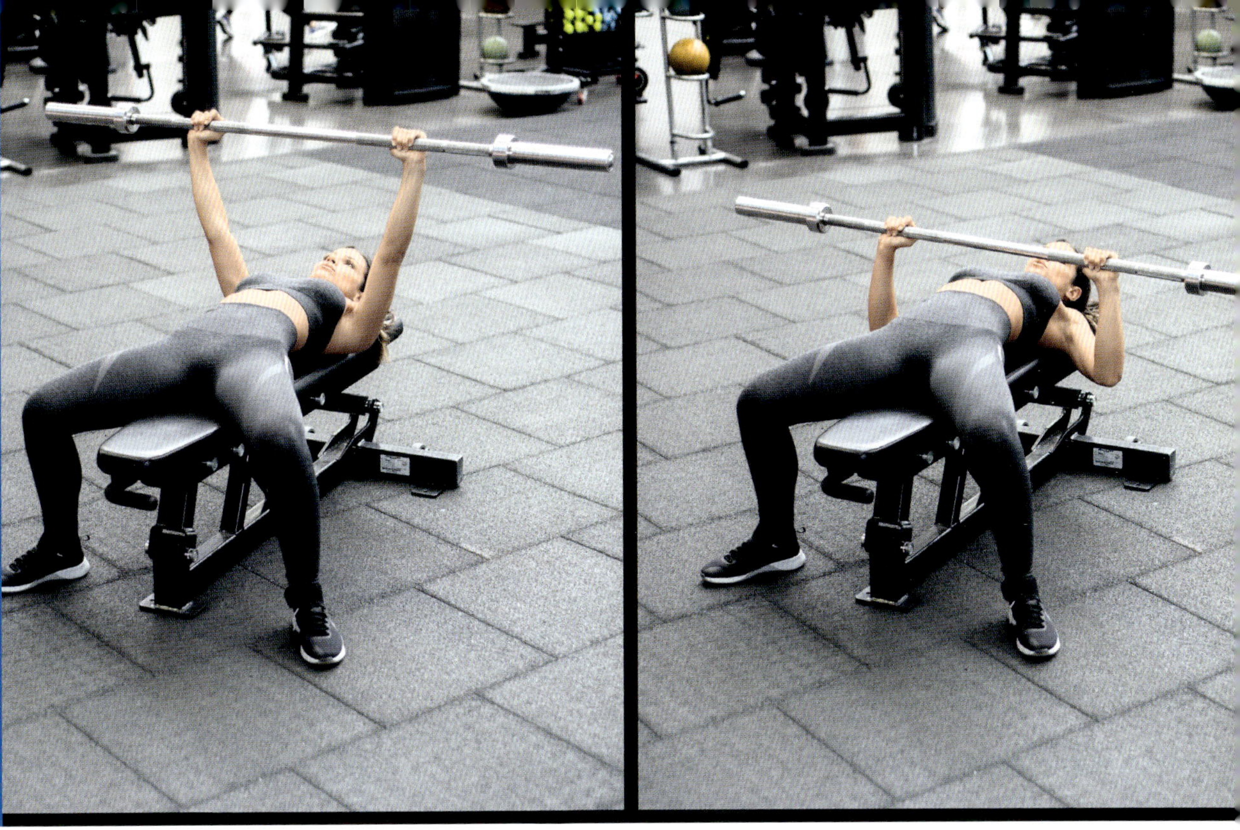

20-15-12 REPS

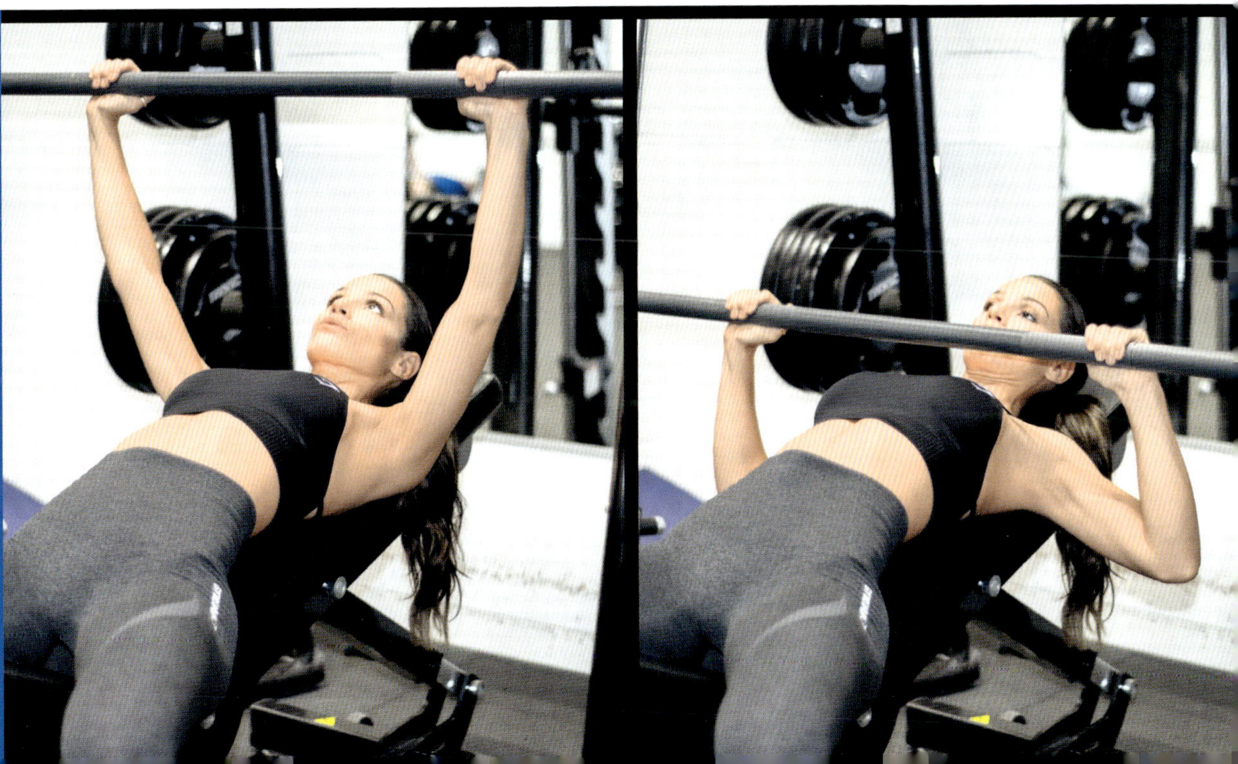

PHASE 3

SÉANCE 04 PECS/ÉPAULES

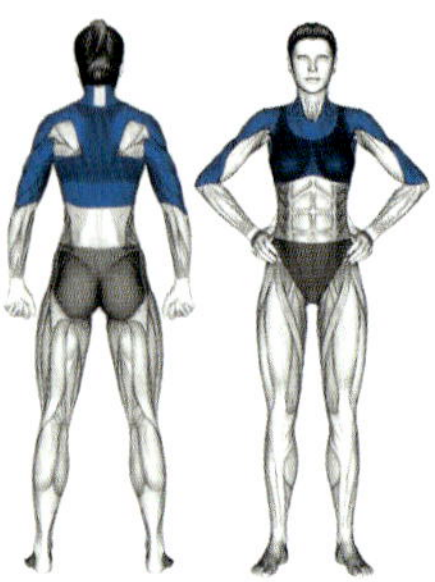

SUPERSET

CRUCIFIX 20-15-12 REPS

ÇA FAIT TRAVAILLER... Les 3 faisceaux des épaules principalement.

LET'S GO ! Placez la poulie à hauteur du bassin et croisez les câbles. Une poignée dans chaque main. Inspirez, à l'expiration tirez les câbles vers le haut, bras tendus de manière à former un V avec les bras.

CE QU'IL NE FAUT PAS FAIRE... Relâcher la sangle abdominale, cambrer le bas du dos. Hausser les épaules sur le tirage en déconnectant les omoplates.

ÉLÉVATIONS LATÉRALES 4 X 30 REPS

ÇA FAIT TRAVAILLER... Principalement les côtés des épaules.

LET'S GO ! Debout, des haltères légères en mains, bras le long du corps, inspirez. À l'expiration, faites monter les haltères sur les côtés en contrôle, bras tendus, jusqu'à ce qu'ils soient alignés avec les épaules. Inspirez de nouveau sur la descente.

CE QU'IL NE FAUT PAS FAIRE... Monter les haltères plus haut que la hauteur d'épaules, relâcher le centre et compenser avec un élan sur la montée.

SUPERSET

TIRAGE MENTON À LA POULIE AVEC LA BARRE 20-15-12 REPS

ÇA FAIT TRAVAILLER... Principalement le côté de l'épaule, les trapèzes.

LET'S GO ! Debout, prenez la barre en pronation, prise largeur d'épaules, les bras tendus le long du corps. Inspirez, à l'expiration tirez la barre en direction du menton et en ouvrant les coudes vers l'extérieur, jusqu'à les aligner avec les épaules.

CE QU'IL NE FAUT PAS FAIRE... Relâcher les abdos, cambrer le dos.

ÉLÉVATIONS FRONTALES AVEC DISQUE 3 X 15 REPS

ÇA FAIT TRAVAILLER... Principalement les deltoïdes antérieurs et le haut des pectoraux.

LET'S GO ! Debout, le disque dans les deux mains au niveau des cuisses, bras tendus, inspirez, puis à l'expiration, faites monter le disque en contrôle jusqu'au-dessus de la tête, en gardant les omoplates connectées. Inspirez de nouveau sur la descente. Engagez vos abdos durant tout le mouvement.

CE QU'IL NE FAUT PAS FAIRE... Compenser avec un élan sur la montée.

Suite de la séance page suivante ▼

20-15-12 REPS

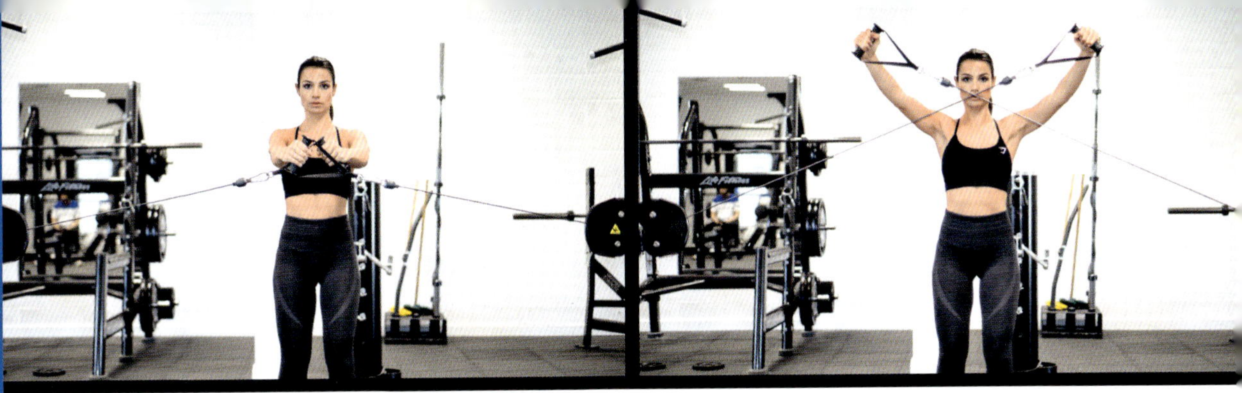

4 X 30 REPS

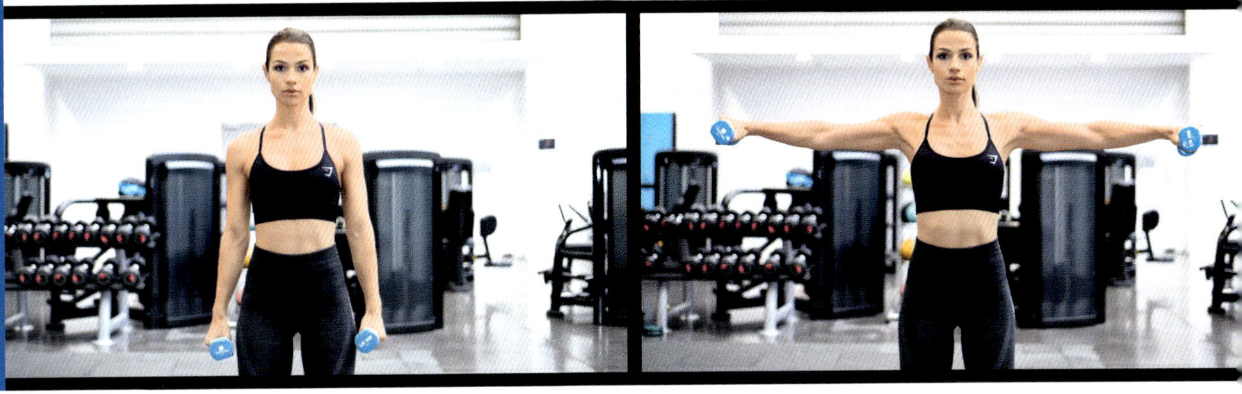

20-15-12 REPS

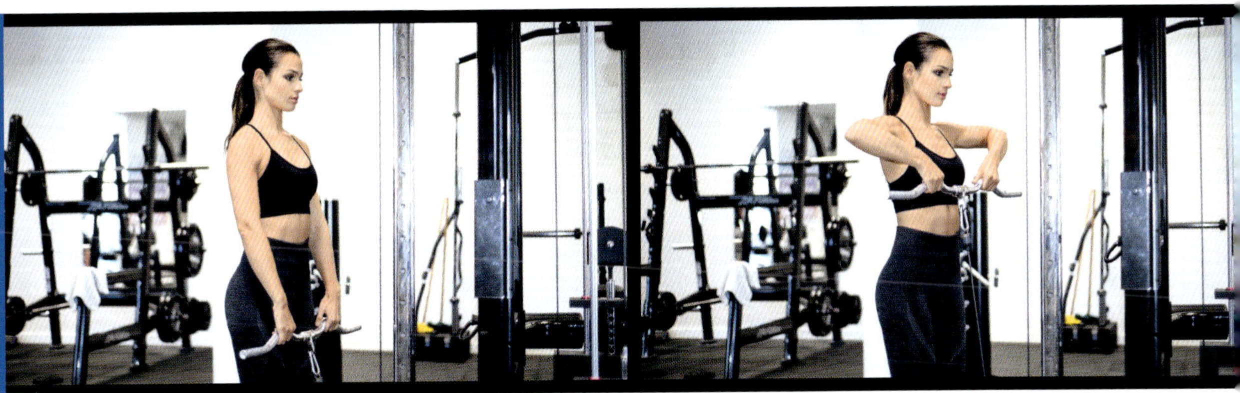

3 X 15 REPS

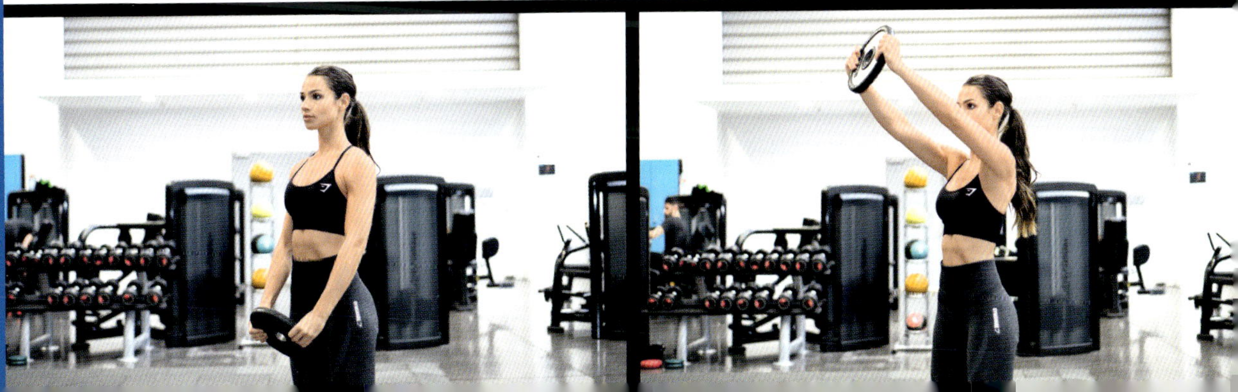

PHASE 3

SÉANCE 04 PECS/ÉPAULES

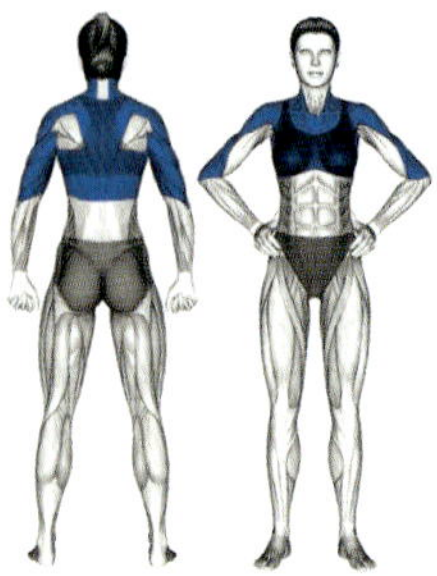

TRISET

DÉVELOPPÉS HALTÈRES ASSIS 20-15-12 REPS

ÇA FAIT TRAVAILLER… Les 3 faisceaux des épaules. En muscles secondaires, les trapèzes (muscles de l'épaule, de la nuque et du tronc), les triceps, le haut des pectoraux et le dentelé antérieur (avant des côtes).

LET'S GO ! Assis sur un banc, les abdos engagés, ouvrez les bras perpendiculaires au buste et pliés à 90°, en plaçant les haltères à hauteur de la tête, paumes de mains tournées vers l'avant. Inspirez, à l'expiration montez les haltères au-dessus de la tête. Gardez les épaules éloignées des oreilles et les abdos engagés sur tout le mouvement.

CE QU'IL NE FAUT PAS FAIRE… Creuser le dos, relâcher les abdos et compenser avec un élan sur la montée.

ÉLÉVATIONS LATÉRALES HALTÈRES AVEC CHARGE LÉGÈRE 4 X 15 REPS

ÇA FAIT TRAVAILLER… Principalement les deltoïdes antérieurs et latéraux (avant et côté des épaules). En muscles secondaires, le haut des trapèzes (partie épaule et nuque), les biceps et les avant-bras.

LET'S GO ! Debout, les haltères en mains, bras le long du corps et paumes de mains face aux hanches, inspirez. À l'expiration, faites monter les haltères sur les côtés en contrôle, bras tendus, jusqu'à ce qu'ils soient alignés avec les épaules. Inspirez de nouveau sur la descente. Gardez vos abdos engagés sur tout le mouvement.

CE QU'IL NE FAUT PAS FAIRE… Monter les haltères plus haut que les épaules, relâcher le centre et compenser avec un élan sur la montée.

TIRAGE MENTON AVEC HALTÈRES 4 X 10 REPS

ÇA FAIT TRAVAILLER… Principalement les côtés des épaules, les trapèzes (muscles de l'épaule, de la nuque et du tronc). Les deltoïdes (avant et arrière des épaules), le sus-épineux (muscle de l'articulation de l'épaule), les biceps et les avant-bras interviennent en muscles secondaires.

LET'S GO ! Debout, un haltère dans chaque main placé devant les cuisses, paumes de mains tournées vers vous. Inspirez, à l'expiration tirez les haltères en direction du menton jusqu'à aligner les coudes avec vos épaules. Gardez les abdos engagés sur tout le mouvement.

CE QU'IL NE FAUT PAS FAIRE… Relâcher les abdos, cambrer le dos pour compenser une charge trop lourde sur la montée.

20-15-12 REPS

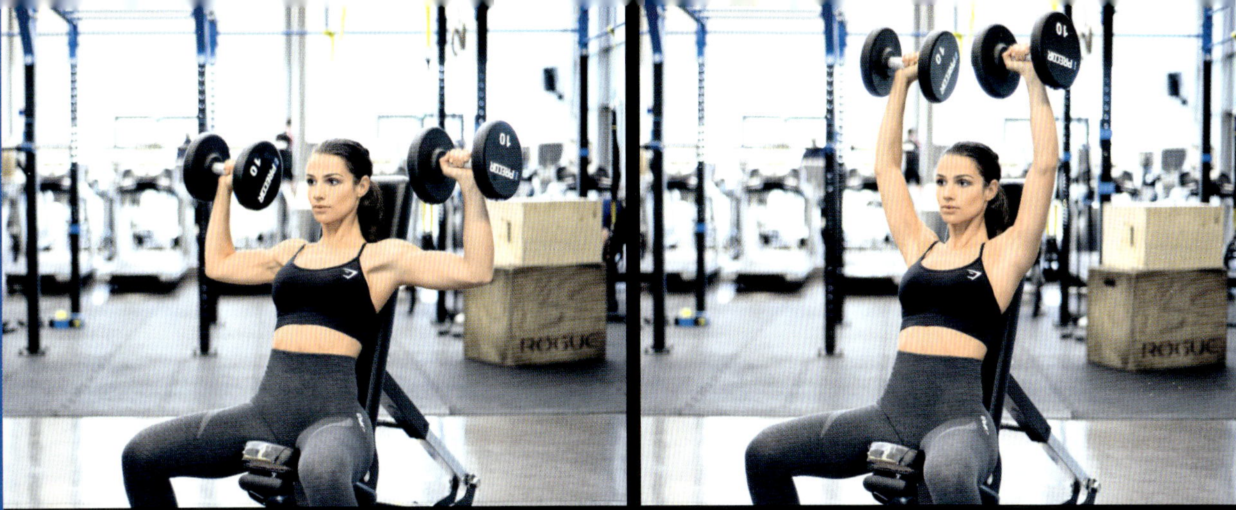

4 X 15 REPS

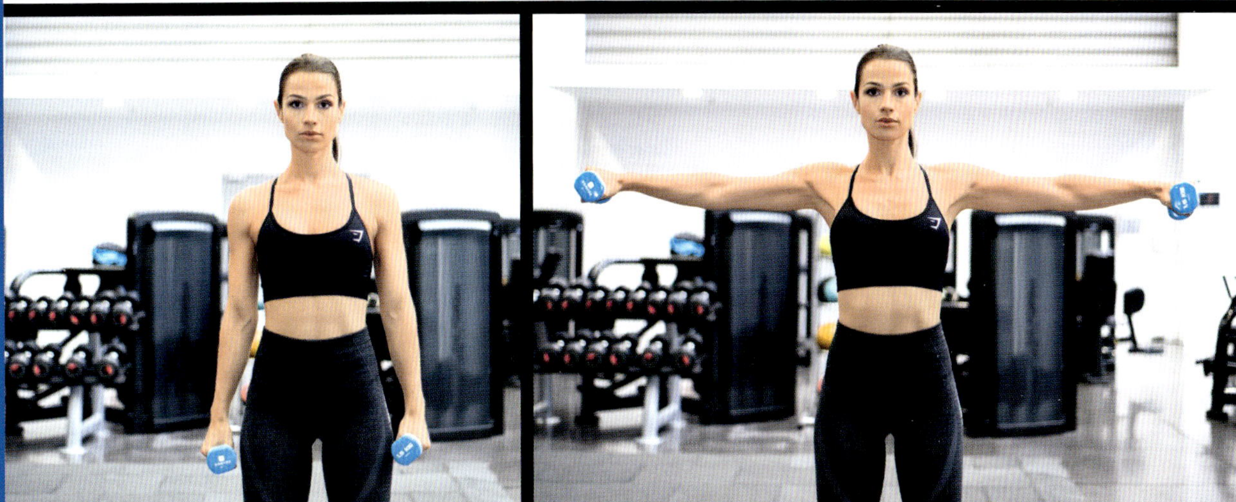

4 X 10 REPS

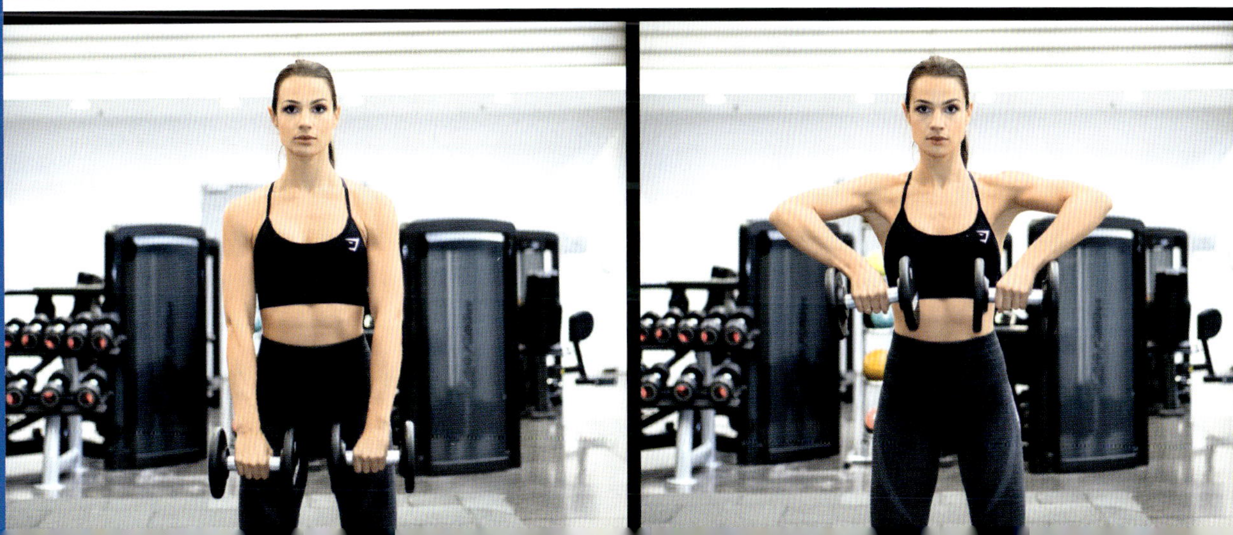

PHASE 3

SÉANCE 05 DOS/ BRAS

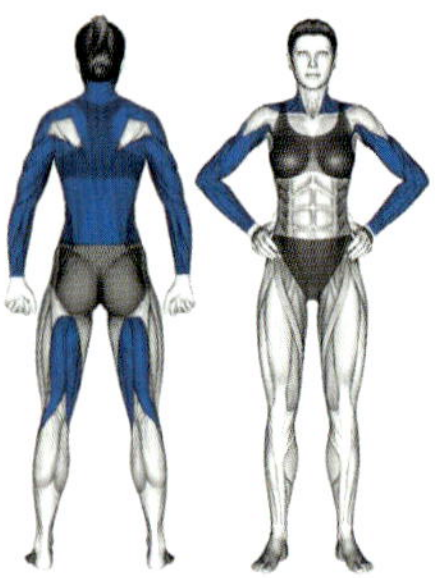

REPOS
> 1 min à 1 min 30 entre les séries

> Pas de repos entre les exercices des supersets, seulement après l'enchaînement des deux exercices

ÉCHAUFFEMENT BÂTON 2 X 10 REPS DANS LES DEUX SENS

LET'S GO ! Debout, le bâton en mains face à la poitrine, en prise beaucoup plus large que les épaules, épaules basses. Effectuez de grands cercles, bras tendus, autour de vous.

SUPERSET

TIRAGE VERTICAL 20-15-12 REPS

ÇA FAIT TRAVAILLER... Principalement le grand dorsal (muscle qui s'étend sur la majeure partie du dos), le grand rond et le petit rond (muscles de l'omoplate) et le bas du trapèze (partie tronc). En muscles secondaires, les rhomboïdes (muscles de l'omoplate), les deltoïdes postérieurs (arrière de l'épaule), les biceps et les avant-bras.

LET'S GO ! Assis le dos droit, les abdos bien engagés. Attrapez la barre en pronation (paumes à l'opposé de vous), les mains plus écartées que la largeur des épaules. Inspirez et inclinez légèrement le buste vers l'arrière, connectez vos omoplates. À l'expiration, tirez la barre vers la poitrine en engageant le dos.

CE QU'IL NE FAUT PAS FAIRE... Lâcher la barre sans contrôler le mouvement, déconnecter les omoplates, arrondir le dos.

TIRAGE SERRÉ À LA POULIE AVEC LA CORDE 3 X 10 REPS

ÇA FAIT TRAVAILLER... Principalement le grand dorsal (muscle qui s'étend sur la majeure partie du dos), les grands ronds (muscles de l'omoplate), les trapèzes (muscles de l'épaule, de la nuque et du tronc), les biceps. En muscles secondaires, les triceps et les épaules. Les lombaires, fessiers et ischios-jambiers (arrière des cuisses) interviennent dans la phase retour du mouvement, lorsqu'on redresse le buste.

LET'S GO ! Placez la poulie à hauteur du bassin et prenez une extrémité de la corde dans chaque main. Inspirez et laissez le buste s'incliner avec le poids de la poulie, les bras tendus en gardant les omoplates connectées. À l'expiration, redressez le buste en tirant la corde vers le nombril, les coudes proches du buste, en engageant le dos. Engagez les abdos sur tout le mouvement pour garder le dos droit.

CE QU'IL NE FAUT PAS FAIRE... Déconnecter les omoplates et laisser les épaules monter vers les oreilles, ce qui crée des tensions dans les trapèzes et la nuque. Relâcher les abdos et compenser avec les lombaires.

Suite de la séance page suivante ▼

2 X 10 REPS

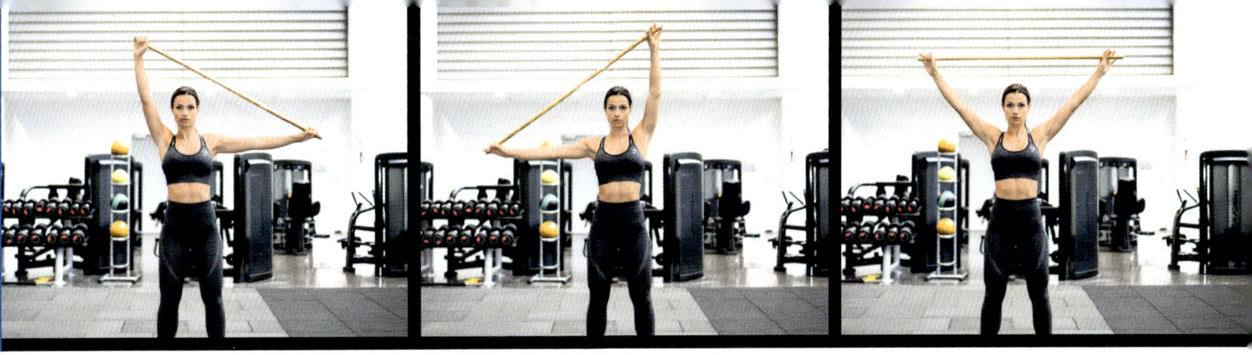

20-15-12 REPS

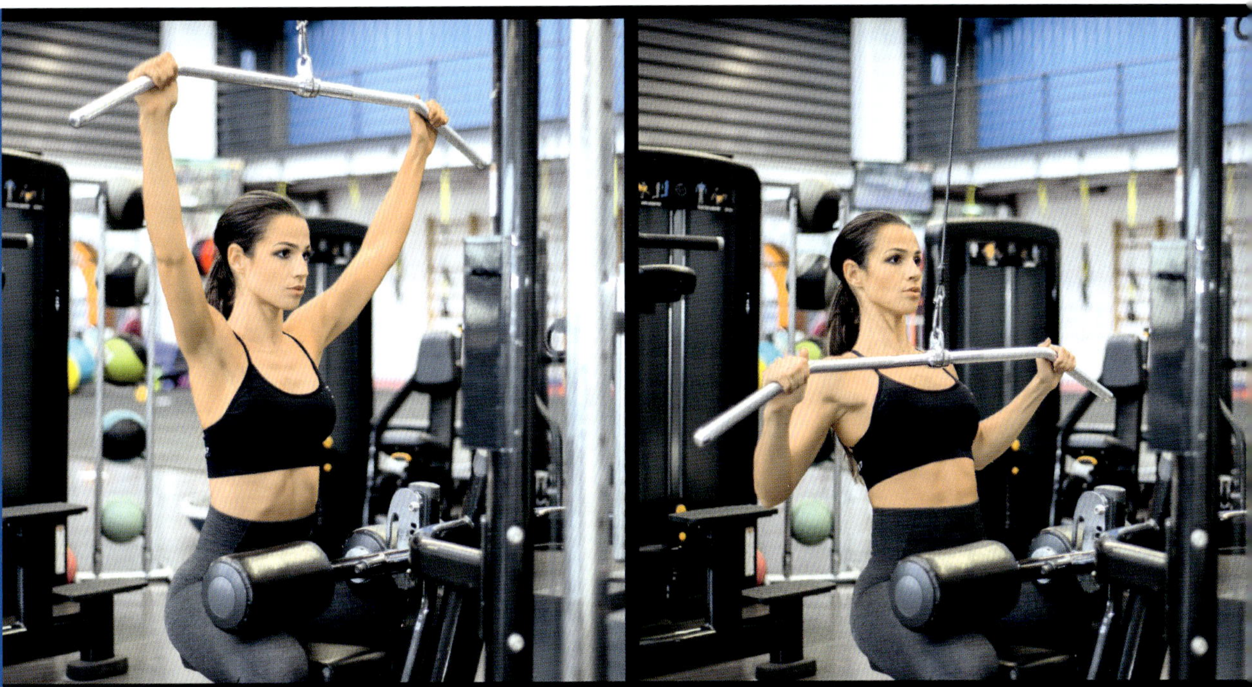

3 X 10 REPS

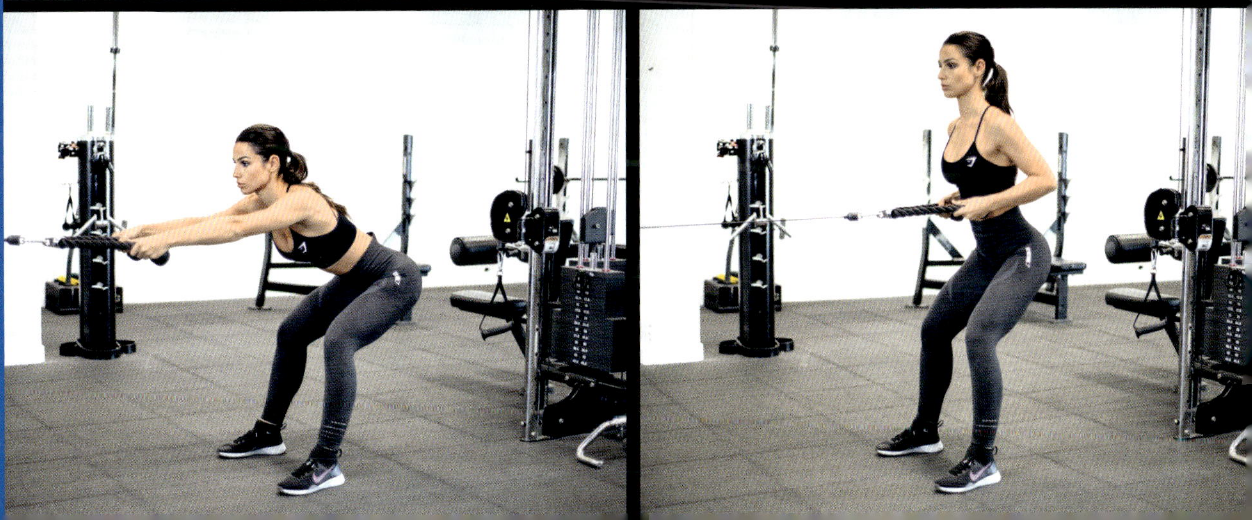

PHASE 3

SÉANCE 05 DOS/ BRAS

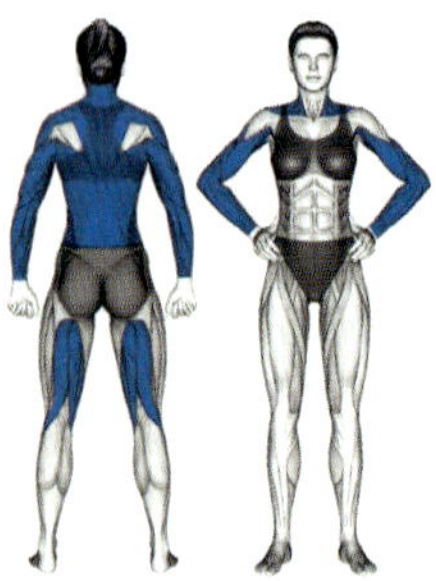

SUPERSET

ROWING BARRE 20-15-12 REPS

ÇA FAIT TRAVAILLER... Principalement le grand dorsal (muscle qui s'étend sur la majeure partie du dos), les grands ronds (muscles de l'omoplate), les faisceaux moyens des trapèzes (partie nuque).

LET'S GO ! Debout, la barre prise en pronation (paumes contre le corps), les mains plus écartées que la largeur des épaules. Inspirez et inclinez le buste vers l'avant en faisant glisser la barre le long des cuisses. Expirez, tirez la barre vers le nombril en engageant le dos. Gardez les abdos engagés et connectez les omoplates sur tout le mouvement pour optimiser le travail.

CE QU'IL NE FAUT PAS FAIRE... Ne pas contrôler le mouvement, déconnecter les omoplates, arrondir le dos. Relâcher la sangle abdominale.

MACHINE TIRAGE UPPER BACK 20-15-12 REPS

ÇA FAIT TRAVAILLER... Le grand dorsal (muscle qui s'étend sur la majeure partie du dos), le grand rond et l'infra-épineux (muscles de l'omoplate) et les trapèzes moyens et inférieurs (partie nuque et tronc).

LET'S GO ! En position assise, attrapez les poignées. Inspirez, à l'expiration tirez les poignées vers vous en engageant le dos. Veillez à garder les abdos engagés et à connecter les omoplates sur tout le mouvement pour optimiser le travail.

CE QU'IL NE FAUT PAS FAIRE... Ne pas contrôler le mouvement, déconnecter les omoplates et arrondir le dos. Relâcher la sangle abdominale.

PULL OVER À LA POULIE AVEC LA BARRE 20-15-12 REPS

ÇA FAIT TRAVAILLER... Le grand dorsal (muscle qui s'étend sur la majeure partie du dos), le grand rond (muscle de l'omoplate), les pectoraux et les triceps (arrière des bras).

LET'S GO ! Réglez la poulie en position haute. Attrapez la barre en pronation (paumes de main tournées vers le bas). Inclinez le buste vers l'avant, le dos droit, en connectant les omoplates. Inspirez, laissez la barre remonter légèrement au-dessus de votre tête, les bras tendus (coudes déverrouillés). À l'expiration, ramenez les bras tendus vers les cuisses en dessinant un arc de cercle avec la barre. Gardez les abdos engagés et les omoplates connectées sur tout le mouvement pour optimiser le travail.

CE QU'IL NE FAUT PAS FAIRE... Ne pas contrôler le mouvement, déconnecter les omoplates et arrondir le dos. Relâcher la sangle abdominale.

Suite de la séance page suivante ▼

20-15-12 REPS

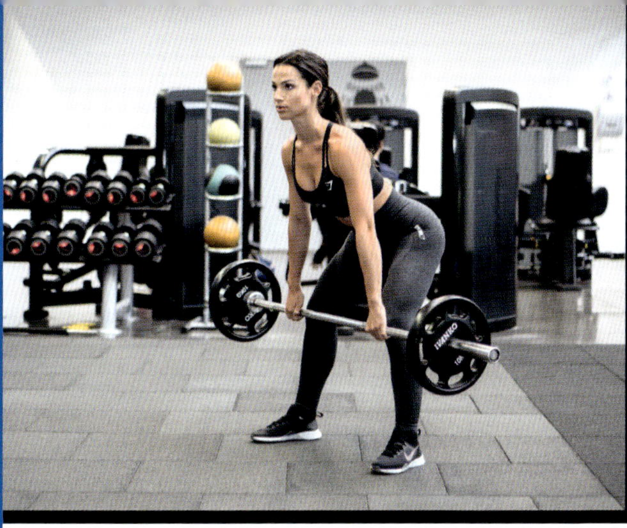

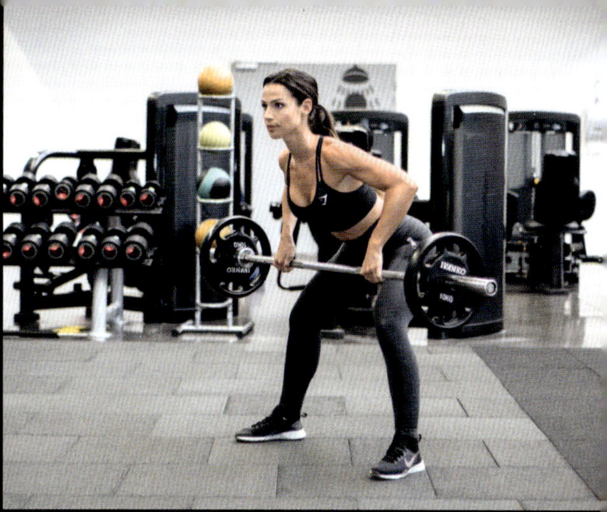

20-15-12 REPS

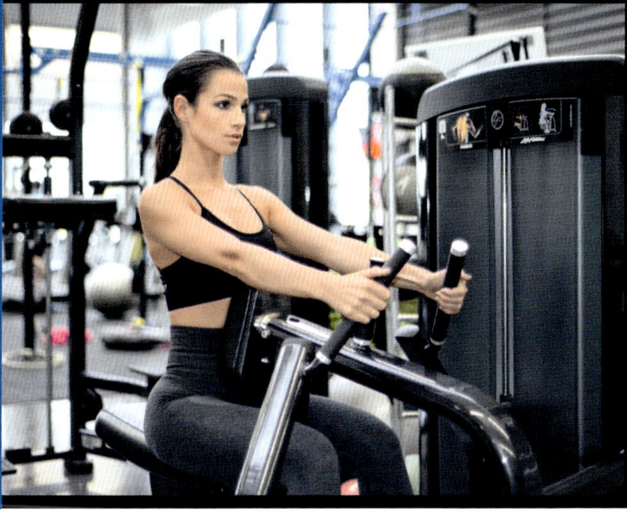

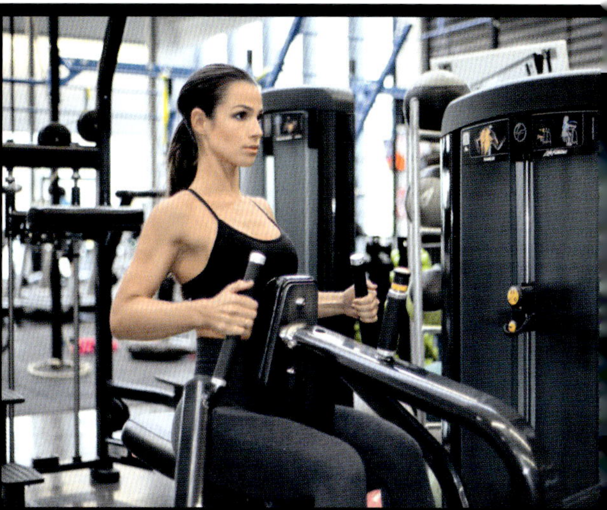

20-15-12 REPS

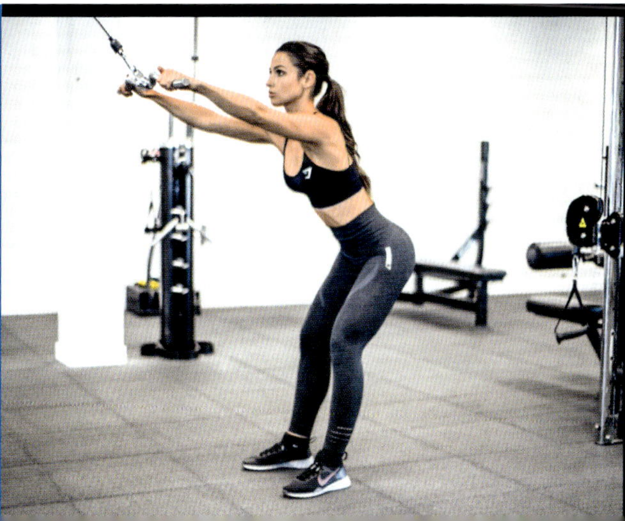

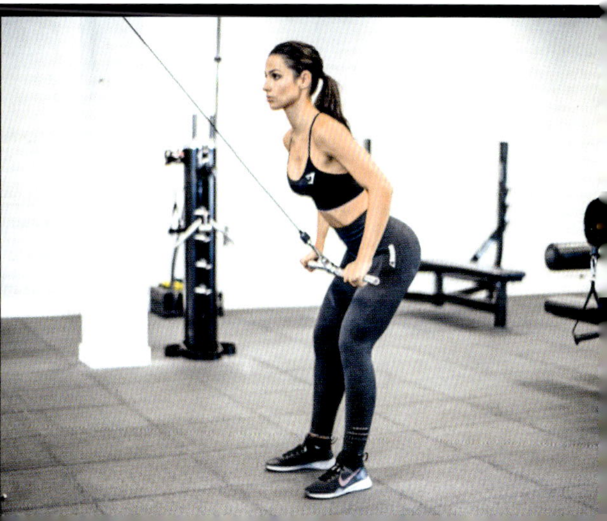

PHASE 3

SÉANCE 05 DOS/BRAS

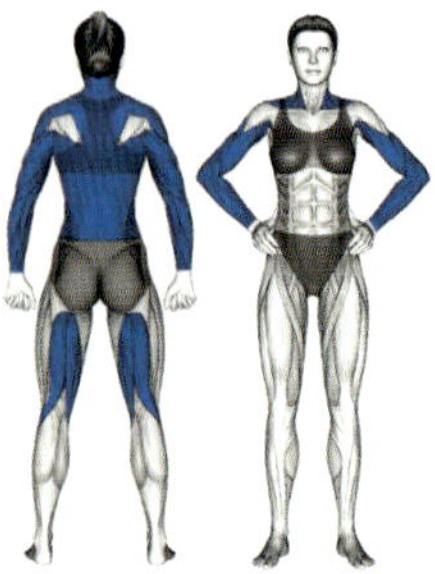

SUPERSET

TRICEPS POULIE HAUTE BARRE EZ 12-10-8-6 REPS

ÇA FAIT TRAVAILLER... Les triceps et l'anconé (petit muscle vers le coude)

LET'S GO ! Placez une barre EZ sur la poulie. Debout, face à la poulie, mains positionnées de la largeur des épaules, inclinez légèrement le buste vers l'avant, les avant-bras fléchis, la barre au niveau de la poitrine. Inspirez, à l'expiration tendez les bras pour pousser la poulie, bras tendus, vers le bas. Gardez les bras toujours proches du buste.

CE QU'IL NE FAUT PAS FAIRE... Relâcher les abdos, cambrer le dos, faire monter les épaules vers les oreilles sous peine de ressentir des tensions dans les trapèzes.

BICEPS CURL HALTÈRES ALTERNÉS 20-15-12 REPS

ÇA FAIT TRAVAILLER... Principalement les biceps, et pour les muscles secondaires, les avant-bras.

LET'S GO ! Debout, un haltère dans chaque main, en prise neutre, placez-vous les bras le long du corps, les haltères au niveau des cuisses, paumes face aux jambes. Inspirez, à l'expiration ramenez les haltères en alternance vers les épaules en fléchissant les bras, paume face à l'épaule en position finale. Gardez les abdominaux engagés durant tout le mouvement.

CE QU'IL NE FAUT PAS FAIRE... Relâcher la posture, arrondir le dos et compenser avec un élan à cause d'une charge trop lourde.

Suite de la séance page suivante ▼

12-10-8-6 REPS

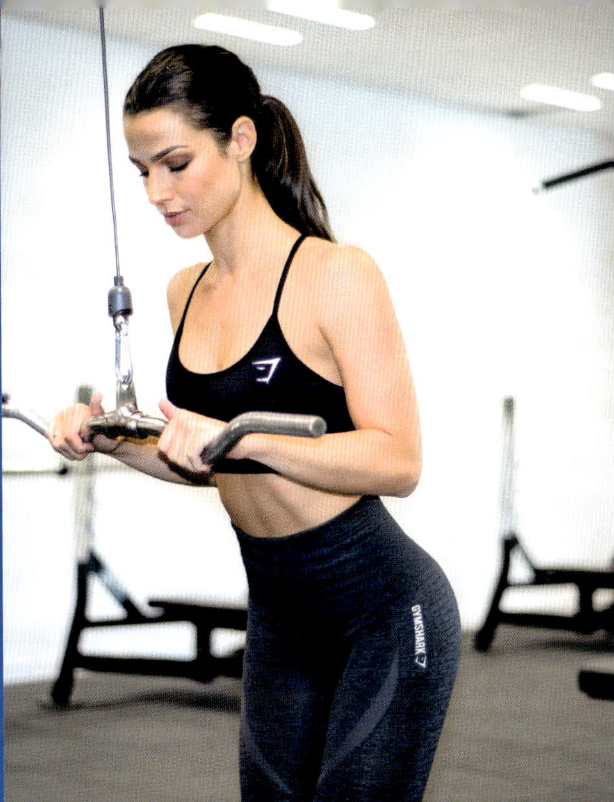

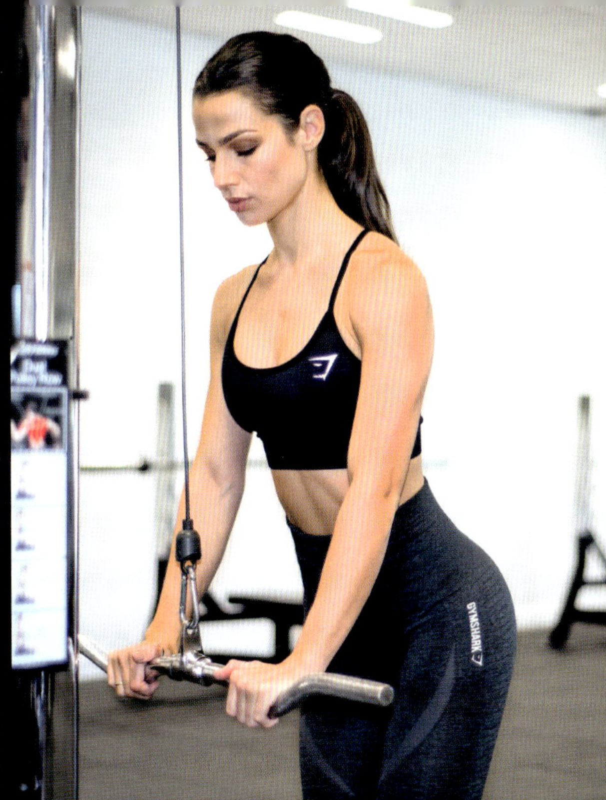

20-15-12 REPS

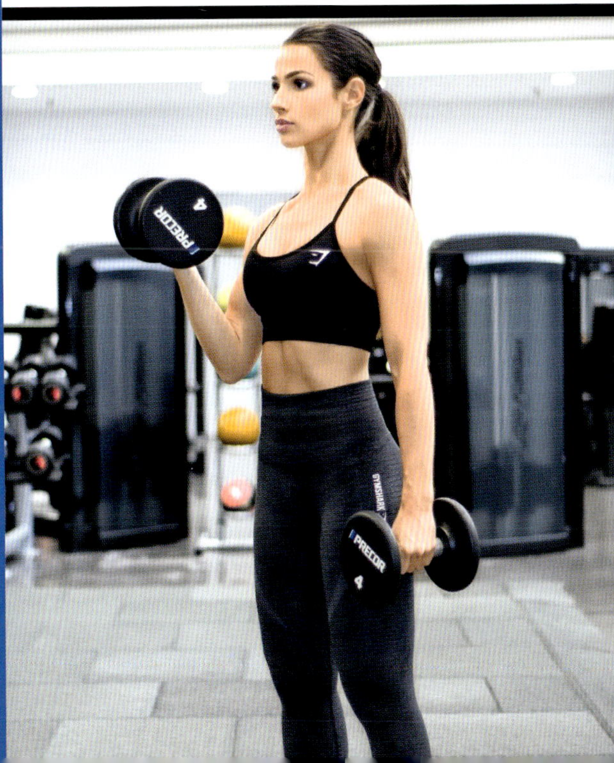

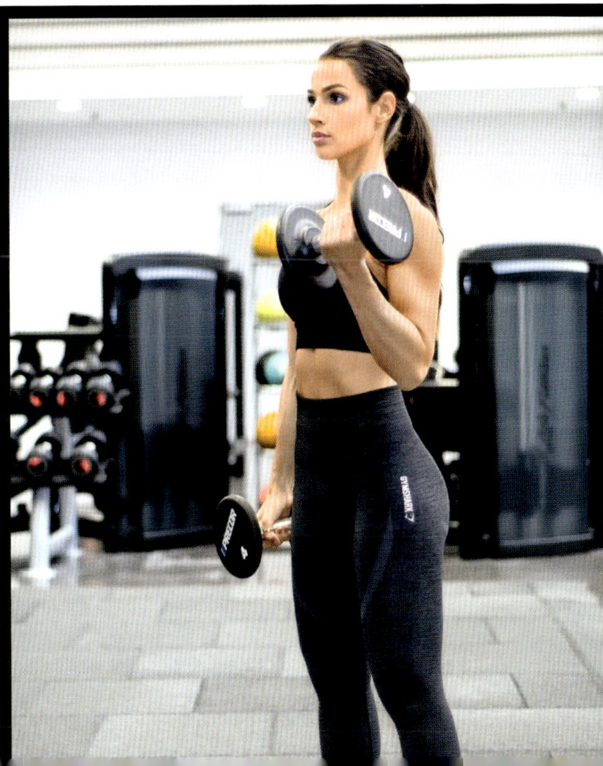

SÉANCE 05 DOS/BRAS

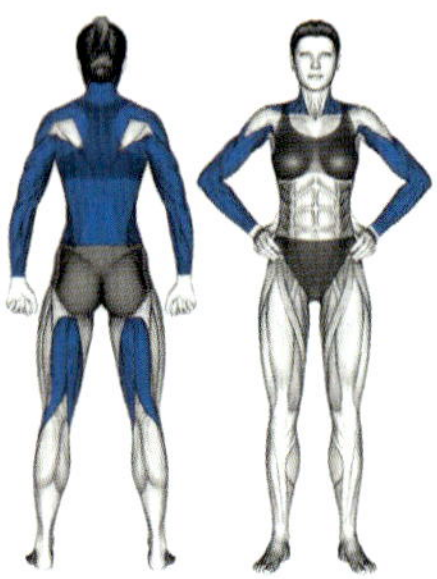

SUPERSET

EXTENSION TRICEPS À LA POULIE AVEC BARRE EZ 20-15-12 REPS

ÇA FAIT TRAVAILLER… Les triceps et l'anconé (petit muscle vers le coude).

LET'S GO ! Placez une barre sur la poulie. Debout, dos à la poulie, mains un peu moins écartées que la largeur des épaules, placez la barre derrière la tête, coudes fléchis tournés vers l'intérieur. Reculez la jambe droite et inclinez le buste vers l'avant. Engagez les abdos pour ne pas cambrer le bas du dos et faites une légère rétroversion du bassin (rentrez un peu les fesses). Inspirez, à l'expiration tendez les bras pour tirer la poulie au-dessus de la tête.

CE QU'IL NE FAUT PAS FAIRE… Déconnecter les omoplates sur le mouvement, arrondir le dos. Faire monter les épaules vers les oreilles, ce qui crée des tensions dans les trapèzes.

BICEPS À LA POULIE AVEC BARRE EZ 20-15-12 REPS

ÇA FAIT TRAVAILLER… Principalement les biceps et, en muscles secondaires, les avant-bras.

LET'S GO ! Placez la poulie en position basse. Debout, face à la poulie, prenez la barre EZ en supination (paumes de mains vers le plafond), les mains à la largeur des épaules. La barre au niveau des cuisses, inspirez. À l'expiration, tirez la barre vers vous de manière à la rapprocher des épaules. Gardez les abdos engagés sur tout le mouvement.

CE QU'IL NE FAUT PAS FAIRE… Relâcher la posture, arrondir le dos et compenser avec un élan à cause d'une charge trop lourde.

20-15-12 REPS

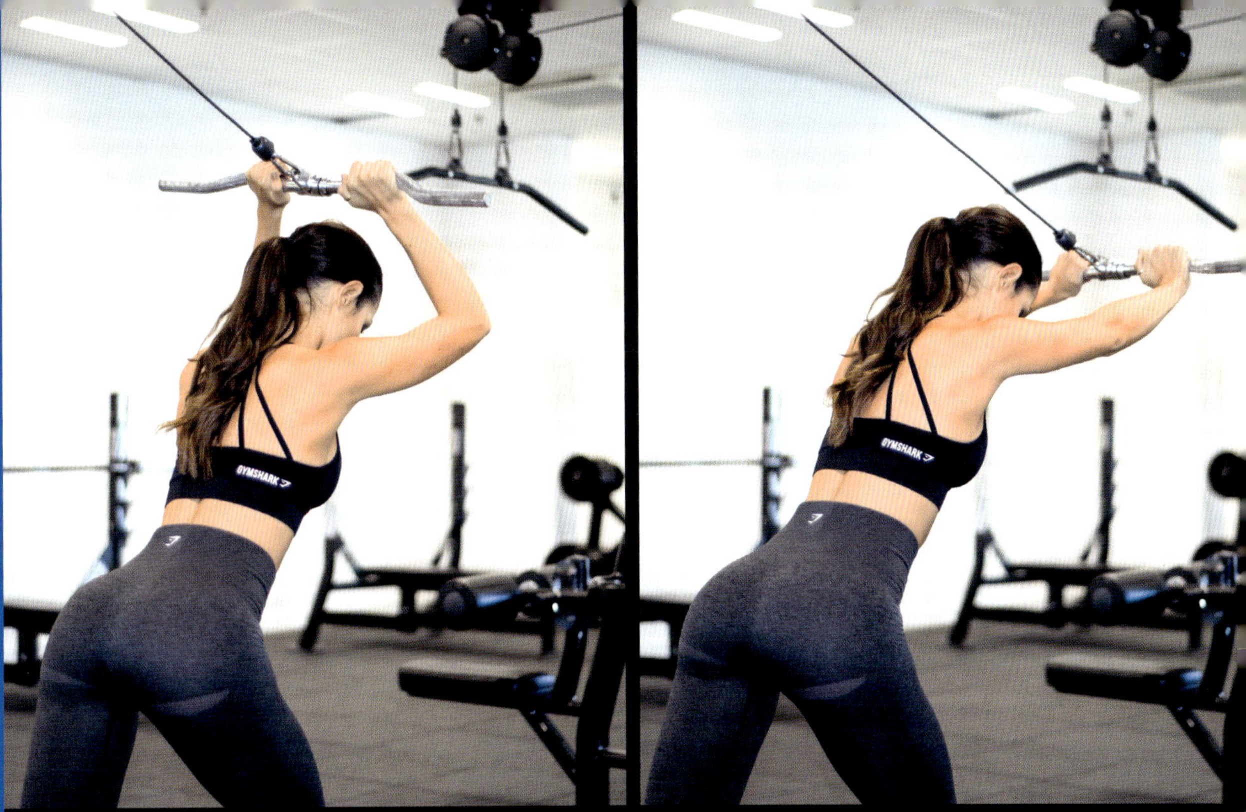

20-15-12 REPS

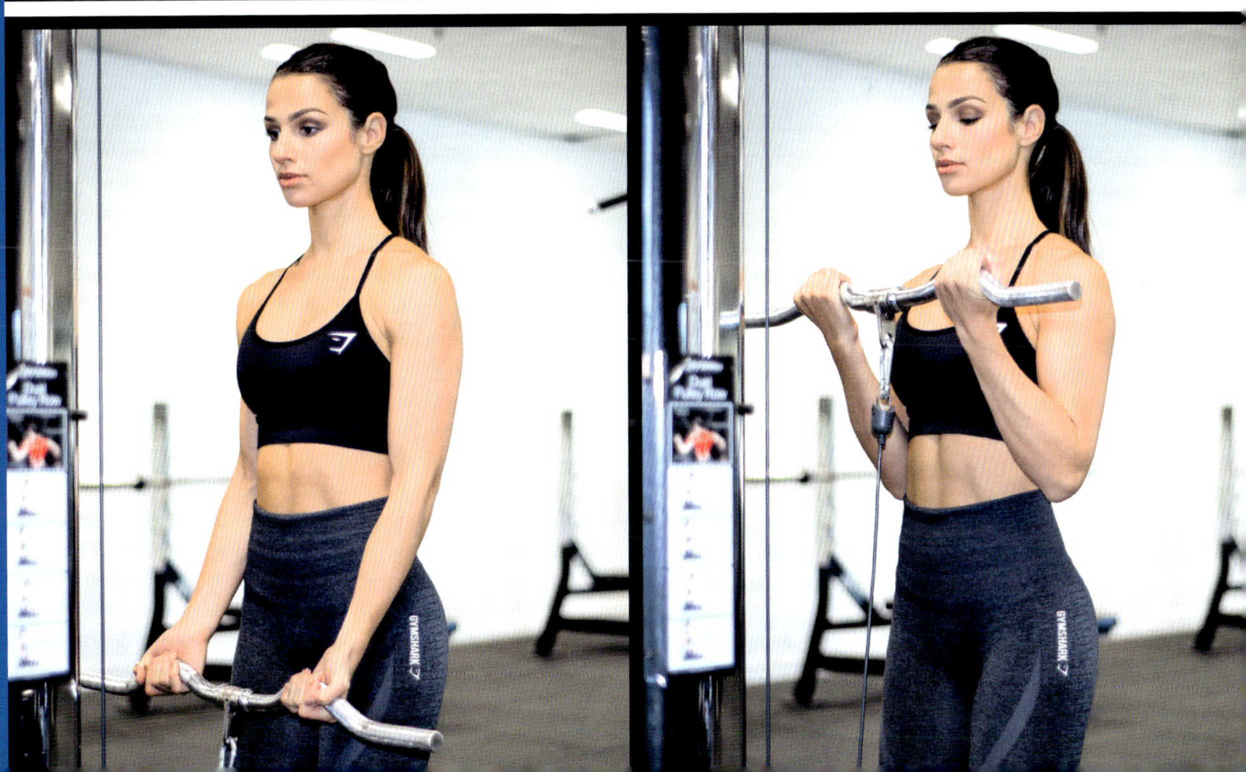

PHASE 3

SÉANCE 06 LEGS

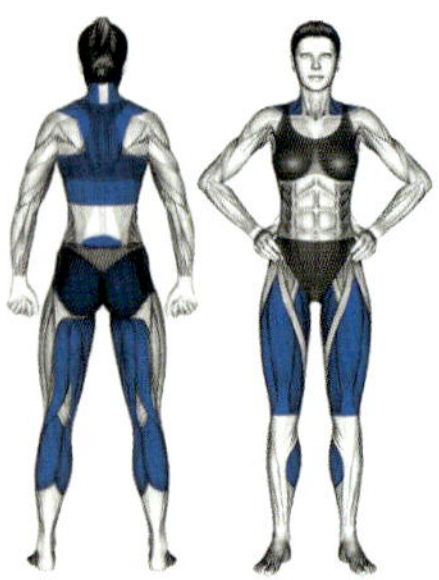

REPOS

> 1 min à 1 min 30
entre les séries

> Pas de repos
entre les exercices
du superset, seulement
après l'enchaînement
des deux exercices

SUPERSET

LEG CURL 20-15-12 REPS

ÇA FAIT TRAVAILLER… Principalement les ischios-jambiers (arrière des cuisses) et les mollets.

LET'S GO ! Après avoir réglé la machine à votre convenance, asseyez-vous au fond du siège et placez vos cuisses sous le boudin du haut et les chevilles sur le boudin du bas. Inspirez, à l'expiration ramenez les talons en direction de vos fessiers en poussant le poids vers le bas. Contrôlez le mouvement en engageant la sangle abdominale et en retenant le poids à la remontée.

CE QU'IL NE FAUT PAS FAIRE… Cambrer le dos pour compenser une charge trop lourde, donner des à-coups sur la descente. Ne pas contrôler le mouvement.

LEG EXTENSION 20-15-12 REPS

ÇA FAIT TRAVAILLER… Principalement les quadriceps (avant des cuisses).

LET'S GO ! Après avoir réglé la machine à votre convenance, asseyez-vous au fond du siège et placez les pieds en-dessous du boudin. Le boudin doit se situer entre les cous-de-pied et les chevilles. Inspirez, à l'expiration repoussez le poids vers le haut jusqu'à tendre les jambes.

CE QU'IL NE FAUT PAS FAIRE… Donner un à-coup sur la montée, relâcher la sangle abdominale.

Suite de la séance page suivante ▼

20-15-12 REPS

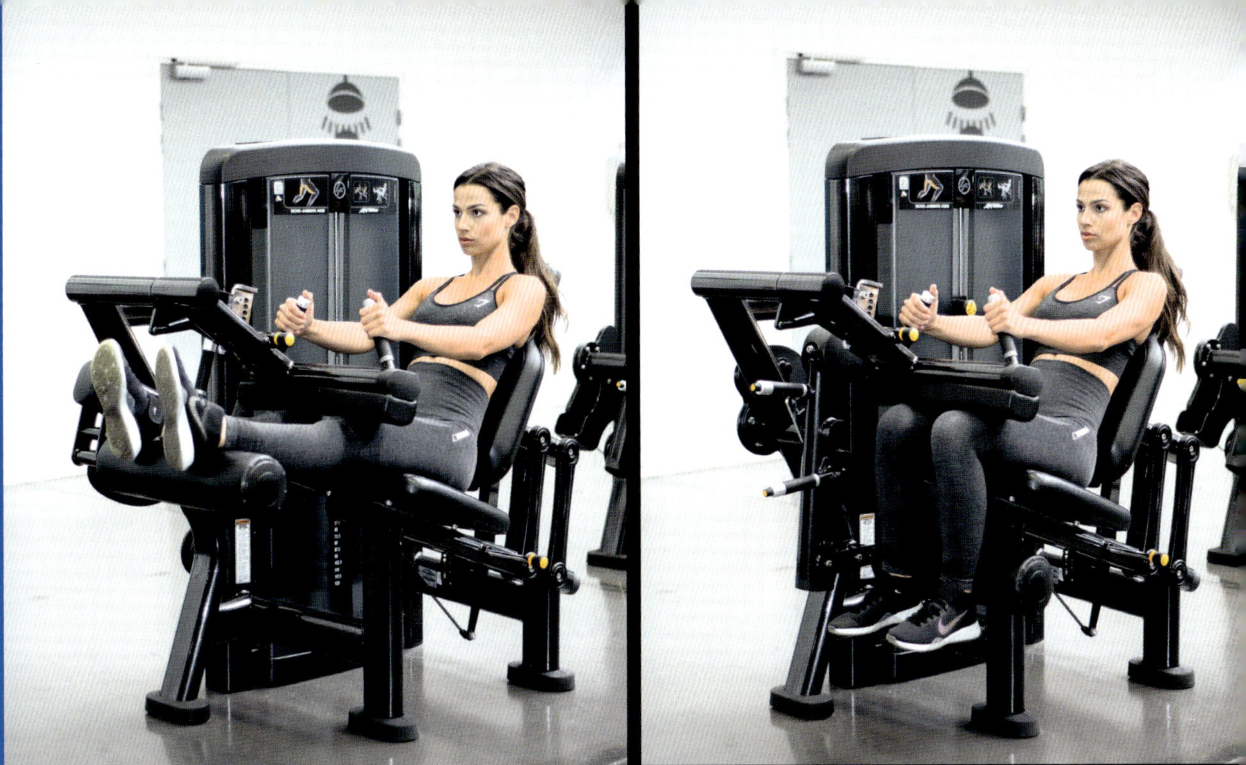

20-15-12 REPS

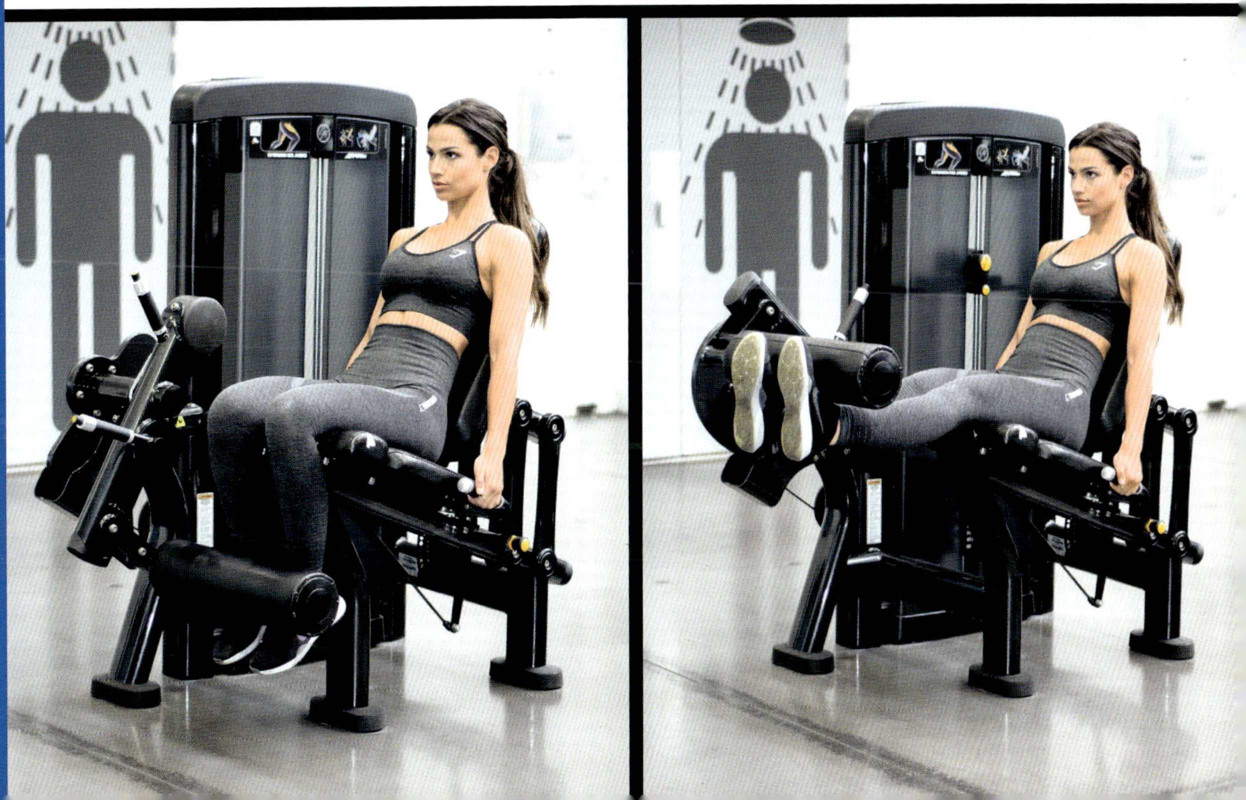

PHASE 3

SÉANCE 06 LEGS

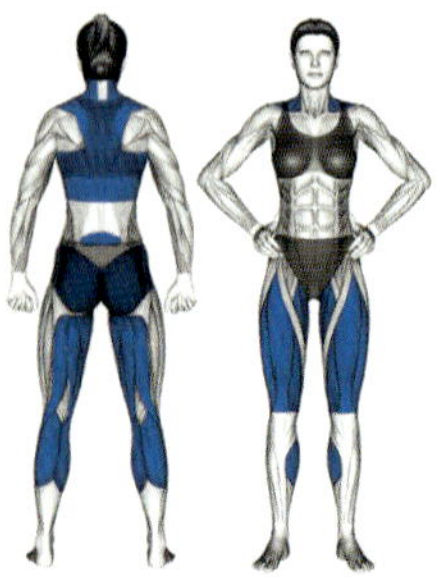

SUPERSET

LEG PRESS INCLINÉE 20-15-12-12 REPS

ÇA FAIT TRAVAILLER... Les quadriceps, mais aussi les ischios-jambiers (avant et arrière des cuisses), les fessiers, les adducteurs (intérieur des cuisses) et les mollets.

LET'S GO ! Assis au fond du siège, le dos collé au siège, placez les pieds sur la plateforme écartés plus large que les hanches. Enlevez la sécurité pour laisser la plateforme lestée venir à vous en fléchissant les jambes. Inspirez, à l'expiration poussez la plateforme jusqu'à tendre les jambes tout en gardant les genoux légèrement déverrouillés. Engagez votre sangle abdominale.

CE QU'IL NE FAUT PAS FAIRE... Relâcher les abdominaux, décoller le dos du siège pour compenser une charge lourde. Avoir les jambes trop tendues ou les genoux qui se touchent sur la poussée.

SQUATS AVEC TALONS RELEVÉS 3 X 20 REPS

ÇA FAIT TRAVAILLER... Principalement les quadriceps (avant des cuisses). Mais également les ischios-jambiers (arrière des cuisses), les fessiers et les mollets.

LET'S GO ! Posez un disque au sol et placez vos talons dessus, pointes au sol et pieds écartés de la largeur du bassin. Inspirez en fléchissant les hanches, genoux et chevilles, et poussez les fesses vers l'arrière. À l'expiration, remontez en poussant sur les jambes jusqu'à ce qu'elles soient presque tendues. Gardez le dos droit et les abdos engagés sur tout le mouvement.

CE QU'IL NE FAUT PAS FAIRE... Arrondir le dos, relâcher les abdos sous peine de compenser avec les lombaires.

Suite de la séance page suivante ▼

20-15-12-12 REPS

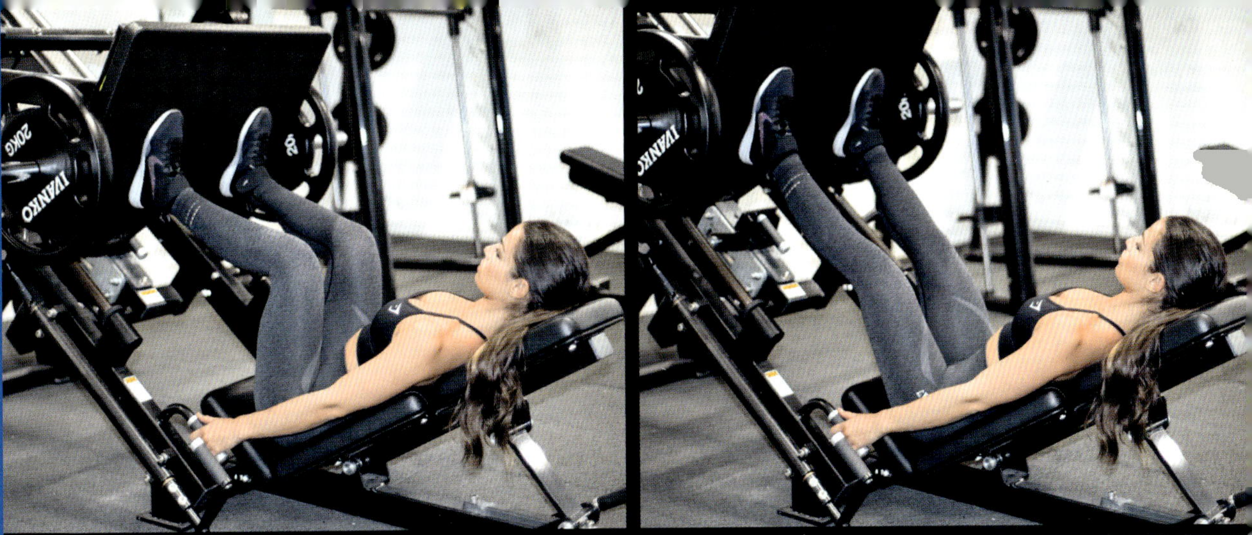

3 X 20 REPS

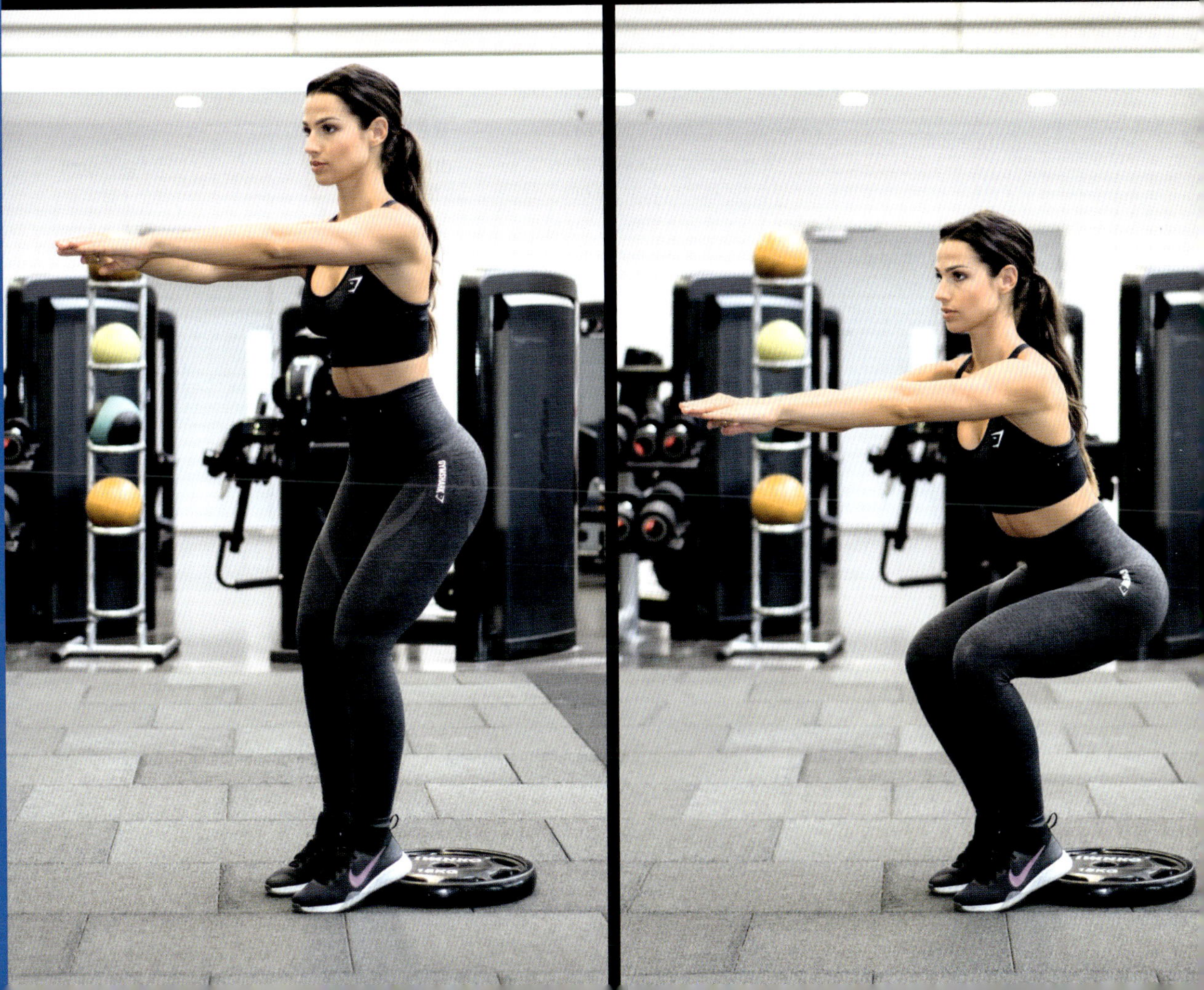

SÉANCE 06 LEGS

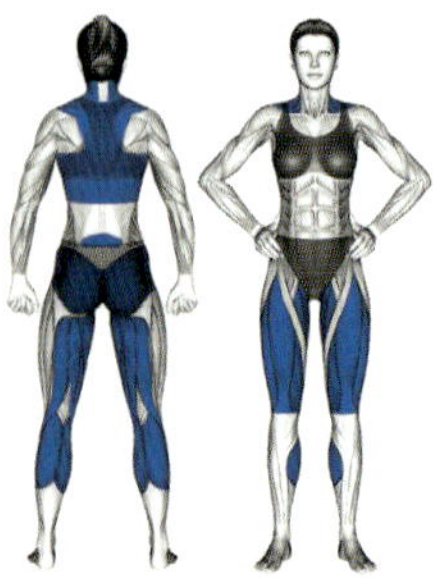

SUPERSET

FENTES À LA MACHINE GUIDÉE 10-8-6 REPS DE CHAQUE CÔTÉ

ÇA FAIT TRAVAILLER… Les quadriceps, les ischios-jambiers et les fessiers.

LET'S GO ! Debout, pieds écartés de la largeur du bassin, la barre sur les trapèzes. Reculez la jambe gauche et gardez seulement la pointe de pied en contact avec le sol. Avancez légèrement le pied droit. Inspirez, à l'expiration fléchissez les deux jambes à 90° en plaçant le poids du corps dans le talon avant. Reproduisez le même mouvement avec la jambe gauche.

CE QU'IL NE FAUT PAS FAIRE… Relâcher les abdos, avoir le poids du corps dans les pointes de pieds, sous peine de perdre l'alignement genou/pointe de pied. Pencher le buste.

SOULEVÉS DE TERRE JAMBES TENDUES POINTES DE PIEDS SURÉLEVÉES SUR UN DISQUE 20-15-12-12 REPS

ÇA FAIT TRAVAILLER… Les ischios-jambiers, les fessiers et les abdominaux.

LET'S GO ! Debout, pieds largeur de hanches, penchez-vous en fléchissant les genoux, le dos droit, pour prendre la barre en mains à un pouce de chaque côté des cuisses, en prise inversée. Redressez-vous avec la barre, le dos droit. Placez vos pointes de pieds sur un disque, les pieds écartés de la largeur du bassin. Inspirez en inclinant le buste vers l'avant et en poussant les fesses vers l'arrière. Faites glisser la barre le long des cuisses. À l'expiration, redressez-vous en engageant les fessiers et en poussant sur les jambes jusqu'à ce qu'elles soient presque tendues. Veillez à garder le dos droit et les abdos engagés sur tout le mouvement.

CE QU'IL NE FAUT PAS FAIRE… Arrondir le dos, relâcher les abdos.

DONKEY KICKS SUR MACHINE 20-15-12-12 REPS

ÇA FAIT TRAVAILLER… Principalement le grand fessier mais aussi les ischios-jambiers.

LET'S GO ! Réglez la machine en fonction de votre taille et du poids avec lequel vous souhaitez travailler. Placez le pied droit sur l'appui-pied et l'autre jambe sur le plateau de la machine. Placez les mains sur les poignées et engagez la sangle abdominale. Inspirez, à l'expiration repoussez l'appui-pied vers l'arrière avec votre jambe droite en engageant le fessier. Reproduisez le même mouvement avec la jambe gauche.

CE QU'IL NE FAUT PAS FAIRE… Relâcher la sangle abdominale et cambrer le bas du dos sur l'extension de la jambe.

10-8-6 REPS

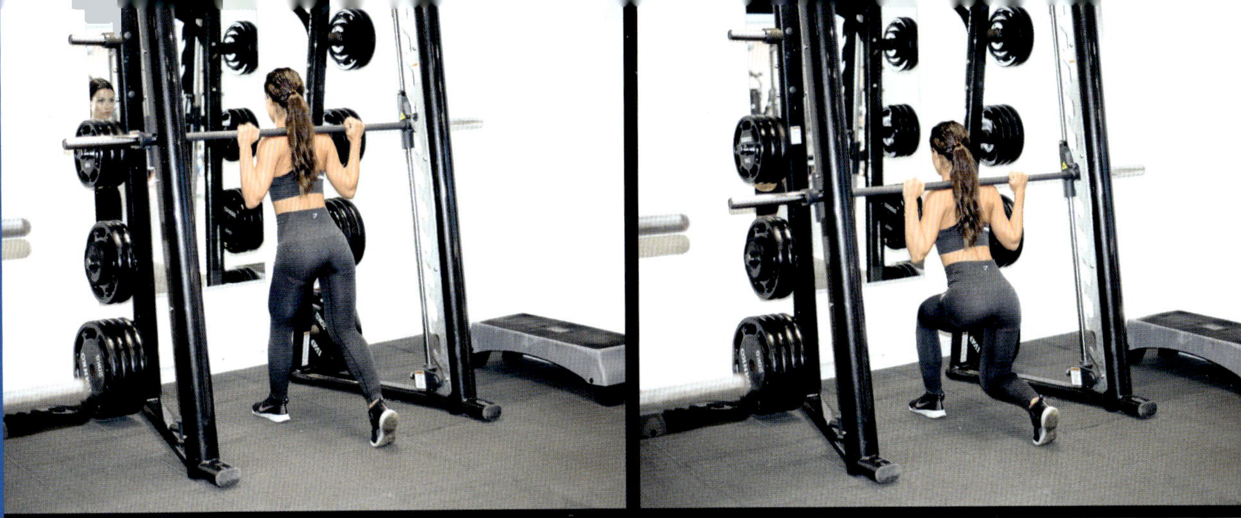

20-15-12-12 REPS

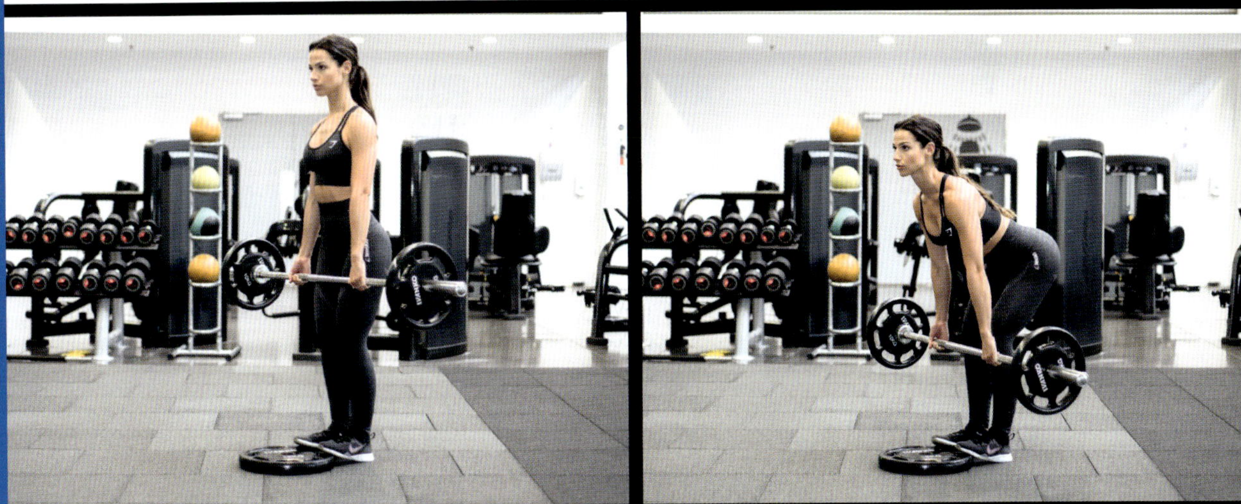

20-15-12-12 REPS

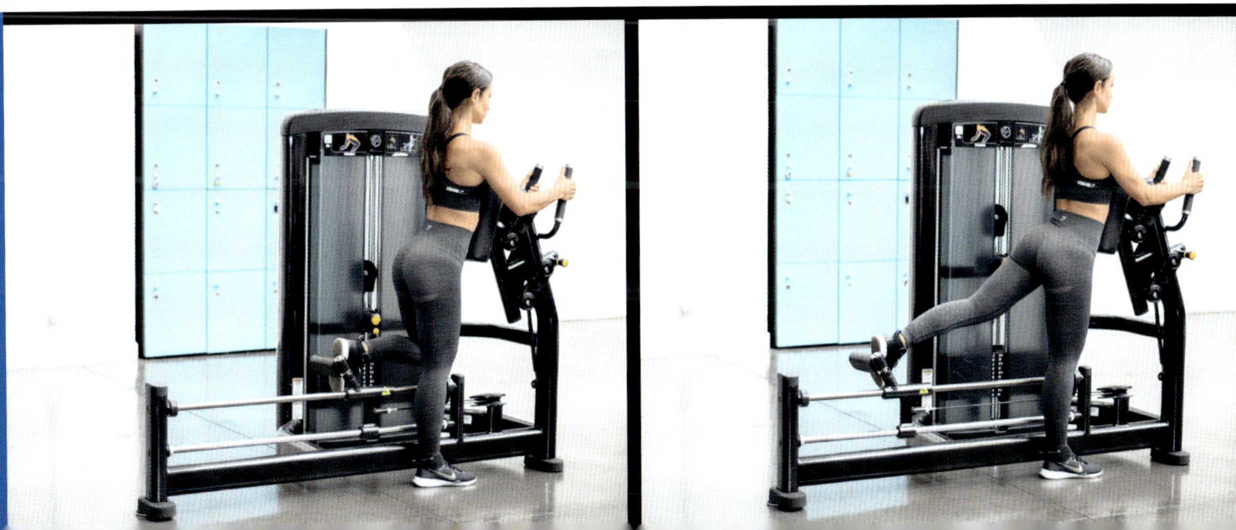

MERCI.

Tout d'abord, je tiens à remercier les éditions Solar, et plus particulièrement Suyapa Hammje pour m'avoir renouvelé une fois encore sa confiance. Grâce à son expertise, chaque projet est chaque fois plus passionnant et réussi. Je remercie également Gwladys Greusard pour son implication dans ce nouvel ouvrage. C'est un réel plaisir de travailler avec toi. Ton professionnalisme est autant apprécié que ta gentillesse et ta douceur. Ta participation est toujours indispensable.

Je félicite Lucas Tourneur pour les magnifiques photos qui illustrent ce livre à la perfection. Urbaines, actuelles et fortes, elles imagent parfaitement ce côté strong de ma personnalité. Shooter avec toi est toujours un plaisir, tu sais me mettre à l'aise et faire ressortir le meilleur de moi.

Merci à Floriane Limonnier pour la co-écriture de cet ouvrage. Tu as su retranscrire ma vision de la musculation et ma façon de vivre healthy, tout en y apportant ton expertise. Le résultat ne pouvait être plus à mon image. Merci également à Florian Fatnassi, nutritionniste, pour ses conseils avisés.

Merci à la salle de sport Domyos de Lille pour nous avoir prêté leur salle pour le shooting des exercices.

Un grand merci à ma famille pour m'avoir initiée au sport depuis petite et m'avoir appris les bases d'une alimentation saine. Que ce soit ma maman, qui a toujours veillé à ce que je m'alimente correctement, ou mon papa, avec qui je me suis entraînée à la course à pied et à la salle, et qui m'a aussi souvent prêté main-forte concernant YouTube. Merci à ma mamie, avec qui je partage encore mes déjeuners et qui me fait toujours de bons repas équilibrés, et enfin à mon papi, qui m'a initiée à la boxe quand j'étais petite et me chronométrait au 100 mètres sur le chemin de l'école.

Enfin, un chaleureux merci à tous mes fidèles abonnés. Que vous me suiviez depuis mes débuts ou plus récemment, tout cela n'aurait pas pu avoir lieu sans vous. Vous êtes une deuxième famille, vous partagez mon quotidien, depuis plusieurs années, et je vous transmets du mieux possible ma motivation et mon expérience. Vous êtes mon moteur et j'espère que ce livre vous donnera toute la force dont vous avez besoin pour devenir la meilleure version de vous-même.

SISSY

Crédits photographiques

Fondation Louis Vuitton, conçue par Frank Gehry, p. 18
Japan Bridge, conçu par Kisho Kurokawa, p. 81, 92, 95, 98, 122, 146
La Seine Musicale, conçue par Shigeru Ban et Jean de Gastines, p. 9, 49, 62, 88, 190 et en couverture
Palais de Tokyo, conçu par Jean-Claude Dondel, André Aubert, Paul Viard et Marcel Dastugue, p. 10, 22, 26, 77
Pont Bir Hakeim, conçu par Louis Biette, Camille-Jean Formigé et Daydé & Pillé, p. 3, 14, 29, 54, 69
Pont de Bercy, p. 65, 85
Tour Avant-Seine, conçue par Jean-Claude Bernard, p. 45

Direction : Jean-Louis Hocq
Direction littéraire : Suyapa Hammje
Édition : Gwladys Greusard
Correction : Christine Cameau
Fabrication : Kevin Magar
Photogravure : Articrom

Création graphique & réalisation
intérieur et couverture : Guylaine Moi

ISBN : 978-2-263-15528-4
Code éditeur : S15528
Dépôt légal : septembre 2018
Imprimé en France par PPO Graphic

Solar, un département de Édi8